O FIM DO ALZHEIMER

Dale E. Bredesen

O fim do Alzheimer
O primeiro programa para prevenir e reverter o declínio cognitivo

TRADUÇÃO
Cássio de Arantes Leite

9ª reimpressão

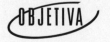

Copyright © 2017 by Dale E. Bredesen

Todos os direitos reservados incluindo o direito de reprodução total ou parcial em qualquer formato. Esta edição foi publicada mediante acordo com Avery, um selo da Penguin Publishing Group, uma divisão da Penguin Random House LLC.

Grafia atualizada segundo o Acordo Ortográfico da Língua Portuguesa de 1990, que entrou em vigor no Brasil em 2009.

Título original
The End of Alzheimer: The First Program to Prevent and Reverse Cognitive Decline

Capa
Gustavo Soares

Preparação
Eloah Pina

Revisão técnica
Gilberto Stam

Índice remissivo
Probo Poletti

Revisão
Ana Maria Barbosa
Carmen T. S. Costa

Dados Internacionais de Catalogação na Publicação (CIP)
(Câmara Brasileira do Livro, SP, Brasil)

Bredesen, Dale E.
    O fim do Alzheimer: o primeiro programa para prevenir e reverter o declínio cognitivo /Dale E. Bredesen; tradução Cássio de Arantes Leite. – 1ª ed. – Rio de Janeiro : Objetiva, 2018.

    Título original: The End of Alzheimer: The First Program to Prevent and Reverse Cognitive Decline.
    Bibliografia.
    ISBN 978-85-470-0062-2

    1. Alzheimer 2. Alzheimer – Prevenção 3. Demência 4. Doença de Alzheimer – Cuidados e tratamento 5. Doença de Alzheimer – Diagnóstico 6. Doença de Alzheimer – Tratamento I. Título.

	CDD-616.83
18-14997	NLM-WM 203

Índice para catálogo sistemático:
1. Doença de Alzheimer : Diagnóstico e tratamento :
    Medicina   616.83

Todos os direitos desta edição reservados à
EDITORA SCHWARCZ S.A.
Praça Floriano, 19, sala 3001 — Cinelândia
20031-050 — Rio de Janeiro — RJ
Telefone: (21) 3993-7510
www.companhiadasletras.com.br
www.blogdacompanhia.com.br
facebook.com/editoraobjetiva
instagram.com/editora_objetiva
twitter.com/edobjetiva

Este livro é dedicado a minha esposa, a dra. Aida Lasheen Bredesen — médica incrível e atenciosa que me apresentou ao mundo da medicina funcional e integrativa, e que me ensinou mais do que qualquer outra pessoa sobre essa área —, e a nossas duas filhas adoradas, Tara e Tess.

Sumário

PARTE UM: A SOLUÇÃO DO ALZHEIMER

1. Interrompendo a demência 11
2. Paciente zero 25
3. Qual a sensação de voltar da demência? 34
4. Como desenvolver Alzheimer: um guia prático 42

PARTE DOIS: DESCONSTRUINDO O ALZHEIMER

5. No limite da paciência: as idas e vindas do leito para o laboratório 55
6. O gene de Deus e os três tipos do mal de Alzheimer 88

PARTE TRÊS: AVALIAÇÃO E TERAPIAS PERSONALIZADAS

7. A "cognoscopia" — em que pé você está? 109
8. ReCODE: Revertendo o declínio cognitivo 158
9. Sucesso e as redes sociais: o cotidiano de duas pessoas 199

PARTE QUATRO: A MAXIMIZAÇÃO DO SUCESSO

10. Juntando tudo: você *consegue* 211
11. Não é fácil — alternativas e muletas 224
12. Resistência à mudança: Maquiavel encontra Feynman 234

APÊNDICES

Apêndice A 249
Apêndice B 251
Apêndice C 252
Apêndice D 254

Agradecimentos 259
Notas 263
Índice remissivo 267

Parte Um

A solução do Alzheimer

1. Interrompendo a demência

Não se mudam as coisas combatendo a realidade que existe. Para mudar algo, construa um novo modelo que torne o modelo existente obsoleto.
R. Buckminster Fuller

Não há como escapar da enxurrada de notícias sombrias sobre o mal de Alzheimer: que ele é incurável e, em larga medida, intratável; que não existe nenhuma maneira confiável de preveni-lo; e que a doença tem derrotado os melhores neurocientistas do mundo por décadas. Apesar dos muitos bilhões de dólares gastos pelo governo, empresas farmacêuticas e magos da biotecnologia para inventar e testar medicamentos para o Alzheimer, 99,6% dos resultados com que nos deparamos culminaram em fracassos abismais, sem sequer sair da fase de testes. E se você pensa que existe esperança nos 0,4% de descobertas que *chegaram* ao mercado — afinal, precisamos apenas de uma medicação que seja eficaz para Alzheimer, certo? —, pense melhor. O parecer sombrio da Associação do Alzheimer nos devolve à realidade: "Uma droga genuinamente nova para Alzheimer não é aprovada desde 2003, e os medicamentos atualmente aprovados são ineficazes em deter ou desacelerar seu curso". Embora os quatro remédios disponíveis para Alzheimer "talvez ajudem a diminuir os sintomas, como perda de memória e confusão", eles o fazem apenas "por tempo limitado".

Talvez você esteja queimando os neurônios para lembrar quando soube pela última vez que a Food and Drug Administration (FDA) aprovou um novo medicamento para Alzheimer. Não se preocupe se nada lhe vier à mente: das 244 drogas experimentadas de 2000 a 2010, exatamente uma — memantina — foi aprovada, em 2003. E como vou explicar adiante, seus efeitos, na melhor das hipóteses, são modestos.

Como disse, um parecer sombrio. Não é de se admirar que o diagnóstico de Alzheimer seja a última coisa que uma pessoa queira ouvir. Um homem cuja esposa estava no meio da longa despedida do Alzheimer abanou a cabeça desolado e disse: "Ouvimos falar o tempo todo que estão desenvolvendo drogas para retardar o declínio — mas por que alguém faria isso? Posso dizer a você que conviver com isso diariamente é a última coisa que uma pessoa quer".

O mal de Alzheimer tornou-se parte do nosso tempo. Em artigos, em blogs e em podcasts, no rádio e na televisão, em filmes e em documentários, acompanhamos atentamente relatos e mais relatos sobre a doença. Infelizmente, todos eles acabam tragicamente. Tememos ao Alzheimer como a nenhuma outra doença. Há pelo menos dois motivos para isso.

O primeiro porque é a única — deixe-me repetir: *a única* — entre as dez causas de morte mais comuns nos Estados Unidos para a qual não existe tratamento efetivo. E ao dizer "efetivo" estabeleço parâmetros bem baixos. Se dispuséssemos de um remédio ou de alguma outra intervenção que melhorasse só um pouco a vida dos pacientes de Alzheimer, sem se importar com a cura, eu a louvaria aos quatro ventos. E o mesmo faria qualquer um que tivesse um ente querido com Alzheimer, qualquer um sob risco de desenvolver Alzheimer e, é claro, qualquer um que já tenha Alzheimer. Porém, tal remédio ainda não existe. Não temos sequer um tratamento para impedir pessoas com déficit cognitivo subjetivo ou déficit cognitivo leve (duas síndromes que muitas vezes precedem o Alzheimer) de no futuro desenvolverem a doença.

Por incrível que pareça, haja vista o impressionante progresso em outras áreas da medicina ao longo dos últimos vinte anos — pense em câncer, HIV/ aids, fibrose cística ou doenças cardiovasculares —, no momento em que escrevo, 2017, não só não existe cura para o mal de Alzheimer, como também não existe nem sequer algo confiável para prevenir a doença ou impedir seu progresso. Sabe esses filmes de sessão da tarde, dos quais os críticos caçoam, sobre crianças angelicais ou pais e mães beatíficos que lutaram bravamente contra o câncer e, com ajuda da mais recente droga milagrosa, ficaram completamente curados antes dos créditos finais? Pois é, esses melosos. Nós do campo do Alzheimer acataríamos de bom grado qualquer visão desse tipo se fosse no mínimo remotamente plausível retratar um final feliz para a doença.

O segundo motivo para o mal de Alzheimer inspirar tamanho temor não é ser "apenas" fatal. Muitas doenças são fatais. Como se diz, *viver* é fatal. O Alzheimer é pior do que isso. Por anos e, às vezes, décadas antes de deixar a pessoa de cara com a morte, o mal de Alzheimer a priva de sua própria humanidade e instaura o terror no seio da família. As lembranças, a capacidade de pensar, a capacidade de viver uma vida plena e independente — tudo isso vai embora, em uma queda sombria e implacável no abismo mental, onde ela não mais reconhecerá seus entes queridos, seu passado, o mundo ou si mesma.

Protagonista comovente do filme *Para sempre Alice*, de 2014, a professora de linguística carrega uma mutação em seu DNA, descoberta em 1995, que leva o mal de Alzheimer a se desenvolver na meia-idade. Você provavelmente já leu alguma vez sobre os grandes avanços obtidos pelos biólogos oncologistas ao descobrir genes associados a tumores e ao produzir drogas baseadas neles. E quanto ao mal de Alzheimer? Essa descoberta de 1995 não levou à criação de nenhuma droga sequer.

Essa doença horrível se destaca também por mais um motivo. Nos últimos cinquenta anos presenciou-se triunfo após triunfo nos campos da biologia molecular e da neurociência. Os biólogos destrincharam os caminhos imensamente complexos que levam ao câncer e descobriram como inibir o surgimento de muitos deles. Mapeamos os processos cerebrais químicos e elétricos que subjazem aos pensamentos e sentimentos, desenvolvendo remédios eficazes, ainda que imperfeitos, para depressão e esquizofrenia, para ansiedade e transtorno bipolar. Claro, ainda há muito que aprender, e são necessários inúmeros aperfeiçoamentos aos compostos em nossa farmacopeia. Mas, teoricamente, em relação a todas as outras doenças, há uma forte sensação de que a pesquisa está no caminho certo, que as bases foram compreendidas, que, embora a natureza continue a nos reservar algumas surpresas desagradáveis de vez em quando, ela já nos revelou algumas regras essenciais do jogo. Em relação ao Alzheimer, não.

Em relação a essa doença, é como se a natureza nos entregasse um manual escrito com tinta que desaparece e que foi editado por gremlins do mal que reescrevem partes inteiras quando viramos as costas. O que quero dizer é o seguinte: aparentemente, a evidência sólida obtida com ratos de laboratório sugere que o mal de Alzheimer é causado pelo acúmulo de placas pegajosas que destroem as sinapses no cérebro, feitas de um pedaço de proteína chamada beta-amiloide. Esses estudos laboratoriais indicam que essa proteína é formada no cérebro em uma série de etapas, e que a intervenção nessas etapas ou a destruição das placas beta-amiloides[*] seriam maneiras eficazes de tratar e até de impedir o mal de Alzheimer. Desde a década de 1980, a maioria dos neurobiólogos tratou essa ideia básica, chamada de hipótese amiloide, como um dogma. Ela rendeu prêmios multimilionários, elogios incontáveis e posições acadêmicas prestigiosas a seus formuladores. Exerceu uma enorme influência sobre a decisão de quais artigos sobre Alzheimer deveriam ser publicados nos principais periódicos acadêmicos (uma pista: a preferência recai sobre os que acatam a abordagem do amiloide) e sobre quais estudos receberiam verba dos institutos nacionais de saúde norte-americanos, principal fonte de apoio no país para a pesquisa biomédica (idem).

Mas eis o problema: quando as companhias farmacêuticas testaram compostos baseados em alguma parte da hipótese amiloide, os resultados foram de frustrantes a desconcertantes. Em ensaios clínicos, o cérebro humano não respondeu a esses compostos da maneira como o manual supôs. Uma coisa seria os compostos deixarem de agir como planejado. Mas não foi o que aconteceu. Em muitos casos, os compostos — geralmente anticorpos, que se ligam à proteína amiloide na tentativa de removê-la — realizaram um trabalho excelente na remoção das placas amiloides. Ou, se o composto fora concebido para bloquear a enzima necessária para produzir amiloide, também fez um excelente trabalho. Os compostos experimentais agiram precisamente conforme seus inventores pretendiam, de acordo com o manual amiloide, *mas os pacientes não melhoraram ou, por incrível que pareça, pioraram.* O que continua a vir à tona nesses ensaios clínicos — muitas vezes custam mais de 50 milhões de dólares cada, inclusive — é exatamente o oposto do que toda pesquisa laboratorial baseada na hipótese amiloide, todos os modelos com roedores da hipótese amiloide e todas as teorias da hipótese amiloide previam. Focar na amiloide parecia ser o bilhete premiado para a cura do Alzheimer. Não era.

---

[*] Para simplificar, a partir daqui vou me referir à beta-amiloide apenas como amiloide.

Era como se nossos foguetes sempre explodissem na plataforma de lançamento.

Alguma coisa está muito errada aí.

Quase tão trágica quanto a adesão míope à hipótese amiloide é a suposição da medicina tradicional de que o Alzheimer é uma *única* doença. Como tal, ela é geralmente tratada com donepezila e/ou memantina. Sei que afirmei há pouco não existir atualmente um tratamento para o mal de Alzheimer, então deixe-me explicar.

A donepezila é o que chamamos de inibidor da colinesterase:[*] ela impede uma enzima particular — a colinesterase — de destruir a acetilcolina, um tipo de substância química do cérebro chamada neurotransmissor. Os neurotransmissores levam os sinais de um neurônio a outro, permitindo que pensemos, lembremos, sintamos e nos mexamos, e desse modo é importante para a memória e a função cerebral como um todo. A explicação é simples: na doença de Alzheimer, há uma redução na acetilcolina. Logo, se bloquearmos a enzima (colinesterase) responsável por quebrar a acetilcolina, maior quantidade permanecerá em suas sinapses. Assim, mesmo quando o Alzheimer está devastando o cérebro, as sinapses podem permanecer funcionais por mais algum tempo.

Até certo ponto, essa explicação de fato funciona, mas há algumas ressalvas importantes. Em primeiro lugar, bloquear a quebra da acetilcolina não afeta a causa ou o avanço do mal de Alzheimer. Ele continua a progredir. Em segundo lugar, muitas vezes o cérebro reage à inibição de colinesterase fazendo o que seria de se esperar: produzindo mais colinesterase. Isso obviamente limita a eficácia da droga (e pode se tornar um grande problema se a medicação for interrompida subitamente). Em terceiro lugar, como todas as drogas, os inibidores de colinesterase têm efeitos colaterais, incluindo diarreia, náusea e vômito, dor de cabeça, dor nas articulações, sonolência, perda de apetite e bradicardia (diminuição do batimento cardíaco).

Quanto à memantina, ela também age sobre a química e as moléculas do cérebro que têm pouco a ver com patofisiologia fundamental do Alzheimer, mas, como a donepezila, pode reduzir — ou até adiar — os sintomas da doença, pelo menos por um tempo. É geralmente utilizada em fases mais avançadas

---

[*] Outros inibidores da colinesterase prescritos para a doença de Alzheimer incluem a rivastigmina, a galantamina e a huperzine A (vendida sem receita).

da doença, mas pode ser usada combinada a um inibidor de colinesterase. A memantina inibe a transmissão de sinais cerebrais de um neurônio para o próximo através do neurotransmissor glutamato. Ao inibir essa transmissão se reduz o que chamamos de excitotoxicidade do glutamato, ou seja, o efeito tóxico associado à ativação neuronal. Infelizmente, a memantina também pode inibir a ação neurotransmissora crítica para a formação da memória e, desse modo, prejudicar inicialmente a função cognitiva.

Mas o mais importante: nem os inibidores de colinesterase nem a memantina agem sobre as causas subjacentes do Alzheimer ou impedem a doença de se agravar — e certamente não a curam.

Tudo isso é bastante ruim, porém há um problema mais fundamental. O Alzheimer *não é* uma única doença. Sem dúvida, os sintomas dão essa impressão, mas, conforme explicarei no capítulo 6, descobrimos que há três subtipos principais de Alzheimer. Nossa pesquisa sobre os diferentes perfis bioquímicos de pessoas com Alzheimer deixou claro que esses três subtipos prontamente distinguíveis são, cada um deles, acionados por diferentes processos bioquímicos. Cada um exige um tratamento diferente. Tratar todos eles do mesmo modo é tão ingênuo quanto tratar todas as infecções com o mesmo antibiótico.

Já é suficientemente ruim que a doença de Alzheimer tenha derrotado por mais de trinta anos as maiores mentes da neurociência e da medicina. (Não estou contando os setenta e tantos anos entre a nomeação da doença e o surgimento da hipótese amiloide; pesquisava-se muito menos sobre o mal de Alzheimer naquelas décadas.) Qualquer um que preste atenção pode perceber que estamos usando a abordagem errada. Particularmente, a ideia de identificar a *causa* da produção de amiloide, erradicá-la e, então, erradicar a amiloide, ainda não foi testada.

Se você tem grandes chances de desenvolver Alzheimer em razão dos genes que carrega, se já desenvolveu a doença ou se tem um ente querido nessa situação, tem todo o direito de estar muito triste com isso.

Não admira nosso temor de que o Alzheimer seja uma doença onipotente. Incurável. Impermeável a qualquer tratamento.

Até agora.

Deixe-me dizer com a maior clareza possível: *o mal de Alzheimer pode ser prevenido e, em muitos casos, o declínio cognitivo associado a ele pode ser revertido*. Pois isso é precisamente o que eu e meus colegas demonstramos nos estudos revisados por pares nos principais periódicos médicos — estudos que, pela primeira vez, descrevem com precisão esse resultado notável nos pacientes. Sim, sei que é um menosprezo a décadas de sabedoria convencional alegar que o declínio cognitivo pode ser revertido, que existem centenas de pacientes que fizeram exatamente isso e que há medidas que todos podemos adotar hoje para impedir esse declínio que os especialistas há muito tempo acreditaram ser inevitável e irreversível. São alegações ousadas que merecem um ceticismo saudável. Espero que você o exercite à medida que lê sobre as três décadas de pesquisa de meu laboratório que culminaram nas primeiras reversões de declínio cognitivo de fases iniciais do Alzheimer e de seus precursores, o déficit cognitivo leve (MCI, *mild cognitive impairment*, em inglês) e o déficit cognitivo subjetivo (SCI, *subjective cognitive impairment*). Espero que você o exercite à medida que lê as histórias desses pacientes que deixaram o abismo do declínio cognitivo. Espero que o exercite à medida que lê sobre os programas terapêuticos personalizados que desenvolvemos para capacitar todos a impedir o déficit cognitivo e, caso a pessoa já manifeste seus sinais, a deter o declínio mental e a recuperar sua capacidade de lembrar, pensar e voltar a viver de maneira cognitivamente saudável.

Mas se os resultados que descrevo aqui vencerem seu ceticismo, então, por favor, abra a mente e considere mudar de vida — não apenas se já tiver entrado em declínio cognitivo. É desnecessário dizer que as pessoas que vão achar este livro um transformador da vida imediato e direto são aquelas cujas memória e cognição já estão sofrendo (assim como seus familiares e cuidadores). Seguindo o protocolo que descrevo, vítimas de déficit cognitivo que ainda não têm Alzheimer, assim como aqueles que já desenvolveram a doença, podem não só deter como também reverter efetivamente o declínio cognitivo sofrido. Para os acometidos desse mal, a progressão à demência severa até agora era inevitável, sem nada além de más notícias vindas dos especialistas. O protocolo anti-Alzheimer desenvolvido por mim e meus colegas relega esse fatídico dogma à lata de lixo da história.

Há um segundo grupo muito específico para quem este livro pode significar a diferença entre o futuro sombrio que provavelmente já lhe disseram para esperar e um futuro repleto de saúde e alegria. São os portadores de uma variante gênica (alelo) chamado ApoE4 (ApoE é a abreviatura de apoliproteína E; uma apoliproteína é uma proteína que transporta lipídios — ou seja, gorduras). O ApoE4 é o maior fator de risco genético* conhecido para a doença de Alzheimer. Portar um ApoE4 (ou seja, herdá-lo de um dos pais) aumenta o risco de desenvolver Alzheimer em 30%, enquanto portar duas cópias (herdadas de ambos os pais) aumenta para bem mais de 50% (de 50% a 90%, dependendo do estudo consultado). Isso comparado a um risco de apenas cerca de 9% em pessoas que não carregam cópias desse alelo.

Grande parte dos portadores de ApoE4 não sabe da presença dessa bomba--relógio potencial em seu DNA, e geralmente só a descobrem depois que os primeiros sintomas do mal de Alzheimer os levam a se submeter a um teste genético. Enquanto não houver prevenção ou tratamento disponível para Alzheimer, é compreensível que a maioria não vá querer saber sobre a situação do seu ApoE. De fato, quando o dr. James Watson — codescobridor da dupla hélice do DNA — mandou sequenciar seu genoma em 2007, afirmou não querer saber se portava ou não o ApoE4; por que se expor a uma notícia devastadora se não há nada que se possa fazer a respeito? Porém, agora que há um programa capaz de reduzir o risco de Alzheimer, mesmo entre portadores do ApoE4, poderia se conseguir quedas dramáticas no predomínio da demência se mais pessoas se submetessem a um teste genético para determinar o status de seu ApoE e iniciassem um programa preventivo bem antes do aparecimento de qualquer sintoma. Tenho grande esperança de que será exatamente isso que vai acontecer, e que os portadores do ApoE4 em particular descobrirão neste livro que sua condição não é o fim da linha: você pode tomar determinadas medidas para prevenir a doença de Alzheimer ou reverter o declínio cognitivo.

Talvez haja um grupo menos óbvio, cuja vida acredito que este livro pode mudar: todos que já passaram dos quarenta anos. A preocupação número um dos indivíduos à medida que envelhecem (e sim, quando falamos de envelhecimento do cérebro, a descida ladeira abaixo começa por volta dos quarenta) é a perda de nossas capacidades cognitivas. Pois são essas capacidades — ler uma carta de um ente querido e entendê-la; assistir a um filme ou ler um livro e acompanhar a trama; observar as pessoas em nossas vidas e compreendê-las;

---

* Outros genes, chamados presenilina-1 (PS1) e presenilina-2 (PS2), também aumentam o risco de Alzheimer e quase sempre levam os sintomas a se desenvolver antes dos sessenta anos e até na terceira década de vida da pessoa. Mas esses genes foram encontrados em apenas algumas centenas de famílias estendidas, respondendo por menos de 5% dos casos.

perceber os eventos a nossa volta e conservar o senso de nosso lugar no mundo; realizar as funções básicas da vida diária de modo que não sejamos meros sacos de protoplasma dependentes de outros para comer, se vestir, se locomover, tomar banho etc.; lembrar os eventos de nossa vida e as pessoas que nos foram preciosas — o que nos define como humanos. Quando elas deixam de existir, o mesmo ocorre com nossa identidade de alguém com uma vida significativa. Para todos vocês que tiveram a sorte de nunca terem tido nenhum desses sintomas, mas que sabem que é possível que um dia eles apareçam, meu recado é o seguinte: respire fundo e perceba que o declínio cognitivo é — ao menos para a maioria de nós e, particularmente, no começo da doença — tratável. A despeito do que possam ter dito a você, ela não é incurável ou irreversível. Pelo contrário. Pela primeira vez, a esperança e o Alzheimer podem aparecer juntos.

E o motivo para isso é uma descoberta fundamental: a "doença" de Alzheimer não é o resultado de algo que o cérebro não deveria fazer do mesmo modo que o câncer é o resultado da proliferação descontrolada de células ou a doença cardíaca resultado de vasos sanguíneos entupidos com a placa aterosclerótica. O Alzheimer surge de um programa saudável de *downsizing*, ou "redução", feito para a extensa rede sináptica de seu cérebro. Mas é um programa que saiu do controle, mais ou menos como a tentativa de Mickey Mouse de fazer vassouras enfeitiçadas carregarem baldes d'água para ele em "O aprendiz de feiticeiro", segmento do clássico *Fantasia*, de 1940, e acabou gerando um caos absoluto. No Alzheimer, um processo de faxina cerebral normal saiu do controle.

Este livro não é um tratado científico — embora eu inclua evidências científicas que sustentam as minhas conclusões —, e sim, pelo contrário, um manual prático, fácil de usar, um passo a passo para prevenir e reverter o declínio cognitivo do início do Alzheimer ou seus precursores, o déficit cognitivo leve e o déficit cognitivo subjetivo, e para manter essa melhoria. É também um guia com o qual os 75 milhões de americanos que são portadores do gene ApoE4 podem escapar do destino gravado em seu DNA. A primeira publicação de um estudo, em 2014,* relatava a reversão do declínio cognitivo em nove de dez

---

* Três artigos científicos subsequentes, em 2015 e 2016, confirmaram esse estudo inicial.

pacientes com o mal de Alzheimer ou seus precursores, graças a um sofisticado protocolo personalizado baseado em nossas décadas de pesquisa sobre a neurobiologia do Alzheimer. Chamado ReCODE,* acrônimo para *reversal of cognitive decline* [reversão do declínio cognitivo], o protocolo não só obteve a reversão do declínio cognitivo na doença de Alzheimer e pré-Alzheimer que ninguém acreditava ser possível, como também permitiu aos pacientes manter essa condição. A primeira paciente tratada com o que é hoje o protocolo ReCODE está, no momento em que escrevo, em tratamento há cinco anos e, aos 73 anos, permanece cognitivamente saudável, viajando pelo mundo e trabalhando em tempo integral. Nosso extenso trabalho subsequente, com centenas de pacientes, prova que ela está longe de ser uma exceção.

Após a publicação do estudo de 2014, recebemos milhares e milhares de e-mails, telefonemas e visitas de médicos e outros profissionais, potenciais pacientes e familiares de doentes vindos de toda parte nos Estados Unidos, Reino Unido, Austrália, Ásia, Europa e América do Sul querendo descobrir mais sobre o sucesso do protocolo. O periódico que publicou o estudo se chama *Aging* [Envelhecendo], e a equipe nos ligou para informar que, dos milhares de artigos científicos publicados pelo periódico ao longo dos anos, o nosso ficou entre os dois melhores — e assim no 99,99º percentil — no sistema de medição que afere impacto e interesse. Embora nesse artigo científico inicial eu não tenha incluído uma descrição detalhada, passo a passo, do protocolo (periódicos científicos têm um limite de páginas por artigo), neste livro o faço. Também relato como desenvolvi o ReCODE e explico sua base científica. Nos apêndices, listo as fontes dos alimentos, suplementos e outros componentes do ReCODE, bem como links de médicos e outros profissionais de saúde com conhecimento na área e que podem ajudar você a implementá-lo em sua vida — ou na vida de algum familiar.

Não existe nada mais importante do que fazer a diferença na vida dos pacientes, e foi isso que me levou a essa busca de várias décadas para encontrar uma maneira de impedir e reverter o mal de Alzheimer. Mas se pessoas em número suficiente adotarem o ReCODE, ajudarão mais do que apenas elas

---

* O método foi inicialmente chamado de MEND, para *metabolic enhancement for neurodegeneration* [otimização metabólica para a neurodegeneração]. O MEND ficou desatualizado, então foi substituído por nosso protocolo ReCODE, mais avançado.

mesmas porque, como se estima que o Alzheimer acometa um em cada nove americanos de 65 anos ou mais — cerca de 5,2 milhões de pessoas no momento em que escrevo —, o envelhecimento da geração *baby boom* ameaça produzir um tsunami de Alzheimer grande o bastante para quebrar todo nosso sistema de saúde e superlotar asilos e casas de repouso — sem falar no preço que vai custar a dezenas de milhões de famílias cujos entes queridos forem vítimas dessa doença implacável. A projeção é de que, no mundo todo, 160 milhões de pessoas, até 2050, terão desenvolvido Alzheimer. Isso torna a necessidade de prevenção e de tratamento mais importante do que nunca. As centenas de pacientes que vi vencerem a batalha contra o declínio cognitivo — apesar de o dogma médico afirmar que a recuperação é impossível — convenceram-me de que a prevenção e o tratamento contra o Alzheimer não são uma fantasia inatingível.

Sabemos como conseguir isso — agora mesmo, hoje.

É o que quero dizer quando afirmo que se pessoas o suficiente adotassem o ReCODE, a onda de impacto reverberaria pelo país e pelo mundo, poupando muitos bilhões de dólares de custos médicos por ano, impedindo a falência do sistema de saúde, reduzindo o ônus global da demência e aumentando a longevidade. Tudo isso são metas exequíveis.

Aqui, finalmente, está nada menos que a primeira boa notícia sobre o mal de Alzheimer. É um relato alegre sobre a dádiva de ganhar sua vida de volta. Um dos pacientes sobre o qual você lerá disse que se permite pensar no futuro de novo quando conversa com seus netos. Outra paciente disse que sua memória é melhor do que aos trinta anos de idade. A esposa de um músico relatou que ele consegue tocar violão outra vez; a filha de outra paciente disse que sua mãe, que desaparecia aos poucos cada vez que a jovem voltava da faculdade, tornou-se novamente parte da família. O que você está prestes a ler aqui é o início de um mundo mudado, o início do fim do mal de Alzheimer.

O que o aguarda adiante:

Os capítulos de 2 a 6 narram a odisseia científica que levou ao ReCODE. Eles descrevem as descobertas que constituem a base científica do protocolo de tratamento — como de fato é a doença de Alzheimer por trás dos panos, de onde ela vem e por que é tão comum. Essas são as descobertas que sustentam a primeira abordagem eficaz para impedir o declínio cognitivo, que identificam os fatores metabólicos e de outra natureza que aumentam seu risco, e revertem o declínio cognitivo caso este já tenha começado. São ainda descobertas que desafiam o dogma central do Alzheimer: mostram que essa doença devastadora é resultado de um processo cerebral normal, saudável, que saiu do controle. Isto é, o cérebro sofre uma avaria, infecção ou outro tipo de agressão (vou explicar os vários tipos) e reage se defendendo. O mecanismo de defesa inclui produzir o amiloide associado ao Alzheimer. Sim, você leu direito — o amiloide que tem sido vilipendiado por décadas, o mesmo amiloide de que todo mundo tentava se livrar, é parte de uma reação *protetora*. Não surpreende que tentar se livrar dele não tenha ajudado muito as pessoas com mal de Alzheimer.

Contrariamente ao dogma atual, portanto, o que chamamos de mal de Alzheimer é, na verdade, uma reação protetora especificamente contra três diferentes processos: inflamação, níveis subótimos de nutrientes e de outras moléculas que sustentam as sinapses e exposições tóxicas. Vou falar mais sobre cada um deles no capítulo 6, mas, por ora, permitam-me ressaltar esta simples mensagem: a compreensão de que a doença de Alzheimer pode existir em três subtipos diferentes (e muitas vezes em combinações desses subtipos) tem implicações profundas no modo como avaliamos, prevenimos e tratamos a doença. Essa descoberta também significa que podemos tratar melhor as formas mais sutis de perda cognitiva, déficit cognitivo leve e déficit cognitivo subjetivo, antes que elas progridam para o mal de Alzheimer plenamente desenvolvido.

No capítulo 7, você vai aprender quais exames identificam o que causa o declínio cognitivo ou deixa a pessoa sob risco — como, por exemplo, é possível que você já esteja provocando em si mesmo um futuro Alzheimer. Os exames são necessários porque os numerosos fatores frequentes de contribuição para o declínio cognitivo tendem a ser muito diferentes de pessoa para pessoa. Esses exames, portanto, fornecem um perfil de risco personalizado a você, informando-o quais fatores tratar para otimizar a melhora. Você vai descobrir a explicação por trás de cada exame — ou seja, como o parâmetro fisiológico avaliado por eles contribui para a função cerebral e a doença de Alzheimer. O capítulo 7 resume os exames envolvidos nessa "cognoscopia" e explica os princípios orientadores por trás deles.

Os capítulos 8 e 9 mostram o que fazer em resposta aos resultados dos exames. Eles discutem quais aspectos básicos devem ser tratados a fim de reverter o declínio cognitivo e reduzir o risco de futuro declínio: inflamação/infecção, resistência à insulina, depleção de hormônios e de nutrientes de apoio, exposição a toxinas e substituição e proteção de conexões cerebrais (sinapses) perdidas ou disfuncionais. Essa não é uma abordagem padronizada para todo mundo. A versão do RECODE para cada caso é personalizada, baseada nos resultados dos exames: sua versão será diferente de outras porque é otimizada para sua fisiologia única. Claro que o mero fato de o RECODE funcionar — de prevenir e reverter o declínio cognitivo — o torna único e novo. Mas o mesmo ocorre com seu foco na personalização.

Nos capítulos 10 a 12, explico o segredo para conquistar os melhores resultados e conservar esse aperfeiçoamento. Esses capítulos oferecem paliativos, não só para ajudá-lo a ser bem-sucedido em reverter o declínio cognitivo, como também para tratar das questões e da crítica que têm sido direcionadas a essa abordagem.

Desde o advento da medicina "moderna" no século XIX, os médicos recebem treinamento para diagnosticar doenças — por exemplo, hipertensão, insuficiência cardíaca ou artrite — e prescrever algum tratamento-padrão para todo mundo, como um medicamento anti-hipertensivo para hipertensão. Isso está mudando lentamente, como na oncologia de precisão, em que o perfil genético do tumor determina a droga a ser ministrada ao paciente. O esforço por uma medicina personalizada poderia nos aproximar de um aspecto central da medicina oriental, como a medicina chinesa tradicional e a medicina ayurvédica: embora os antigos praticantes dessas tradições curativas não tivessem consciência dos detalhes biológicos moleculares das doenças em particular, eram especialistas no tratamento da pessoa como um todo em vez de focar em uma "doença" isolada, como a hipertensão.

A nova medicina — a do século XXI — reúne o melhor das abordagens ocidental moderna e oriental tradicional. Ela combina o conhecimento dos mecanismos moleculares com o entendimento da pessoa em sua integralidade. Isso nos permite ir além de simplesmente perguntar *qual* é o problema e perguntar o *porquê* do problema. Perguntar *por que* faz toda diferença — inclusive, como você verá, na prevenção e no tratamento do mal de Alzheimer.

A pesquisa laboratorial realizada por mim e por meus colegas acrescenta: ninguém deveria morrer de Alzheimer. Deixem-me repetir isso: *ninguém deveria morrer de Alzheimer.* Alcançar essa meta exige que nós, médicos e pacientes, atualizemos nossas práticas da medicina do século XX para a medicina do século XXI, e que sejamos proativos em relação a nossa saúde cognitiva e geral.

Livros sobre ciência médica deveriam ser uma exposição imparcial e objetiva de "fatos", submetidos à revisão de pares e aprovação dos especialistas, mas peço sua indulgência por não conseguir permanecer completamente imparcial. Como a história já comprovou repetidas vezes, com muita frequência os fatos que nossa comunidade biomédica e científica acata, endossa e difunde como se fossem um evangelho acabam no fim se revelando incorretos: recém-nascidos não sentem dor; úlceras são causadas por estresse; terapia de reposição hormonal para mulheres em pós-menopausa previne cardiopatias; e assim por diante. O campo das doenças neurodegenerativas não ficou imune a essa destruição recorrente de suas próprias afirmações dogmáticas. Dependendo de quando e a qual especialista recorremos, o mal de Alzheimer se deve a radicais livres, ligação metálica, proteopatia, diabetes do cérebro, proteína tau, efeitos detergentes ou... bem, por aí vai a lista. Simplesmente não existe consenso. Além do mais, nenhuma hipótese corrente explica todos os dados publicados, que estão contidos em mais de 50 mil artigos. Não é de se espantar que o mal de Alzheimer esteja prestes a tirar a vida de 45 milhões dos 325 milhões de americanos que vivem hoje.

Então sim, sou bastante parcial em relação a essa causa, essa doença, ao processo neurodegenerativo subjacente a ela, às inúmeras abordagens extremamente simplistas feitas para tratá-la, à natureza política e financeira das decisões tomadas e aos milhões à beira da morte. Como médicos, ficamos preocupados que o sentimento e a paixão possam influenciar nossas decisões clínicas, privando-nos de objetividade. Esse é um receio justo. Entretanto, qualquer um que atue no campo do Alzheimer e observe tanta infelicidade e desespero, poderia concluir racionalmente que a *indiferença* influencia inúmeras decisões cotidianas. Será que enquanto sociedade nos tornamos indiferentes à tragédia da demência? Desistimos de tentar todos os recursos disponíveis? Chegamos à conclusão de que o mesmo tipo de gênio científico que desenvolveu a ponte de safena, os antibióticos, a plasmaferese, os membros artificiais, as células-tronco e o transplante de órgãos é impotente contra o mal de Alzheimer? Estaremos nós, enquanto cientistas e clínicos, tão prisioneiros do dogma científico que focamos completamente em abordagens que envolvem uma única droga-padrão para o mal de Alzheimer, independentemente de quantas vezes ela fracassar?

Espero que não, pois se a necessidade é de fato a mãe da invenção, então talvez a paixão seja o pai.

2. Paciente zero

Todo mundo conhece um sobrevivente de câncer; ninguém conhece um sobrevivente do Alzheimer.

Conheça Kristin.

Kristin era suicida. Anos antes, observara em desespero a mente de sua mãe desaparecer aos poucos, obrigando-a a ir para uma casa de repouso quando não conseguia mais reconhecer os membros da família, muito menos cuidar de si mesma. Kristin sofrera junto com a mãe, que com 62 anos entrou em um declínio de dezoito anos pela doença de Alzheimer. E, no fim, Kristin também sofreu sozinha, pois sua mãe já não estava mais consciente.

Quando Kristin fez 65 anos, começou a vivenciar os próprios problemas cognitivos. Ela se perdia ao dirigir na estrada, sendo incapaz de lembrar onde sair ou entrar, mesmo nos trajetos familiares. Não conseguia mais analisar dados cruciais para seu trabalho ou organizar e preparar relatórios dentro do prazo. Incapaz de guardar números, tinha que anotar qualquer quantidade acima de quatro dígitos, para não mencionar os números de telefone. Tinha problemas para lembrar o que lera, e ao chegar ao fim da página tinha de voltar ao topo. Relutante, Kristin se preparava para pedir demissão. Começou a cometer erros cada vez mais frequentes e muitas vezes chamava seus bichos de estimação por nomes errados ou precisava procurar os interruptores de luz na própria casa, apesar de tê-los ligado e desligado durante anos.

Como muitas pessoas, Kristin tentou ignorar esses sintomas. Mas eles só pioravam. Após dois anos de declínio cognitivo ininterrupto, consultou seu médico, que a informou que ela herdara a demência materna e que não havia nada que pudesse fazer por ela. Ele escreveu "problemas de memória" em seu diagnóstico e por causa disso ela não conseguiu mais obter um plano de saúde para cuidados de longo prazo [*long-term care insurance*]. Ela se submeteu a um exame de retina, que revelou o amiloide associado ao Alzheimer. Lembrou-se do horror que foi presenciar o declínio de sua mãe e pensou em como seria viver com demência progressiva sem cuidados de longo prazo e na inexistência de tratamento. Decidiu cometer suicídio.

Procurou sua melhor amiga, Barbara, e explicou: "Vi o que minha mãe passou enquanto piorava e não vou deixar isso acontecer comigo de jeito nenhum". Barbara escutou horrorizada a saga de Kristin. Mas, ao contrário de outras ocasiões em que amigos seus tinham sido vítimas da demência, dessa vez Barbara teve uma ideia. Contou a Kristin sobre a nova pesquisa de que ouvira falar e sugeriu que, em vez de acabar com a própria vida, Kristin viajasse milhares de quilômetros até o Instituto Buck de Pesquisa em Envelhecimento, ao norte de San Francisco. Em 2012, Kristin veio à minha procura.

Conversamos por horas. Não pude lhe dar garantias, nenhum exemplo de paciente que houvesse utilizado o protocolo — nada além de diagramas, teorias e dados obtidos de camundongos transgênicos. Na realidade, Barbara fora prematura em mandá-la procurar o instituto. E para piorar a situação, o protocolo que eu desenvolvera acabara de ser recusado em sua primeira proposta de ensaio clínico. O conselho de revisão achou que era "complicado demais" e observou que esses testes se destinavam a examinar uma única droga ou intervenção, não todo um programa (ah, quem dera as doenças fossem tão simples!). Assim, só o que me restou foi lhe mostrar as várias partes do protocolo e recomendar que as passasse para seu médico, pedindo-lhe para trabalhar com ela. Ela fez isso e assim teve início o que veio a ser o protocolo ReCODE.

Três meses mais tarde, em um sábado, Kristin ligou para minha casa e contou que mal conseguia acreditar nas mudanças em suas faculdades mentais. Era capaz de trabalhar em período integral outra vez, dirigir sem se perder e de lembrar números de telefone sem dificuldade. Havia muitos anos que não se sentia tão bem. Quando desliguei o telefone, as décadas de pesquisa passaram rapidamente por minha cabeça, as incontáveis horas diante do quadro branco com membros do laboratório e colegas, meu debate interior acerca de cada detalhe da teoria e da abordagem do tratamento. Nada disso fora em vão; pusera-nos na direção certa. Claro que Kristin era apenas uma pessoa e precisávamos ver resultados semelhantes em milhares, milhões de pessoas. Lembrei-me do médico que disse ao paciente: "Você é apenas uma evidência anedótica; não é estatisticamente significativo". O paciente, então, respondeu: "Bom, minha família diz que sou significativo *sim*. Além do mais, estou com saúde outra vez, então não ligo para as estatísticas". De fato. Toda mudança fundamental precisa começar em algum ponto — toda abordagem bem-sucedida deve começar com um paciente zero — e Kristin foi minha paciente zero.

Ela confidenciou a um membro de sua família: "Sabia que tenho o mal de Alzheimer?". Ele disse: "Claro, era óbvio. Só não quis comentar nada com você — não queria que você se sentisse mal". Kristin, que está com 73 anos, tem seguido o ReCODE há cinco anos. Ela ainda trabalha em período integral, viaja pelo mundo e continua uma paciente assintomática. Além do mais, interrompeu o programa, ainda que brevemente, quatro vezes, por motivos diversos — uma breve enfermidade viral, fim de uma parte dos comprimidos, viagens — e em todas as ocasiões sua cognição começou a declinar. Mas quando retomou o ReCODE, voltou ao normal.

Quando eu e meus colegas começamos a pesquisa que levou ao ReCODE, em 1989, o dogma do Alzheimer estava bem estabelecido. A doença, segundo a teoria prevalecente desde 1980, é causada por aglomerados pegajosos ou placas de amiloides, uma molécula de proteína, que grudam nos espaços entre os neurônios. Como esses espaços, ou sinapses, são a região onde os neurônios se comunicam entre si, o dano causado pelas placas amiloides pegajosas tem consequências devastadoras: as sinapses param de funcionar. De fato, as placas amiloides foram uma das anormalidades que o neuropatologista dr. Alois Alzheimer (1864–1915) observou durante a autópsia no cérebro do primeiro paciente que diagnosticou com demência pré-senil, como descreveu em 1906. (A outra anormalidade foi uma profusão de longos emaranhados entrelaçados de proteínas chamadas tau, mas a importância desses emaranhados neurofibrilares foi há muito eclipsada pelo foco nas placas amiloides.) O domínio da hipótese amiloide levou a um comportamento de manada. Muitos compostos experimentais desenvolvidos para tratar Alzheimer funcionavam da mesma maneira: pegavam as placas amiloides (ou, em alguns casos, os amiloides antes de se juntarem em placas) e tentavam removê-las.

Os cientistas em centros médicos, nas universidades, na indústria farmacêutica e nas empresas de biotecnologia descobriram centenas desses compostos que removiam o amiloide. Muitas dezenas deles pareceram suficientemente promissores em animais de laboratório para que companhias farmacêuticas de peso como Eli Lilly e Biogen gastassem bilhões de dólares para testá-los em pacientes em ensaios clínicos. Não preciso dar respostas evasivas ou fazer estimativas ao dizer quantas dessas duzentas e tantas drogas experimentais se revelaram seguras e eficazes o bastante nesses testes — *eficazes* aqui significa que interromperam o agravamento do Alzheimer ou, melhor ainda, reverteram a doença — para ser aprovadas pela Food and Drug Administration (FDA). Esse número é zero. Logo, segundo a Associação do Alzheimer, nenhum medicamento "pode curar o Alzheimer ou impedir seu avanço".

Claro, todos esses fracassos puseram em dúvida o que tem sido o dogma principal na pesquisa do Alzheimer, que é a chamada hipótese da cascata amiloide. Ela sugere que o amiloide desempenha um papel central na doença de Alzheimer, o que é um pouco como dizer que massas de células desempenham papel central no câncer — isso não informa você por que o amiloide está lá, qual é sua função normal ou como prevenir a doença. Mais importante, não diz o que de fato *é* a doença de Alzheimer.

Não surpreende que, embora os resultados iniciais em Kristin e em um punhado de outros pacientes do ReCODE tenham levado a uma enxurrada de pedidos de mais informações por parte de médicos, de pacientes e de seus familiares, também levaram a um ceticismo intenso. Isso porque contrariavam o dogma sustentado por longa data de que nada previne, retarda ou reverte o Alzheimer — pelo menos não até a primeira droga milagrosa chegar e, certamente, não algo como o extenso protocolo ReCODE. Mas o número de pacientes tratados com sucesso pelo ReCODE está hoje acima dos duzentos, e cada vez mais profissionais de medicina o utilizam com seus próprios pacientes e obtêm bons resultados. Desde 2016, treinei cerca de 450 médicos, neuropsicólogos, enfermeiros, *health coachs* e terapeutas nutricionais de sete países diferentes por todos os Estados Unidos sobre essa abordagem.

Ainda mais encorajador é a quantidade cada vez maior de neurocientistas e médicos que começaram a admitir que o mal de Alzheimer não é o que acreditávamos. Em vez de ser causada pelo acúmulo dessas placas amiloides pegajosas (ou emaranhados estranguladores de neurônios), a doença que chamamos de Alzheimer é, na verdade, resultado de uma *reação protetora* do cérebro.

Vale a pena repetir. *A doença de Alzheimer não surge de uma falha do funcionamento do cérebro tal como ele evoluiu para fazê-lo.* Não é como o câncer, em que uma mutação genética — herdada ou adquirida em vida — transforma uma célula e toda sua progênie em proliferadores descontrolados que vão conquistando os órgãos. Não é como a artrite reumatoide e outras doenças autoimunes, em que o sistema imunológico se volta contra as células do próprio corpo e as ataca. Nessas e em muitas outras enfermidades, alguma coisa saiu perigosamente dos trilhos: um sistema fisiológico não está funcionando conforme o planejado.

Com o Alzheimer é diferente. Como explico em detalhes no capítulo 4, uma das principais descobertas feitas em meu laboratório é que o Alzheimer surge quando o cérebro *reage como deveria* a certas ameaças. Por que a evolução nos daria um cérebro que funciona desse jeito? Porque na maioria dos casos essa reação a ameaças externas é bem-sucedida; o cérebro rechaça a ameaça e segue funcionando perfeitamente. O problema ocorre quando essas ameaças são crônicas, múltiplas, incessantes e intensas. Nessa situação, as defesas arquitetadas pelo cérebro também são crônicas, múltiplas, incessantes e intensas — de tal maneira que esses mecanismos protetores ultrapassam a linha entre proteger e prejudicar. Especificamente, o mal de Alzheimer é o que acontece quando o cérebro tenta se proteger de três ameaças metabólicas e tóxicas:

- Inflamação (por infecção, dieta ou outras causas).
- Declínio e escassez de nutrientes, hormônios e outras moléculas de sustentação cerebral.
- Substâncias tóxicas como metais ou biotoxinas (venenos produzidos por micróbios, como fungos).

No capítulo 6, vou explicar cuidadosamente como descobrimos que esses três tipos de ameaças — que possuem dezenas de fatores contribuintes —

disparam a reação protetora no cérebro — incluindo o que os três tipos de ameaças fazem e por que a reação amiloide que incitam é tão tóxica para as sinapses. Mas, por ora, permitam-me dizer simplificadamente que, uma vez que reconhecemos que a doença de Alzheimer é a luta do cérebro para se defender de uma inflamação, para funcionar a despeito de uma escassez de compostos benéficos ou para combater um influxo de substâncias tóxicas, a melhor maneira de prevenir e tratar a doença fica clara: identificar a reação do cérebro de um paciente aos muitos fatores que contribuem para essas três classes de ameaças e removê-los, ajudando a rechaçar os agressores restantes.

Isso significa que a fim de reverter o declínio no déficit cognitivo subjetivo, o déficit cognitivo leve ou a doença de Alzheimer (e potencialmente outras formas de demência, como a com corpos de Lewy), é necessário remover os fatores — preferivelmente, todos eles em cada uma das três categorias — que estão levando nosso cérebro a se defender através da reação amiloide protetora. Após eliminar os três tipos de ameaças, o passo seguinte é eliminar o próprio amiloide. Uma vez livres dos gatilhos para a produção de amiloide e do próprio amiloide que já foi produzido, precisamos reconstruir as sinapses que a doença destruiu.

Se tudo isso o leva a crer que não existe um programa padronizado geral para tratar o déficit cognitivo subjetivo (SCI), o déficit cognitivo leve (MCI) e a doença de Alzheimer, você está certo. Entretanto, uma vez que somos todos vulneráveis aos gatilhos e não temos como saber qual deles (ou se dois ou todos os três) pode atacar nosso cérebro, é importante reduzir a probabilidade dos três subtipos — inflamação, escassez de nutrientes de apoio e exposição a neurotoxinas. Se você já tem SCI, MCI ou Alzheimer, é fundamental determinar qual dos subtipos prontamente identificáveis é o seu caso, uma vez que cada subtipo tem seu próprio tratamento otimizado e, na verdade, o perfil de cada indivíduo dita um tratamento otimizado e personalizado.

Por esse motivo, a prevenção e a reversão efetiva do declínio cognitivo no mal de Alzheimer envolvem o novo campo da abordagem programática, isto é, desenvolver tratamentos otimizados para enfermidades crônicas complexas como o Alzheimer implica identificar os muitos fatores de contribuição para cada pessoa e depois elaborar o melhor programa para atacar esses fatores. O motivo de utilizarmos a abordagem programática para combater o Alzheimer é simples: os vários fatores contribuintes para o declínio cognitivo tornam a abordagem do comprimido único — a monoterapia —, na melhor das hipóteses, uma ajuda secundária e, de modo geral, ineficaz.

Deixe-me salientar que a saúde do seu cérebro é em grande parte afetada por esses três tipos de transtornos, assim como sua capacidade de interrompê-los ou combatê-los logo no início, se já tomaram conta de seu cérebro. Felizmente, há maneiras relativamente fáceis de identificar, medir e tratar cada um deles a fim de otimizar a função cerebral.

Nosso corpo é um sistema complexo. Em vez de ver o cérebro como um órgão distinto do resto do corpo, precisamos perceber que nossas células e sistemas fisiológicos funcionam como um todo. O que leva um sistema a prosperar ou sucumbir muitas vezes faz outros sistemas aparentemente não relacionados também prosperarem ou sucumbirem. Prevenindo e, se necessário, corrigindo desequilíbrios em nossa bioquímica básica, podemos evitar e melhorar as disfunções *antes* que a doença se instale. Atacar um sintoma surgido depois que a doença se instalou, como faz a maioria dos métodos convencionais, é bem diferente de atacar a raíz de uma doença no nível celular. Em outras palavras, queremos chegar à causa do declínio cognitivo, consertando seus desequilíbrios antes de se tornarem irreversíveis.

Em tempo: cuidar de todo o seu sistema é necessariamente mais complexo do que tratar um sintoma ou um problema isolado. Há muitos fatores possíveis ou anormalidades que contribuem para o declínio cognitivo ou mesmo para o risco de declínio cognitivo. Inicialmente, identificamos 36, e depois identificamos mais alguns, mas os resultados até o momento sugerem não haver muitos mais — certamente, não na casa dos milhares, sequer das centenas. A prevenção efetiva e a reversão exigem o conhecimento do status de cada fator — se você já foi exposto a toxinas específicas de fungo chamadas micotoxinas, por exemplo, ou se a concentração de moléculas inflamatórias em seu sangue está elevada demais. O protocolo ReCODE fornece uma maneira de aferir esses fatores e, com base nisso, oferece um plano de tratamento individualizado.

Terminologia

Demência: um declínio cognitivo global em que muitas faculdades mentais são perdidas. A perda de memória é geralmente um dos primeiros sintomas, que incluem dificuldade de ler, escrever, falar, acompanhar uma conversa, raciocinar, calcular, organizar e planejar. Há muitas causas para a demência, incluindo demência vascular, demência frontotemporal, demência com corpos de Lewy e outras, mas o Alzheimer é a mais comum. O RECODE mostrou que pode ajudar na doença de Alzheimer e nos quadros pré-Alzheimer (SCI e MCI, descritos a seguir), mas ainda não sabemos se pode ajudar com outras causas de demência, como a com corpos de Lewy.

Demência vascular: a forma de demência causada pela redução do fluxo sanguíneo para o cérebro e marcada por uma multiplicidade de pequenos derrames cerebrais. Nos últimos anos, tem sido considerado que o mal de Alzheimer e a demência vascular de algum modo coincidem.

Demência frontotemporal: é bem menos comum do que a doença de Alzheimer e muitas vezes apresenta alterações de comportamento, problemas de memória e dificuldade de fala.

Demência com corpos de Lewy: esta é uma causa bastante comum de demência (cerca de um em cada cinco pacientes de Alzheimer) e inclui alucinações visuais, delírio, sono aumentado e espasmos dos membros ao dormir (chamados distúrbio comportamental do sono REM [do inglês, *rapid eye movement*, movimento rápido dos olhos]), entre outros sintomas.

Mal de Alzheimer: esta forma de demência é marcada pelas placas amiloides e emaranhados neurofibrilares. Como explicado, há evidências crescentes de que nenhum dos dois é a causa do Alzheimer, como se acreditou por tanto tempo. Mas, não obstante, o Alzheimer é geralmente diagnosticado com um exame que procura placas e emaranhados. Nenhum deles pode ser visto diretamente no próprio cérebro, mas uma variedade de neuroimagens como o PET (tomografia por emissão de pósitrons), bem como a análise do líquido cefalorraquidiano (líquor) podem identificar sua presença. A doença de Alzheimer é, em geral, diagnosticada com base nos sintomas do paciente, que incluem perda de memória e déficits cognitivos tão severos e progressivos que o paciente perde a capacidade de tomar banho, comer e se vestir sem ajuda, ficando cada vez mais incapaz de cuidar de si mesmo. Com o atual tratamento-padrão, o Alzheimer é invariavelmente fatal.

Déficit cognitivo subjetivo (SCI): piora na cognição que é notada pelo indivíduo, mas, nos testes neuropsicológicos comuns, continua a figurar no espectro da normalidade. Um indivíduo muito inteligente pode perceber a própria perda de memória e escutar do médico que os exames mostram que sua memória está dentro do valor de referência "normal", mas esse "normal" na verdade representa um declínio da capacidade anterior da pessoa. Mesmo nesse estágio inicial, um PET ou uma análise do líquido cefalorraquidiano muitas vezes dão um resultado anormal, e a MRI (imagem por ressonância magnética) talvez revele algum encolhimento de regiões cerebrais. O SCI muitas vezes dura uma década ou mais antes de progredir para um MCI.

Déficit cognitivo leve (MCI): este quadro costuma acompanhar o déficit cognitivo subjetivo. Exames neuropsicológicos revelam que lembrar, organizar, falar, calcular, planejar ou outras habilidades cognitivas ficam anormais, mas a pessoa continua capaz de realizar as assim chamadas atividades cotidianas, como vestir-se, comer e tomar banho. O MCI não progride, necessariamente, para a doença de Alzheimer, mas, em muitas pessoas, sobretudo aquelas para quem a perda de memória é parte de seu MCI, a doença de Alzheimer ocorre dentro de alguns anos.

3. Qual a sensação de voltar da demência?

A guerra terminaria se os mortos pudessem voltar.
Stanley Baldwin

Toda criança aprende desde pequena que, se está doente, sente-se mal. É por esse motivo que ela falta à escola e precisa ir ao médico: o desconforto. Desconforto físico e doença andam de mãos dadas, certo? Esse é o problema com o mal de Alzheimer. Você fica muito, muito tempo *sem* sentir desconforto; assim, no momento em que os sintomas são notáveis a ponto de fazer com que você procure um médico, a doença está relativamente avançada e difícil, quando não impossível, de se tratar. O processo subjacente ao Alzheimer em geral ocorre de quinze a vinte anos antes de o diagnóstico ser feito.

Para piorar a situação, quando desenvolvemos sintomas como perda de memória, tendemos a procurar justificativas para nos assegurar de que nada grave está acontecendo. Dizemos que as palavras estão "na ponta da língua" ou que determinado comportamento é "sinal da idade". Afirmamos que vamos "pensar um pouquinho", que cometemos um "lapso" ou que nosso cérebro "travou". Para ser justo, muitos de nós, ao cometer esse tipo de deslize, não está sofrendo de Alzheimer precoce; então, não precisamos nos preocupar à toa. Porém, alguns estão.

Se você pudesse *voltar* da doença de Alzheimer, o que relataria sobre a sensação de mergulhar na demência? E, numa nota mais positiva, como se sentiria se conseguisse suas capacidades de volta? Graças às muitas pessoas que voltaram ao normal com o protocolo ReCODE, podemos finalmente obter respostas para essas e outras perguntas. Isso não significa dizer que todos tenham os mesmos sintomas iniciais, tampouco que a recuperação de cada paciente siga um mesmo roteiro. Entretanto, toda experiência individual tem algo a nos ensinar.

Eleanor, por exemplo, tinha apenas quarenta anos quando começou a ser sugada pelo buraco negro do Alzheimer. Seu pai estava nos últimos estágios da doença quando ela começou a perceber em si os sintomas que ele desenvolvera anos antes:

1. *Cegueira facial.* A dificuldade em reconhecer e lembrar rostos, chamada de prosopagnosia, foi a primeira mudança notada por Eleanor, e pareceu ocorrer de forma súbita e observável perto da época em que ela completou quarenta anos. "Não associei isso ao início da demência", contou-me, "mas ao cansaço ou a uma espécie de déficit de aprendizado (embora não me lembrasse de ter esse problema quando era mais nova). Meu pai também tivera isso."

2. *Clareza mental declinante (especialmente no fim do dia).* "Comecei a sentir um 'cansaço' mental cada vez maior, sobretudo após as três ou quatro da tarde. Errei em pensar que isso era apenas um cansaço extremo. Ajudar meus filhos a fazer a lição de casa era mentalmente exaustivo. Era similar ao que eu sentia quando estava na faculdade e na pós-graduação, depois de estudar intensamente e fazer provas longas, exceto pelo fato de isso acontecer às três da tarde, sem que eu tivesse feito nenhum grande esforço mental. Além do mais, ler, sobretudo no fim do dia, tornou-se cada vez mais difícil e, muitas vezes, eu tinha problemas em me lembrar do que lera, às vezes de uma página para outra. Além disso, de vez em quando comecei a me sentir 'zonza' nas reuniões, tendo pouco a acrescentar a uma discussão, em particular nas reuniões feitas ao fim do dia. Também notei que muitas vezes eu ficava em silêncio numa conversa em grupo, especialmente quando envolvia assuntos mais complicados/controversos, coisa que era atípica para

mim. Muitas vezes achava que não tinha nada a acrescentar (as ideias simplesmente não apareciam) ou que meu comentário talvez fosse inadequado porque eu não acompanhara muito bem os argumentos. Outras vezes, quando decidia falar numa reunião ou numa conversa, eu formulava o comentário em minha cabeça (o que era uma sensação trabalhosa) e repetia inúmeras vezes até o momento de falar, só para ter certeza de que dizia direito ou que não esqueci o que iria dizer. Não era assim que eu costumava funcionar."

3. *Declínio do interesse por leitura, incapacidade de acompanhar ou se envolver em conversas complicadas e incapacidade de acompanhar filmes com tramas complicadas.* "As conversas se tornaram cansativas para mim", disse Eleanor. "Eu não sabia por quê. Tinha dificuldade de acompanhar as que não eram da minha área e só queria fechar os olhos."

4. *Declínio da capacidade de recordar o que leu ou ouviu.* "Era exaustivo ter de tentar lembrar as coisas, tanto uma lista de compras no supermercado como quais sushis meus filhos queriam pedir", contou. No ano antes de iniciar o protocolo ReCODE, contou Eleanor, o material que precisava ler para um curso "pareceu muito denso e não consegui recordar. Também tive dificuldade em lembrar outras coisas que havia lido, como romances ou revistas. Ler (que eu adorava!) deixou de ser um prazer".

5. *Declínio do vocabulário.* Eleanor sofria para encontrar a palavra certa e começou a usar um vocabulário mais simples. "Eu podia dizer *agressivo*, mas havia parado de usar *contencioso* ou *truculento*. Eu dizia que alguém estava 'pensando em algo repetidas vezes', em vez de dizer que a pessoa estava *perseverando* em algo. Dizia que tal pessoa era muito *sociável*, mas não me ocorria a palavra *gregário*. Nessa linha, também costumava buscar as palavras enquanto falava, e talvez fizesse uma pausa procurando a palavra certa. Em geral me vinha uma palavra 'decente' ou eu fazia rodeios para dizer o que queria. Por exemplo, eu dizia que alguém 'fez tal ou tal coisa cumprindo um passo a passo como deveria' porque não conseguia acessar a palavra *sistemático* ou dizer *abordagem sistemática*. Isso era desconcertante para mim, e fazia um verdadeiro esforço mental, mas não era tão óbvio para ser notado pelos outros. Após cerca de cinco a seis meses cumprindo

o protocolo, enquanto conversava com as pessoas, notei que usava palavras que não empregara em muitos anos naturalmente — como as mencionadas antes — e isso me deixava surpresa, porque tinha até esquecido da existência delas."

6. *Misturando as palavras.* "Não era incomum que eu misturasse o nome dos meus filhos de vez em quando. Mas o que começou a acontecer pouco antes de marcar uma consulta na clínica foi que eu usava palavras completamente erradas. Por exemplo, enquanto levava meus filhos para a escola, virei para a atendente da cabine do pedágio e exclamei — em alto e bom som, sem hesitar — 'teleconferência!', em vez de 'carona', para obter o desconto da carona solidária. Em outra ocasião, chamei minha cachorra no quintal, gritando 'Chili!' (o prato que eu estava fazendo para o jantar) em vez de Juno (o nome dela)."

7. *Declínio da velocidade de processamento.* Ela não só pensava mais devagar, sentindo-se "zonza" durante as reuniões no trabalho, como também digitava mais vagarosamente, como se os sinais do cérebro para seus dedos tivessem de atravessar uma espécie de melaço.

8. *Ansiedade crescente em dirigir e encontrar o caminho.* As inúmeras coisas que os motoristas precisam ver e processar, desde a posição e o movimento dos outros veículos ao significado dos sinais de trânsito e o movimento dos pedestres deixavam Eleanor num estresse tão extremo que ela sentia ser quase incapaz de dirigir.

9. *Dificuldade em se lembrar de uma lista de coisas para fazer e de compromissos, com frequência sentindo-se "assoberbada" com o que precisava ser feito.* Eleanor começara a perder compromissos e "estava ficando muito ansiosa e estressada em não ser capaz de acompanhar tudo o que acontecia em minha vida", disse. "Eu usava o calendário do Google e mantinha lembretes por toda parte, mas continuava esquecendo as coisas. Quando era mais nova, costumava ser muito confiante em minha memória. Nunca perdia compromissos e memorizava números de telefone na primeira vez que os discava."

10. *Sono interrompido.* "Eu acordava com facilidade e quando isso acontecia tinha muita dificuldade em voltar a pegar no sono; às vezes, levava horas. Sempre acordava várias vezes à noite."

11. *Fim do efeito estimulante da cafeína.*

12. *Dificuldade em falar línguas estrangeiras, incluindo chinês e russo, em que antes era proficiente.*

Geralmente leva muitos anos, até mesmo uma ou duas décadas, para sintomas como esses se agravarem o suficiente para constituir diagnóstico do Alzheimer, como mostrou ser o caso de Eleanor.

Nove anos após o início desses sintomas, quando estava com 49 anos, seus exames deram positivo para o fator de risco herdado para Alzheimer, o gene ApoE4. Ela se submeteu a exames neuropsicológicos que revelaram anormalidades compatíveis com os sintomas. Em outras palavras, Eleanor não estava simplesmente vivendo os "sinais da idade". Seu cérebro estava começando a falhar. Além dos sintomas que ela descrevia, o que Eleanor sentia durante esse período desolador? Como recuperou sua capacidade de pensar, lembrar e funcionar, Eleanor está numa posição rara. Ela é como uma exploradora que se aventurou por uma região aterrorizante de onde poucos saíram com vida... mas conseguiu regressar, sendo capaz de contar para nós como foi. Eis o modo como Eleanor descreveu a sensação para mim:

Quero articular como me sentia quando estava na "neblina" do declínio cognitivo inicial — algo sobre o que eu sinto ter uma perspectiva especial, pois consegui sair desse buraco. Ocorreu-me a analogia da sensação que você tem quando está usando fone de ouvido e tentando conversar com alguém. O som é abafado e você se sente mais distante dos outros. De modo similar, antes da reversão do quadro, eu sentia como se tivesse uma gaze ou uma película cobrindo meu cérebro, que impedia de me conectar de verdade e de ser capaz de encetar um diálogo normal com as outras pessoas. Às vezes era um esforço enorme formular minha resposta, como nas reuniões de trabalho, e depois transmiti-la (sem esquecer o que eu queria dizer). Era como se essa "gaze" fosse uma barreira que eu tinha de furar para chegar do outro lado. Conversar, sobretudo sobre assuntos mais sofisticados, estava longe de ser uma atividade tranquila como era antes, quando era mais nova.

Eleanor começou o protocolo ReCODE no início de 2015 e, seis meses depois, notou claras melhorias em sua cognição. Passou por exames neuropsicológicos após nove meses, que confirmaram esse progresso: a sensação de que voltara ao normal não era nenhum capricho da imaginação ou fantasia. Era real, quantificável e objetivamente medido. Um mês antes dos exames, em outubro de 2015, Eleanor descreveu sua sensação de voltar ao normal assim:

> Senti como se tivesse despertado. Notei algumas melhorias em agosto, mas em setembro ficou claro para mim que a "neblina" se erguera e eu podia identificar mudanças específicas em meu funcionamento cognitivo. Sinto que minha vida voltou e estou escrevendo para lhe agradecer e partilhar com o senhor o que vivenciei e aprendi, caso isso também possa ajudá-lo em sua pesquisa.
>
> Identificar essas mudanças em mim proporcionou-me uma compreensão do que aconteceu com meu pai, assim como do que estava acontecendo comigo. Eu viera atribuindo um bocado de coisas ao "cansaço" ou à "idade", mas hoje percebo que não era nada disso.

1. *Cegueira facial.* Hoje estou significativamente melhor em reconhecer as pessoas e lembrar que as encontrei. Percebi isso em setembro, quando fui à escola dos meus filhos para a reunião de pais. Em geral, esse dia me deixa muito ansiosa, porque não lembro quem é conhecido ou não, quem foi apresentado para mim, e simplesmente não tenho certeza de quem são as pessoas sem o crachá. Esse ano reconheci todo tipo de gente diferente, lembrei de seus nomes e do nome de seus filhos, e sabia algumas coisas sobre eles. Além do mais, fiquei confiante em dizer seus nomes porque eu SABIA que sabia!

2. *Cansaço das 16h00.* Sumiu faz tempo! Percebo hoje que meu pai passou por essa mesma alteração perto dos cinquenta anos. Ele dava o dia por encerrado mais cedo no hospital onde trabalhava e desabava como um zumbi diante da TV após as três da tarde todo dia, em casa. A gente achava que era só exaustão do trabalho. Agora sei que era o começo da demência. Dá para perceber quando acontece com você.

3 e 4. *Compreensão de leitura e memorização.* Melhorei! Agora, quando leio algo ou alguém me conta algo, lembro bastante coisa — uma grande mudança, no meu caso. Hoje consigo me envolver e até acompanhar as conversas que não são da minha área.

5 e 6. *Vocabulário e busca de palavras.* Percebi que agora uso mais palavras para descrever as coisas. Eu não havia notado que meu vocabulário

se tornara limitado, e minha fala menos sofisticada, mas isso tinha acontecido. Percebo hoje que começo a usar palavras "difíceis" outra vez. Ainda preciso procurar as palavras, mas com menos frequência, e agora eu as encontro de fato!

7. *Clareza e velocidade de pensamento.* Estou bem mais afiada para ajudar meus filhos nos trabalhos escolares e na lição de casa. Escrevi um texto recentemente... coisa que não fazia há anos... com rapidez e foco, como quando era mais nova. Minha velocidade de digitação também voltou.

8. *Dirigir.* A ansiedade que eu sentia por dirigir começou a sumir.

9. *Compromissos e listas de coisas para fazer.* Hoje me lembro melhor dos compromissos, e o estresse pelo medo constante de esquecer as coisas está menor. Não é perfeito, mas definitivamente melhorou. Exige muito menos esforço lembrar alguma coisa. Não peço mais para meus filhos deixarem recados por escrito sempre que me pedem para fazer alguma coisa para eles.

10. *Sono.* Notei uma melhora no meu sono quando comecei a tomar melatonina e magnésio toda noite, no início do protocolo. Percebi que meu primeiro sono parecia mais pesado e durava de três a quatro horas (mais do que antes), e que em algumas noites quando eu acordava não durava muito, nem acontecia com tanta frequência. Eu não ficava mais "cansada o tempo todo" e quando tinha uma noite de sono decente me sentia ótima!

11. *Cafeína.* Quando bebo café, sinto-me alerta de um jeito que tinha parado de sentir.

12. *Línguas estrangeiras.* Surpreendentemente, o chinês e o russo que eu não usara em muitos anos começaram a voltar, e a certa altura comecei a escrever cada palavra que reaparecia.

Uma das coisas que mais me chama a atenção nisso tudo é que eu não poderia ter contado para ninguém que essas coisas eram um problema no ano passado. Eu não conseguia concatenar tudo isso. Estava funcionando do lado de fora. Só achava que às vezes ficava um pouco "zonza", mas não conseguia identificar problemas específicos. As mudanças acontecem devagar, então você não percebe que o cansaço mental é *tão* poderoso que o faz achar só que está exausto ou esgotado. Agora que estou melhorando, posso entender o que são esses déficits. Sinto como se fosse um "despertar" e só fico torcendo para que dure. Não tenho como lhe agradecer. Seu protocolo mudou minha vida de verdade.

Ninguém decidiria passar por isso que Eleanor passou deliberadamente, porém fazemos isso todos os dias só por comer a dieta americana normal e viver a vida americana normal. O capítulo seguinte explica como.

4. Como desenvolver Alzheimer: um guia prático

Paciente: Doutor, dói quando faço isso.
Médico: Então não faça.

Por que você quereria desenvolver o mal de Alzheimer?! Na verdade, é claro, você não quer, mas ao observar a multiplicidade de fatores que podem contribuir para o desenvolvimento e o progresso da doença, você vai poder aprender como prevenir o processo, antes de mais nada, ou revertê-lo assim que os sintomas aparecem. Também vai ter disponível uma lista de itens para descobrir exatamente quantos desses fatores já estão presentes em sua vida.

O.k., como podemos começar? Bom, se você for como eu, muitas vezes trabalha até tarde e se pega pensando em fazer uma boquinha tarde da noite, de preferência alguma coisa doce, o que leva seu nível de insulina às alturas pouco antes de ir para a cama, mantendo-o elevado enquanto dorme. Talvez você vá para a cama bem depois da meia-noite e durma mal por causa da apneia (frequentemente como resultado do ganho de peso). No entanto, acorda agitado e cedo após somente algumas horas de sono. Seus pés mal tocam o chão do quarto quando você começa a sentir o estresse de pensar no dia que terá pela frente. Você toma aquele café da manhã típico americano — um pão doce ou donut, um copo grande de suco de laranja, uma xícara de leite desnatado com café — e desse modo ingere uma dose elevada de laticínio, um desencadeador de inflamação, dá mais um passo rumo à resistência à insulina com o açúcar e abre buracos em sua parede gastrointestinal com o glúten. Você manda para dentro seu inibidor da bomba de prótons para prevenir o refluxo gástrico, ainda que reduzindo sua acidez estomacal você prejudique sua capacidade de absorver nutrientes cruciais como zinco, magnésio e vitamina B12; depois, toma sua estatina, uma ótima maneira de baixar o colesterol para menos de 150 e, desse modo, eleva o risco de atrofia cerebral. E, ah! Fazemos tudo isso menos de doze horas após aquele lanchinho do fim da noite, o que significa que seu corpo em nenhum momento induz a autofagia, removendo o acúmulo de amiloide e os fragmentos de proteína danificados.

Sair apressado de casa mantém o nível de estresse elevado, o que produz cortisol e danifica nossos neurônios do hipocampo. Em seguida, entramos no carro, o que garante que não haja exercício físico antes do trabalho, minimizando também a exposição à luz do sol, uma maneira excelente de manter os níveis de vitamina D abaixo do recomendado. Estressados e irritados com a falta de sono, sentimos grande pressão e desconforto ao se relacionar com as pessoas, evitando a interação social positiva e acabando com a alegria. Quando o açúcar no sangue despenca, no meio da manhã, atacamos a copa do escritório, onde um sábio colega teve a bondade de deixar uma caixa de muffins de chocolate para todos pegarem. E a hora do almoço?! Não há tempo para nada além de um sanduíche na cafeteria ou lanchonete — pão branco, peru esponjoso injetado com sal, cheio de hormônios, antibióticos e fatores estressantes, *que delícia!* Como alternativa, que tal um pouco de atum impregnado de mercúrio?! A salada não está com cara boa, de qualquer maneira. Ajude a empurrar a comida com um refrigerante diet para danificar seu microbioma. Agora, vamos cair matando no brownie, assim podemos conseguir nossas gorduras trans e diminuir nossas gorduras ômega-3 salutares.

Nesse ponto, fizemos um ótimo trabalho em ajustar nosso curso fisiológico na direção do Alzheimer. Mas se quisermos chegar lá ainda mais rápido, é só complementar com um cigarro, prejudicando a distribuição de oxigênio para os tecidos — incluindo o tecido cerebral — e enviando centenas de substâncias químicas tóxicas para nossa corrente sanguínea. Não é necessário escovar os dentes ou passar fio dental — que diferença faz se a falta de higiene bucal promove inflamação sistêmica e destrói as barreiras que mantêm bactérias como a *P. gingivalis* longe do cérebro?

Nosso torpor pós-prandial nos conduz à máquina de doces e — ei, trabalhamos tanto hoje, merecemos uma recompensa! — àquele delicioso frappucino que guardamos na geladeira. Uma série de açúcar e gordura foi nossa única "malhação" hoje (e de todos os dias), mas quem tem tempo para levantar da cadeira e se movimentar todo santo dia? Finalmente, é hora de pegar a estrada, voltar para casa gritando com o idiota que não tira o pé do freio na nossa frente, e, assim, manter a pressão sanguínea nas alturas, tornando a barreira hematoencefálica tão cheia de furos quanto o escorredor de macarrão que planejamos usar à noite para um jantar regado a glúten. Pensando bem, vamos dar uma passadinha no drive-thru. Comecemos por uma porção grande de fritas, uma fonte perfeita de produtos finais da glicação avançada (AGE) indutora do Alzheimer — gorduras trans, insulina amidoada, óleos reaquecidos oxidados com pouca vitamina E e acrilamida neurotóxica. Você quase pode imaginar as batatinhas com minúsculas luvas de boxe, rosnando: "Vou acabar com seu hipocampo!". Adicione o hambúrguer — feito de gado alimentado com milho, e não pasto, rico em gorduras ômega-6 inflamatórias e pobre em ômega-3, que é anti-inflamatória, lambuzado com ketchup, que é feito de xarope de milho com alto teor de frutose, em um pão tão carregado de glúten que é a maneira perfeita de abrir ainda mais buracos em sua parede intestinal e em sua barreira hematoencefálica.

De volta ao lar! Ignore esse odor de mofo. Desabe na frente da TV para uma maratona de Netflix ou para mais uma boquinha com seus petiscos favoritos, contanto que você não se submeta a nenhum estímulo físico ou mental. (Deixe o tênis e o futebol no Nintendo Wii para as crianças.) Assim podemos coroar o perfeito dia de Alzheimer induzido com uma margarita para relaxar, ou três para acompanhar aquele *cheesecake de amaretto*. Depois finja estar devidamente absorvido no trabalho antes de pegar no sono com as luzes acesas e todos os aparelhos eletrônicos ligados. Agora enxágue e repita.

Como você deve ter invariavelmente percebido, o estilo de vida que induz ao Alzheimer é terrivelmente semelhante à vida que tantos de nós levamos. Porém não entre em pânico: assim como leva muitos anos para transtornos cognitivos leves como o de Eleanor levarem à espiral do Alzheimer plenamente desenvolvido, também leva muitos anos para as agressões metabólicas e outros tipos de ataques contra o cérebro derivados de uma dieta e de um estilo de vida tipicamente americanos causarem sua destruição.

Essa é a boa notícia.

A má notícia é que quanto mais você se enxerga no estilo de vida que descrevi, mais certeza pode ter de que já está prejudicando sua acuidade mental e está à mercê de uma ou mais das três ameaças neurológicas (inflamação, escassez de nutrientes de apoio cerebral, exposição a substâncias tóxicas) às quais o cérebro responde com o que conhecemos hoje como mal de Alzheimer, incluindo a produção das pegajosas placas amiloides que destroem as sinapses.

É por isso que o ReCODE mira essa tríade traiçoeira. Se você conseguir eliminar essas ameaças alterando seus hábitos de vida, o cérebro não será impelido a produzir o amiloide associado à doença de Alzheimer. Pense nisso como se fosse impedir terroristas de embarcar num avião: se a segurança do aeroporto for bem-sucedida, os passageiros nunca terão de se engalfinhar com terroristas no corredor do 747. Você quer manter os neuroterroristas bem, bem distantes do seu cérebro.

Há muita coisa que você pode fazer para conseguir isso por conta própria. Em algumas partes do protocolo, como a identificação de qual componente da tríade de neuroterroristas seu cérebro (sem que você tenha consciência disso) já está tentando rechaçar, trabalhar em parceria com um médico e, em muitos casos, um coach de saúde, pode ajudar, de modo que você possa providenciar a obtenção de exames laboratoriais, otimizar o programa e acompanhar sua resposta.

Conforme mencionei, o declínio cognitivo é, em grande medida, um problema de três ameaças fundamentais ao nosso cérebro: inflamação; escassez de nutrientes úteis, hormônios e outras moléculas boas para a cognição e exposição tóxica. O que chamamos de mal de Alzheimer é uma reação protetora a essas três ameaças ao cérebro. Duas delas, a inflamação e a escassez de nutrientes de apoio à cognição, estão intimamente ligadas ao metabolismo. O metabolismo por sua vez é uma função de nossa dieta, de nosso nível de atividade, nossos genes e nossa exposição ao estresse e a maneira como lidamos com ele. Como a dieta, a atividade e o estresse também afetam a saúde cardiovascular e outros aspectos de nosso bem-estar, a saúde cerebral e a saúde geral andam de mãos dadas. Não é de se admirar que tantas enfermidades que aumentam nosso risco de Alzheimer — da pré-diabetes e da obesidade à deficiência de vitamina D e estilo de vida sedentário — são resultado direto de como e quanto comemos e nos exercitamos.

A boa notícia é que, embora haja dezenas e mais dezenas de fatores capazes de provocar a inflamação, a escassez de nutrientes de apoio para o cérebro e a susceptibilidade a compostos tóxicos, e desse modo contribuir para o declínio cognitivo, elas são todas identificáveis e tratáveis — quanto antes, melhor. Eis alguns conselhos básicos para lidar com cada uma dessas neuroameaças:

1. Prevenir e reduzir a inflamação

A inflamação é uma reação de seu corpo a um ataque, seja por agentes infecciosos como *Borrelia* (doença de Lyme), estresses não infecciosos como proteínas danificadas pelo açúcar ou gorduras trans.

Somos constantemente expostos a potenciais invasores, de vírus e bactérias a fungos e parasitas. Uma das maneiras para combater esses patógenos é ativar o sistema imune. Quando esse sistema entra em ação, ou seja, quando os leucócitos engolfam e devoram os patógenos, isso é parte do processo inflamatório. Mas, embora precisemos preparar uma resposta inflamatória para combater ameaças agudas (aquela vermelhidão em torno do corte é uma inflamação e seus leucócitos rechaçam uma possível infecção), se a ameaça é crônica e a resposta inflamatória fica continuamente ativada, isso é um problema.

O corpo reage a patógenos invasores, em parte pela produção de amiloide, a mesma substância formadora de placas no cérebro que caracteriza a doença de Alzheimer.[1,2] Além do mais, quando você examina o cérebro de alguém que morreu de Alzheimer, encontra patógenos: bactérias bucais, fungos do nariz, vírus como o herpes labial, *Borrelia* (o organismo da doença de Lyme) adquirido por uma picada de carrapato. Cada vez mais evidências científicas apontam para a conclusão de que, depois que o cérebro é invadido por patógenos, ele produz amiloide, um inimigo potente dos patógenos, que no entanto passa dos limites, matando os mesmos neurônios e sinapses que deveria proteger.

Logo, para prevenir e reverter o declínio cognitivo, você deve tratar de possíveis infecções, otimizar a capacidade de seu sistema imune de destruir patógenos e reduzir a inflamação crônica causada por anos de combate a esses organismos.

A inflamação também pode surgir sem infecção. Ela é ativada quando ingerimos gorduras trans, por exemplo, as gorduras artificiais que costumavam ser onipresentes em produtos assados (biscoitos, cookies, bolos, tortas etc.) e em *fast-food* (que agora estão sendo eliminadas), ou açúcar. O corpo também prepara uma reação inflamatória quando algum dano causado aos intestinos, muitas vezes por consumir glúten, laticínios ou grãos, provoca o "intestino permeável". (Veja o boxe a seguir para uma lista de alimentos com alta concentração de glúten — todos a serem evitados ao máximo.) Nele, o trato gastrointestinal desenvolve buracos microscópicos, permitindo que fragmentos de comida ou bactérias penetrem em nossa corrente sanguínea. Isso também dispara a inflamação: o sistema imune reconhece esses fragmentos de comida, pensa que são invasores externos e ataca.

Uma inflamação crônica pode surgir quando somos continuamente expostos a micróbios perigosos (como quando bactérias bucais permanecem penetrando na corrente sanguínea, em geral devido à retração gengival) ou quando ingerimos regularmente alimentos que incitam inflamação, como açúcar. É por isso que o ReCODE objetiva combater a inflamação crônica eliminando tanto infecções existentes como alimentos indutores de inflamação.

Quando a inflamação é causada por toxicidade de açúcar, geralmente é acompanhada de resistência à insulina, mal que aflige a maioria dos americanos, bem como mais de 1 bilhão de pessoas no mundo todo. O ser humano evoluiu para lidar com quantidades muito pequenas de açúcar (cerca de quinze gramas por dia, menos da metade do que há em uma latinha de refrigerante). Açúcar é como fogo, uma fonte de energia, mas muito perigosa. Se você tem lareira em casa, a quantidade de lenha e o tamanho do fogo necessário para aquecê-la dependem do tamanho da casa: menos lenha e fogo menor se a casa é pequena, mais lenha e fogo maior se a casa é grande. Agora imagine que você encolhe sua casa em 90%, que é basicamente o que acontece quando nos mexemos menos, como é o caso dos americanos sedentários: precisamos de menos energia. Isso torna a eficiência de sua lareira dez vezes maior. Se você continuar jogando lenha e atiçando o fogo, sua casa logo ficará insuportavelmente quente, o fogo da lareira poderá se espalhar e você precisará fazer tudo que for possível para impedir um incêndio doméstico. Esse é o estresse que a maioria vivencia hoje. Nosso corpo reconhece o açúcar como venenoso e, desse modo, rapidamente ativa múltiplos mecanismos para reduzir sua concentração em nosso sangue e tecidos. Para começar, estocamos a energia extra como gordura, que produz fatores prejudiciais ao cérebro, chamados adipocitocinas.

Alimentos que contêm glúten:

(Fonte: site do dr. David Perlmutter,
<http://www.drperlmutter.com/eat/foods-that-contain-gluten/>)

- Trigo
- Germe de trigo
- Centeio
- Cevada
- Triguilho
- Cuscuz
- Farinha de trigo
- Farinha de Graham
- *Matzá Kamut*
- Semolina
- Espelta
- Triticale

Alimentos que muitas vezes contêm glúten:

- Malte/aromatizante de malte
- Sopas e caldos industrializados
- Frios
- Fritas (com frequência passadas na farinha de trigo antes de ser congeladas)
- Queijos processados
- Maionese
- Ketchup
- Vinagre de malte
- Shoyo e teriyaki
- Molhos para salada
- Kani, imitação de bacon e outros
- Substituto de ovo
- Tabule
- Linguiça
- Substitutos de leite
- Tempurá e legumes fritos
- Molho de carne industrializado (*gravy*)
- Marinadas
- Feijões em lata
- Cereais
- Bebidas achocolatadas industrializadas
- Alimentos empanados em farinha de rosca

- Recheios de fruta processados e pudins
- Hot dogs
- Sorvete
- Cerveja de raiz (*root beer*)
- Barras energéticas
- *Trail mix* (granola com frutos secos oleaginosos, amendoins e MMS)
- Xaropes
- *Seitan*
- Grama de trigo (*wheatgrass*)
- Bebidas quentes instantâneas
- Cafés e chás aromatizados
- Queijos azuis
- Vodca
- *Wine coolers* (refrigerantes alcoólicos à base de vinho e frutas)
- Almôndegas, bolo de carne
- Hóstia
- Hambúrgueres vegetarianos
- Castanhas secas e torradas
- Cerveja
- Aveia e farelo de aveia (exceto livres de glúten)

Além disso, ainda deixa nossa corrente sanguínea encharcada de açúcar — especificamente, glicose. As moléculas de glicose se ligam a inúmeras proteínas, inibindo seu funcionamento de maneira tão prejudicial quanto um polvo agarrado a um atleta de salto com vara. Nossas células reagem à inundação de glicose aumentando a produção de insulina, que reduz a glicose, entre outras estratégias, ao forçar a substância para dentro das células. Mas seu corpo, confrontado com níveis de insulina cronicamente elevados, simplesmente rejeita a reação, e você adquire resistência aos efeitos da insulina.

E a insulina está intimamente ligada ao mal de Alzheimer, por diversos mecanismos. Por exemplo, após as moléculas de insulina realizarem seu trabalho e diminuírem a glicose, o corpo precisa degradar a insulina a fim de impedir a queda abrupta de glicose no sangue. Ele faz isso através de uma enzima chamada IDE (enzima de degradação da insulina). Adivinhe o que a IDE degrada? Amiloide, o fragmento de proteína nas placas pegajosas que destroem sinapses na doença de Alzheimer. Mas a enzima não pode fazer as duas coisas ao mesmo tempo. Quando a IDE quebra insulina, não consegue quebrar amiloide, assim como um bombeiro é incapaz de apagar as chamas na zona norte da cidade se está jogando água em um incêndio na zona sul. Ao impedir a IDE de destruir amiloide, níveis cronicamente elevados de insulina aumentam o risco da doença de Alzheimer.

Logo, uma parte crítica do ReCODE é reduzir a resistência à insulina, restaurando a sensibilidade ao hormônio, e os níveis de glicose, restabelecendo o metabolismo ideal.

2. Otimizar os hormônios, fatores tróficos e nutrientes

Quando eliminamos inflamações pela redução de infecções crônicas e resistência à insulina, removemos ameaças que permitem ao amiloide se acumular. Isso previne danos cerebrais. Também é crucial para dar um impulso ao cérebro. Quanto mais você conseguir fortalecer suas sinapses, mais difícil será para quaisquer placas amiloides se desenvolverem e destruí-las.

Isso ficou muito claro a partir de um estudo apresentado na reunião anual da Sociedade de Neurociência, no fim de 2016. Os cientistas analisaram o cérebro de pessoas que morreram após os noventa anos e que conservaram uma excelente memória até o fim. Alguns cérebros estavam cheios de placas amiloides. De alguma maneira, aparentemente, o cérebro desses idosos era imune ao efeito destrutivo do amiloide sobre as sinapses e a memória. Como é possível? Novos estudos continuam a ser feitos, mas há duas hipóteses principais. Uma é que se a pessoa tem grau elevado de instrução e permanece intelectualmente ativa a vida toda, pode ter sinapses redundantes suficientes para suportar a perda de algumas delas para as placas amiloides. Por outro lado, pode ser que algum mecanismo bioquímico combata o amiloide, talvez eliminando sua toxicidade para que não destrua mais as sinapses, ou fortaleça as sinapses o bastante para suportar o ataque do amiloide.

Sou absolutamente a favor de fazer tudo para ampliar a reserva cognitiva. Mas também sou favorável a aproveitar esses mecanismos bioquímicos para tornar as sinapses o mais resistente possível contra a devastação do amiloide. Para ter um desempenho mais eficiente, o cérebro necessita de fatores de apoio aos neurônios e às sinapses, incluindo certos hormônios, fatores tróficos e nutrientes. O RECODE oferece caminhos para auxiliá-los. Entre os compostos fortalecedores de sinapse estão: o fator neurotrófico derivado do cérebro (BDNF), que pode ser ampliado por meio de exercícios; hormônios como estradiol e testosterona, que podem ser otimizados por meio de prescrições ou via suplementos alimentares; e nutrientes como vitamina D e ácido fólico. É interessante notar que ao sofrer escassez de compostos úteis para os neurônios e sinapses, como o BDNF, o cérebro reage produzindo — você adivinhou — amiloide. Você pode começar a perceber o crescimento da lista de contribuições para a produção de amiloide e o declínio cognitivo — em outras palavras, a doença de Alzheimer — a partir dos muitos processos indutores de inflamação: resistência à insulina, perda hormonal, redução de vitamina D, redução de BDNF (e fatores neurotróficos relacionados), perda de outros nutrientes e de fatores de sustentação críticos. Precisamos medir e tratar todos se pretendemos maximizar nossas chances de reverter o declínio cognitivo.

3. Eliminar toxinas

Se for mordido por uma cobra venenosa, você precisará de soro antiofídico, para que este se ligue ao veneno e desative-o. Como viemos a descobrir, o amiloide desempenha esse papel quando o cérebro é invadido por metais tóxicos como o cobre e o mercúrio, ou por biotoxinas como as micotoxinas produzidas por fungos. Ao ligar-se a essas toxinas, o amiloide as impede de danificar os neurônios. Mais uma vez, como isso é crucial para impedir a formação de placas amiloides, o RECODE oferece uma maneira eficaz de reduzir a indução tóxica do amiloide, a começar pela identificação da exposição tóxica, remoção da causa e depois desintoxicação, incluindo, entre outras coisas, alimentos detox como verduras crucíferas, hidratação com água filtrada, uso de sauna para remover uma classe específica de toxinas e aumento de moléculas críticas como a glutationa. Desse modo, o cérebro não tem motivo para produzir amiloide.

* * *

Depois de fazer tudo ao seu alcance para eliminar as três neuroameaças da inflamação, a escassez de suporte sináptico e a exposição tóxica, é fundamental reconstruir as sinapses perdidas e proteger as novas e remanescentes. Mais uma vez, a pesquisa de vários grupos identificou compostos que intensificam a formação de sinapses, como explico detalhadamente mais adiante.

Talvez você tenha notado que o programa que acabo de resumir é completamente diferente de uma prescrição de medicamento. Enfermidades crônicas e complexas como o Alzheimer têm muitos fatores contributivos, motivo pelo qual seu tratamento ideal envolve atacar todos eles — um programa personalizado, e não um comprimido, simplesmente. O ReCODE não é apenas mais abrangente do que um comprimido. Também é mais eficiente. Não é uma bala de prata dirigida a uma anormalidade isolada; é um *cartucho de prata*, contendo inúmeros projéteis esféricos dirigidos aos inúmeros fatores de contribuição do declínio cognitivo.

Parte Dois

Desconstruindo o Alzheimer

5. No limite da paciência: as idas e vindas do leito para o laboratório

É uma charada envolta em mistério dentro de um enigma; mas talvez haja uma chave.
Sir Winston Churchill, sobre a Rússia em 1939

Para mim, não existe nada mais fascinante do que o funcionamento do cérebro humano, e nossa jornada, que vai de observar neurônios cultivados numa placa de Petri se desintegrarem à alegria absoluta de observar pessoas aflitas e desesperadas florescerem novamente, retomarem o trabalho e regressarem para os braços abertos de seus familiares, é uma odisseia digna de Sherlock Holmes, hoje e sempre reveladora. Entretanto, nem todo mundo fica emocionado com a morte de uma célula microscópica; então ao ler este capítulo talvez suas pálpebras comecem a pesar — descrições de pesquisa científica podem ser soporíficas, sem dúvida. Minha esposa, uma excelente médica de família e de comunidade, mas que não é particularmente interessada em pesquisa básica, ocasionalmente tem dificuldade de pegar no sono, e às vezes, quando isso acontece, começo a lhe contar quais os resultados da pesquisa científica atual considero mais empolgantes. Um minuto depois, em geral, ela adormece e me deixa falando sozinho...

Neste capítulo descrevo a base científica do mal de Alzheimer — o modelo que meus colegas e eu desenvolvemos ao longo de três décadas de pesquisa sobre os mecanismos básicos da neurodegeneração e a explicação biológica para o RECODE. Partes diferentes dessas descobertas estão em nossos mais de duzentos artigos científicos. Como minha esposa, talvez você queira pular este capítulo e o seguinte e ir direto para a avaliação e o tratamento clínicos (capítulos 7 a 11). Mas se você ler pela ciência, provavelmente deverá achar interessante...

Perto do fim de meu primeiro ano no Instituto de Tecnologia da Califórnia, topei com um livro fascinante chamado *The Machinery of the Brain* [O maquinário do cérebro], do físico e engenheiro Dean Wooldridge.* Apenas alguns meses antes, eu havia estado no Havaí surfando com meus amigos do Greenback Surf Club. Mas, naquela época, tinha trocado o rugido das ondas turquesa de Kewalo Basin e as águas infestadas de tubarões de Incinerators por essa meca científica, o Caltech, onde algumas das mentes mais brilhantes do mundo tentam desvendar os mistérios dos buracos negros e da matéria escura, da genética molecular e da psicofisiologia do cérebro dividido, conquistando 35 prêmios Nobel e, é claro, servindo de cenário para a série de sucesso *The Big Bang Theory*. Wooldridge e o Caltech abriram meus olhos — para insetos de comportamento sempre conectado a circuitos mas sem capacidade de raciocínio; para a fisiologia da terapia de eletrochoque; para o estranho fenômeno dos dois lados do cérebro pensando independentemente, como dois seres em uma cabeça só. Era fascinante, e fiquei fissurado pelo cérebro — para a vida.

Na década de 1970, o biólogo Seymour Benzer, um dos meus professores favoritos, havia usado as *Drosophila* — as minúsculas moscas-das-frutas que enxameiam sobre as bananas em nossa cozinha — para identificar os verdadeiros genes por trás do comportamento. Foi maravilhoso! Ele conseguiu, na verdade, identificar um gene da drosófila necessário para o aprendizado e a memória (o primeiro a ser descoberto). Moscas mutantes sem esse gene foram batizadas de *dunce* (estúpidas), apenas um exemplo do hábito comum entre biólogos moleculares de conferir nomes memoráveis aos genes e aos mutantes que eles descobrem. Benzer descobriu outro gene que fez as moscas-das-frutas dormirem o dia todo e ficarem acordadas a noite toda, um que deixava

---

* Wooldridge é mais conhecido como o W da TRW, uma empresa pioneira aeroespacial e eletrônica.

os machos craques em acasalar (chamado de savoir-faire), um que os deixava sem noção de como cortejar as fêmeas, outro que produzia moscas-das-frutas gays e um que fazia o cérebro se degenerar exatamente como o cérebro de pacientes com mal de Alzheimer. Como Benzer foi capaz de identificar cada gene isolado, também pôde identificar a proteína produzida por cada gene* e, após anos de trabalho intenso, identificar o que cada proteína fazia, e onde fazia, no cérebro das moscas. Isso lhe possibilitou compreender os mecanismos moleculares subjacentes ao aprendizado e à memória, aos ritmos diários (ritmos cotidianos, determinados pelo relógio biológico), ao comportamento sexual e a várias outras funções do cérebro das moscas.

Na época — era o início da década de 1970 — eu trabalhava em um laboratório de química, aprendendo sobre estados moleculares tripletos, mecânica quântica e transferência de energia. Embora tais tópicos possam parecer abstrusos, levaram à seguinte questão: seríamos capazes de compreender a natureza mais fundamental das enfermidades cerebrais como Alzheimer, Parkinson e Lou Gehrig (esclerose lateral amiotrófica), assim como Benzer revelara a base genética do comportamento com a dissecação do funcionamento cerebral das drosófilas, de modo que pudéssemos aplicar esses princípios fundamentais da química para modelar os primeiros tratamentos eficazes?

Então percebi algo: eu tinha de trocar o laboratório de pesquisa pela escola de medicina se queria aprender sobre as doenças do cérebro humano. Precisava adquirir uma compreensão profunda do que as doenças neurodegenerativas — Alzheimer, Parkinson, Lou Gehrig e muitas mais — fazem com suas vítimas, quais alterações neuropatológicas ocorrem em seus cérebros e como é o progresso dessas doenças, de modo a ter algum insight sobre os mecanismos fundamentais que motivam essas doenças assustadoras. Se alimentava alguma esperança de contribuir para a descoberta de tratamentos efetivos, precisaria aprender mais sobre essas doenças.

Era a época do seriado médico *Marcus Welby*, e as faculdades de medicina estavam focadas em clínica geral. O país se apaixonara pela ideia do médico de família e de comunidade, então aqueles que queriam usar seu diploma

---

* Os genes são compostos de quatro substâncias químicas chamadas A, T, C e G, que, com variadas combinações, codificam os blocos construtores das proteínas. Assim, descobrindo os genes e suas letras, Benzer foi capaz de identificar a proteína feita por cada gene.

para fazer pesquisa biomédica ou para tratar pacientes eram considerados candidatos de segunda classe. Numa das entrevistas, um membro de uma universidade em tudo mais progressista afirmou que eu jogaria minha vida fora se me tornasse médico em vez de cientista. Quando argumentei que combinar o conhecimento de ciência básica com a sensibilidade em relação às necessidades dos pacientes podia ser vantajoso para um médico, ele pôs as mãos para o alto e disse: "O.k., só achei que talvez você quisesse fazer alguma diferença no mundo". Como um jovem ingênuo de 21 anos, fiquei um pouco abalado ao ouvir que ser médico não me permitiria "fazer alguma diferença". Ironicamente, nove anos depois, após terminar a faculdade de medicina em Duke e fazer uma residência em clínica médica ali mesmo e outra em neurologia na Universidade da Califórnia, San Francisco, acabei sendo criticado por ser um "clínico querendo fazer pesquisa básica".

Um dos motivos para ter escolhido minha residência em neurologia na UCSF, antes de mais nada, foi um jovem professor de lá, Stanley Prusiner. Stan estudava um conjunto de doenças raras chamadas encefalopatias espongiformes transmissíveis,* que, como o nome indica, pode ser transferido de um cérebro para outro, incluindo doenças como a da vaca louca. Stan ganharia o prêmio Nobel de 1997 em fisiologia ou medicina por sua descoberta dos príons, termo que cunhou para descrever os agentes — menores do que um vírus, sendo apenas uma proteína, sem nenhum material genético — causadores dessas enfermidades.

Após terminar uma bolsa de pós-doutorado em doenças neurodegenerativas no Laboratório Prusiner, montei meu próprio laboratório, em 1989, na UCLA. Eu queria abordar duas questões correlatas que me haviam motivado desde o início. A primeira: por que as células do cérebro se degeneram em doenças como o Alzheimer? A segunda: a neurodegeneração subjacente é mediada por sinais fisiológicos relacionados ao desenvolvimento ou por processos não fisiológicos puramente patológicos? Em outras palavras, o Alzheimer é apenas um acidente, como derrubar ácido na mão ou ser atingido por um raio cósmico? Ou é algo bem mais interessante e basilar, que reflete uma mudança no estado da funcionalidade cerebral? Como disse o grande físico Richard Feynman: "A

---

* O nome reflete o fato de que são transmissíveis de um cérebro para outro e deixam o cérebro tão cheio de buracos que este fica parecendo uma esponja.

natureza usa apenas os fios mais longos para tecer seus padrões; assim, cada pequeno pedaço de seu tecido revela a organização de toda a tapeçaria". Isso é uma ótima notícia para os físicos que estudam quarks. Mas será que os fios da doença de Alzheimer revelariam verdades fundamentais sobre o cérebro? E revelariam um caminho para reverter o processo degenerativo?

O motivo para ser tão crucial distinguir entre essas duas possibilidades — o processo neurodegenerativo ser acidental ou programado (ou seja, o resultado da fisiologia cerebral normal que de algum modo foi disparada em excesso) — é que dependendo do caso os tratamentos seriam completamente diferentes. Se a neurodegeneração é semelhante ao derrubar ácido no cérebro, você precisaria neutralizar o ácido, depois pensar em usar células-tronco para repovoar as áreas cerebrais em que os neurônios originais se perderam. Se, por outro lado, a neurodegeneração está mais para a ativação de um programa cerebral intrínseco — que também é usado para processos normais, saudáveis —, então você preferiria uma abordagem bem diferente: precisaria compreender esse programa intrínseco em muitos detalhes a fim de perceber em que ponto saiu dos trilhos, para revertê-lo e devolver o cérebro a sua condição saudável.

SUICÍDIO CELULAR É INDOLOR E ACARRETA MUITAS MUDANÇAS

Quando montei meu laboratório em 1989, não havia uma maneira inequívoca de distinguir entre essas duas possibilidades pelo simples motivo de que não havia um modelo simples de doença neurodegenerativa em uma placa de Petri. Ou seja, diferentemente de pegar células do câncer de um paciente a fim de cultivá-las em vidros de laboratório e estudar seu comportamento e vulnerabilidades, não se pode abrir o cérebro de uma pessoa viva e colher alguns neurônios. Além do mais, não havia como medir os efeitos do Alzheimer em vidros de laboratório na época. Logo, para ver exatamente o que destrói as sinapses e os neurônios em doenças neurodegenerativas como o Alzheimer, precisávamos encontrar maneiras de cultivar neurônios numa placa de Petri para reencenar os passos que os conduzem à devastação do Alzheimer. Uma cultura de células nervosas como essa teria de ser geneticamente manipulável, ou seja, deveríamos poder alterar os genes nos neurônios e ver como isso mudava seu comportamento e o curso da doença em laboratório. E esse modelo in vitro* teria de imitar a doença com bastante fidelidade. Obviamente, neurônios in vitro não sofrem, não se perdem em sua própria casa nem olham sem reconhecer uma pessoa com quem conviveram a vida toda. Mas, em teoria, poderiam passar pela mesma degeneração neuronal de alguém com Alzheimer — assim como pesquisadores oncologistas foram capazes de cultivar células tumorais malignas in vitro para acompanhar seu progresso e, o que é crucial, sua reação a potenciais medicamentos anticancerígenos. Simplesmente não dispomos de um modelo in vitro semelhante para a neurodegeneração. Na verdade, havia um ceticismo disseminado entre os neurologistas, no início da década de 1990, quanto à relevância de tal modelo. Segundo o senso comum, qualquer processo que ocorresse em horas ou dias em uma placa de Petri dificilmente teria alguma relação com processos que ocorrem ao longo de anos em pacientes com doenças neurodegenerativas. Felizmente, mostrou-se que o senso comum estava equivocado e o que descobrimos a partir do modelo simples que criamos no fim das contas nos permitiu desenvolver o primeiro protocolo efetivo para reverter o declínio cognitivo.

Em 1994, meus colegas de laboratório e eu começamos a cultivar neurônios de roedores e de humanos em placas de Petri. (As células humanas vieram de neuroblastomas ou gliomas; essas células cancerígenas crescem e se proliferam, em essência, eternamente, e assim são fontes muito úteis de linhagens celulares para se usar em pesquisa. Mais recentemente, a maioria delas foi substituída por células-tronco, mas as células-tronco não estavam disponíveis em 1994.) Usando um processo chamado transfecção, inserimos genes ligados ao Alzheimer e a outras doenças neurodegenerativas dentro das células, e depois as observamos. De início as células pareceram inalteradas, e não diferiam basicamente em nada das que não haviam sido transfectadas com genes causadores de doença. Mas, surpreendentemente, elas cometiam suicídio num piscar de olhos! Ou seja, quando perturbávamos as células de controle ao extrair alguns nutrientes ou ao acrescentar algum composto levemente tóxico à placa de Petri, elas basicamente o combatiam e aguentavam firme. Mas quando

---

* In vitro significa "no vidro" e se refere ao ambiente em que as células são cultivadas ou onde ocorre o experimento — em uma placa de Petri ou num tubo de ensaio. O contrário é in vivo, ou seja, em um organismo vivo, como um rato de laboratório.

dificultávamos a vida das células com genes de alguma doença degenerativa, todas morriam, aparentemente sem sequer esboçar reação! Era como se um batalhão inteiro se rendesse após o inimigo ter disparado apenas alguns tiros. Surpreendentemente, isso acontecia em todos os casos — estivesse o gene que havíamos inserido associado à doença de Lou Gehrig, de Huntington ou de Alzheimer.

Quando observamos mais de perto, porém, vimos que as células com Alzheimer e com outros genes de doença não haviam morrido da maneira usual. Não. Elas ativaram o que é conhecido como programa suicida — uma série de etapas bioquímicas que matam a célula por dentro. Foi o equivalente celular ao suicídio em massa dos seguidores de Jim Jones. Abusando da analogia, nosso batalhão não apenas se rendera após ser atacado; eles voltaram suas armas contra si mesmos. Da primeira vez que aconteceu, fiquei chocado e empolgado. Nós víamos, pela primeira vez, os efeitos de uma doença neurodegenerativa não em um cérebro humano ao longo dos anos, mas em minúsculas células in vitro — em questão de dias. Isso deu abertura a todas questões possíveis sobre os tipos de terapia que poderiam prevenir ou reverter o processo.

O suicídio celular é um processo normal quando ocorre no lugar e na hora certos. Por exemplo, enquanto você conta até dois, 1 milhão de leucócitos cometeram suicídio! E foram substituídos por 1 milhão de novos leucócitos. Essa morte celular programada é crucial para inúmeras funções corporais, e não estaríamos vivos sem ela. Sem o suicídio celular, teríamos dedos palmados (uma vez que não perderíamos a membrana entre eles), um cérebro que transbordaria da caixa craniana e cânceres desenfreados (porque células que se tornam malignas sobreviveriam, em vez de cometer suicídio, como muitas fazem na realidade), junto com muitos outros problemas. Por isso o suicídio celular é crucial para a vida.

Por outro lado, suicídio celular em excesso, no lugar ou na hora errados, causa defeitos congênitos e lesões de órgãos — e, como esse experimento de 1994 mostrou, doenças neurodegenerativas como o Alzheimer. A descoberta de que genes associados ao Alzheimer levam as células cerebrais a tornarem-se suicidas nos deu exatamente o que procurávamos: um modelo simples para estudar a doença de Alzheimer em laboratório. Agora podíamos perguntar que mecanismos fundamentais acionam o processo e testar tratamentos potenciais. Claro, qualquer descoberta que fizéssemos precisaria ser confirmada primeiro em animais de laboratório portando genes de Alzheimer humanos (são chamados de camundongos modelos transgênicos da doença de Alzheimer) e, enfim, nos pacientes. Mas, enquanto descobrir uma única peça do quebra-cabeça do Alzheimer nesses animais de laboratório leva cerca de seis meses, em nossa cultura celular poderíamos fazer tais descobertas em questão de dias. Tal prazo nos proporcionou uma oportunidade maravilhosa para estreitar rapidamente a miríade dos possíveis mecanismos diferentes envolvidos no Alzheimer, bem como fazer a triagem de milhares de compostos químicos e identificar os que bloqueiam os mecanismos causadores da doença.

NOSSO PRIMEIRO MOMENTO EURECA

Temos um computador incrivelmente poderoso em nosso crânio. Estima-se que contenha 100 bilhões de neurônios, cada um deles com uma média de quase 10 mil conexões, para quase 1 quatrilhão — isso é 1 000 000 000 000 000 — de conexões totais, ou sinapses, em nosso maravilhoso cérebro. Cada sensação, cada pensamento, cada lembrança, cada decisão, cada arabesco perfeitamente executado, cada criação, cada fraude cometida, cada gesto de ternura, cada atentado terrorista, cada pecado, cada gesto de bondade humana — todos se originaram nessas conexões, que é como os neurônios se comunicam entre si. Todo pensamento já tido por um ser humano — a decisão de Pôncio Pilatos de mandar Jesus para o Calvário, a percepção de Júlio César de que até Bruto se voltara contra ele, a escolha que você fez na Starbucks ontem e na cabine de votação na última eleição — é resultado dos sinais viajando por um neurônio, atravessando a sinapse para outro neurônio em um circuito particular, e então viajando por esse neurônio e assim por diante, até você falar, se mexer ou de algum outro modo exteriorizar no mundo real uma expressão para a atividade interior de seu cérebro.

Cada neurônio em sua cabeça precisa encontrar uma maneira de absorver informação vinda de fora, no espaço que ele ocupa dentro do cérebro. Para fazer isso, eles têm o que chamamos de receptores. Receptores são moléculas de proteína, produzidas dentro da célula e depois transportadas para sua superfície como uma câmera de segurança que é enviada da fábrica para a casa onde será instalada. Os receptores percebem o que está acontecendo na sopa do lado de fora de cada célula (assim como do lado de dentro), que é um caldeirão de informação molecular. Há receptores que detectam o hormônio da tireoide e outros a vitamina D, outros ainda detectam o estradiol, o fator de crescimento nervoso, ou a dopamina, o neurotransmissor associado com a expectativa de recompensas. Os receptores sentem as moléculas externas (ou internas, dependendo de qual receptor) à célula, absorvem-nas da maneira como a área de descarga de uma padaria recebe os caminhões carregados com farinha e açúcar e instrui a célula a responder de acordo, iniciando uma série de reações bioquímicas dentro da célula.* Todos os receptores fazem isso bilhões de vezes por dia; caso contrário, seríamos umas bolhas sem vida. Assim, quando nos deparamos com um receptor no prosencéfalo basal, uma área do cérebro muito afetada pela doença de Alzheimer, e não tínhamos ideia do que ele estava fazendo ali, nossa curiosidade ficou atiçada.

Nossa hipótese era de que ele devia, de algum modo, estar envolvido na degeneração celular. Baseamos essa ideia em sua sequência de aminoácidos (os aminoácidos são os blocos de construção química das proteínas, como contas em um colar), mas era uma ideia paradoxal, pois o pouco que se sabia sobre sua função era que ele se ligava (interagia de perto com) aos ligantes chamados neurotrofinas, que sustentam mais a *saúde* do que a morte celular. Um aluno brilhante de graduação da UCLA chamado Shahrooz Rabizadeh trabalhava em meu laboratório e inseriu o DNA desse gene — chamado P75NTR, o receptor de neurotrofina comum — nos neurônios, levando o receptor a ser produzido pelas células, e depois acrescentou o ligante de neurotrofina e quantificou a morte de neurônios resultante. Em dezembro de 1992, ele levou seus dados à minha sala e disse que o experimento fracassara — a combinação ligante-receptor na verdade parecia reduzir a quantidade global de morte celular, não aumentar.

Ora, em geral os experimentos mais interessantes e reveladores — os momentos em que uma substância química invisível ou uma célula sem importância podem mover o mundo — não são aqueles que deram certo como se esperava, tampouco os que fracassaram irremediavelmente: mas os que produzem resultados exatamente opostos ao esperado. Na dialética hegeliana da tese → antítese → síntese, tal resultado inesperado e contraditório fornece a antítese

---

* O processo de iniciar reações bioquímicas dentro da célula como reação à informação fora da célula é chamado transdução de sinal.

necessária para a síntese de um novo conhecimento. E assim foi com os resultados de Shahrooz. Quando a neurotrofina se ligou a seu receptor, não o ativou para induzir a morte celular, de modo que nossa hipótese estava incorreta. Mas numa reviravolta surpreendente, o próprio receptor, *sem* o ligante — exatamente o estado em que os receptores deveriam ficar ociosos —, induziu as células a cometer suicídio! As células que deveriam estar perfeitamente bem — células com um receptor "inativo" sem o ligante — cometiam suicídio a torto e a direito. E, mesmo antes da morte celular, as conexões sinápticas se perdiam.

Mas espere! O *ligante* que se conecta ao p75NTR *desativava completamente* o mecanismo de suicídio — em essência, o ligante convencia a célula a sair da beira do precipício. Então havíamos encontrado um tipo completamente novo de receptor, um que ficava ativo para induzir a morte celular quando os receptores deveriam estar inativos — aguardando a ligação com o ligante — e depois mudava, impedindo a morte celular quando o ligante se prendia a ele.

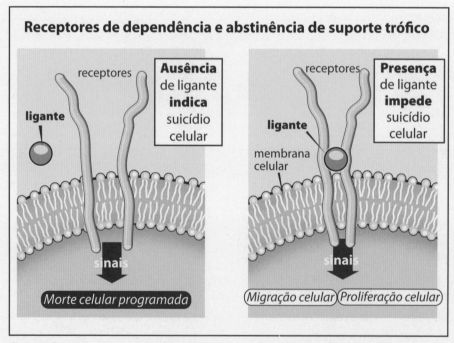

Figura 1. Os receptores de dependência induzem à morte celular quando não estão unidos por seus ligantes parceiros, mas isso é desativado quando o ligante se une ao receptor de dependência.

Isso foi como encontrar um novo tipo de fechadura que, quando a chave (o ligante) é removida, faz a casa pegar fogo. O significado disso era que, assim que uma célula produz esse receptor, ela se torna dependente do ligante — literalmente, fica viciada: a chave tem de permanecer na fechadura, caso contrário... As consequências de produzir esse tipo de receptor eram, para o neurônio, literalmente de vida ou morte. Assim que o neurônio produz esse receptor, ele se torna dependente da neurotrofina para sua própria sobrevivência: a chave neurotrofina deve ficar no receptor ou o neurônio morre. Portanto, nós os batizamos de receptores de dependência e publicamos o resultado na importante revista *Science*.[1]

Era a época de festas de fim de ano, e passei horas dando voltas de carro, meio que em transe, pensando nesses novos receptores, diferentes de tudo que eu aprendera sobre ativação de receptores. Dei-me conta de que o perfil comportamental deles sugeria que talvez estivessem envolvidos no desenvolvimento do embrião, no desenvolvimento e propagação do câncer e nas doenças neurodegenerativas. Era justamente o caso, e isso nos proporcionou um novo insight sobre o mal de Alzheimer. Seria possível que as células do cérebro perdidas para o Alzheimer fossem levadas à morte pelos receptores de dependência que haviam perdido seus ligantes?

A força de toda nova teoria reside na precisão de suas previsões, sua beleza, na simplicidade e sua importância, na profundidade e amplitude de sua aplicação. A teoria do receptor de dependência prevê acuradamente as alterações moleculares das células cancerígenas em propagação, oferece um novo método para tratar os cânceres mais graves — isto é, os que se espalham pelo corpo — e, como você verá, oferece-nos a primeira pista de como tratar o Alzheimer efetivamente. Sua simplicidade nos permite interpretar uma série de observações complicadas sobre desenvolvimento, invasão tumoral, metástase, envelhecimento e neurodegeneração, e assim sua aplicabilidade é incrivelmente ampla e de longo alcance.

Atualmente, 21 desses receptores foram identificados, sete encontros internacionais realizados, mais de uma centena de artigos científicos foram publicados, e descobriu-se que esses receptores controlam a dependência de todo tipo de diferentes moléculas, de fatores tróficos a hormônios, passando pela ancoragem das moléculas que seguram as células no lugar. Eles fazem muito mais do que controlar a disseminação do câncer. Controlam partes do desenvolvimento do embrião, o pareamento entre insumos e alvos no sistema nervoso e o encolhimento de células que ocorre sem o devido suporte. Mas queríamos saber se esses receptores tinham alguma coisa a ver com a doença de Alzheimer em si. Nesse caso, como todas as peças — entre os mais de 50 mil artigos publicados sobre o Alzheimer — se encaixam?*

Eu não conseguia deixar de pensar em algo que havia lido em meu primeiro ano na faculdade. Em 1928, Paul Dirac, que ganharia o prêmio Nobel de Física em 1933, imaginava se haveria algo parecido a um "buraco" de elétron — ou seja, algo que pudesse ser o oposto do elétron. A partícula que ele previu — o antielétron, ou pósitron — foi descoberta apenas alguns anos depois, em 1932, provando a existência da antimatéria. Os receptores de dependência que descobrimos nos neurônios enviavam a eles mensagens de "morra!" sempre que ficavam privados das moléculas de neurotrofina. As neurotrofinas eram, portanto, moléculas que tanto proporcionavam vida como impediam a morte. Fiquei imaginando se poderia haver uma espécie de antitrofina. Teoricamente, deveria ser uma molécula que impedisse as neurotrofinas de se ligar ao receptor de dependência, talvez porque ela própria se acomodaria no receptor. (Voltando à analogia da padaria, o caminhão de farinha e açúcar não consegue chegar à área de carga e descarga se o caminhão de carvão para o forno da padaria estiver estacionado ali.) Se uma antitrofina mantivesse as neurotrofinas à distância, os receptores enviariam o sinal de "morra!" ao neurônio exatamente como se a neurotrofina não estivesse em nenhum lugar. Para nossa surpresa, descobrimos que isso é precisamente o que acontece no mal de Alzheimer.

O QUE A DOENÇA DE ALZHEIMER É DE FATO

Como observou o próprio dr. Alois Alzheimer, o cérebro de um paciente com a doença que hoje leva seu nome exibe placas e emaranhados. Como expliquei no capítulo 1, as placas, que lembram os frutos espinhosos de um liquidâmbar, são constituídas principalmente de peptídeo beta-amiloide (βA).

---

* Receptores de dependência também revelaram desempenhar um papel na metástase, em que as células se separam do tumor primário e se espalham por locais distantes no corpo.

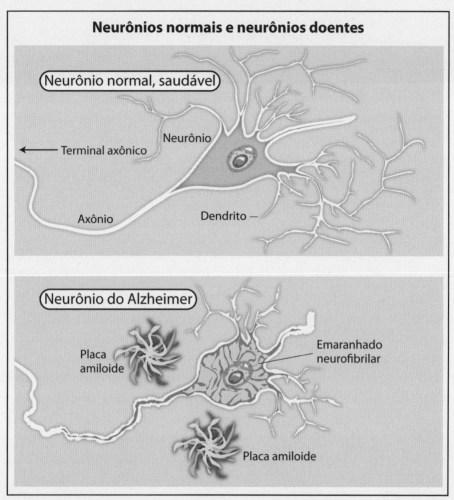

Figura 2. O cérebro de pacientes com doença de Alzheimer contém placas amiloides e emaranhados neurofibrilares.

A função normal dessa proteína continua a confundir os neurologistas, mas de algum modo o beta-amiloide é tóxico para os neurônios, especialmente na forma de pequenos grupos de beta-amiloides chamados oligômeros. Descobriu-se que o beta-amiloide cumpre exatamente os critérios que poderíamos querer de uma antitrofina: ele se liga a múltiplos receptores nos neurônios, bloqueando os sinais tróficos necessários para impedir os receptores de dependência de instruir os neurônios a morrer.

Às vezes esse bloqueio trófico é saudável. Como eu disse antes, em algumas circunstâncias as células devem cometer suicídio — como quando estão danificadas ou de algum modo incapacitadas de cumprir sua função e, portanto, precisam sair da frente e dar espaço para as substitutas. Mas o excesso de bloqueio trófico permite que muitos receptores de dependência enviem a seus neurônios o sinal de "morra!".

Um retrato do que *é* de fato a doença de Alzheimer começara a tomar forma. Uma molécula, beta-amiloide, que atua como antitrofina, acumula-se em altas concentrações no cérebro, levando os receptores de dependência a reduzir as conexões (as sinapses, críticas para a memória, que são destruídas no Alzheimer) e, no fim das contas, a matar os neurônios. Mas o que leva a essa superabundância de beta-amiloide?

Para compreender isso, precisamos observar de onde vem o beta-amiloide — ou seja, de que molécula ele é composto. Essa molécula é chamada, bastante razoavelmente, de proteína precursora de amiloide (APP). A APP, por sua vez, revelou-se um receptor de dependência, conforme descobrimos em 2000, e, como os receptores de dependência descritos anteriormente, projeta-se para fora dos neurônios,* em especial perto das sinapses. A APP é um receptor de tamanho considerável: consiste de 695 aminoácidos. (O beta-amiloide em si é apenas um pedaço pequeno da APP, consistindo de quarenta ou 42 aminoácidos.) O funcionamento exato da APP como um receptor de dependência oferece uma visão mais aprofundada à causa fundamental da doença de Alzheimer.

Depois que a APP é produzida pelos neurônios, ela é cortada por tesouras moleculares conhecidas como proteases. As tesouras cortam em um de três pontos ao longo da cadeia de 695 aminoácidos da APP ou em um local distinto. Diferentes locais de corte produzem diferentes fragmentos, é claro, assim como cortar a massa que sai da sua máquina de macarrão *aqui* e *aqui* produzirá diferentes tipos e comprimentos de massa do que se você a cortar *ali* e *ali*.

No caso da APP, o corte em três locais (sítios)** específicos produz quatro peptídeos: sAPPβ (leia-se betaAPP solúvel, do inglês *soluble* APP *beta*), Jcasp, C31 e beta-amiloide. Todos esses quatro peptídeos desempenham um papel nos processos subjacentes à doença de Alzheimer: perda das sinapses, uma

---

* E, em menor grau, de outras células.
** Eles são chamados de sítio β (sítio beta), sítio γ (sítio gama) e sítio caspase.

espécie de encolhimento da parte do neurônio que se estende para se conectar a outros neurônios e a ativação do programa de suicídio dos neurônios. Por outro lado, a APP pode ser cortada em um único local. Se isso acontece, o resultado são apenas dois peptídeos: sAPPα e αCTF. Esse par tem efeitos completamente opostos aos do quarteto anterior. Eles mantêm as conexões sinápticas, alimentam o crescimento de projeções parecidas com dedos que

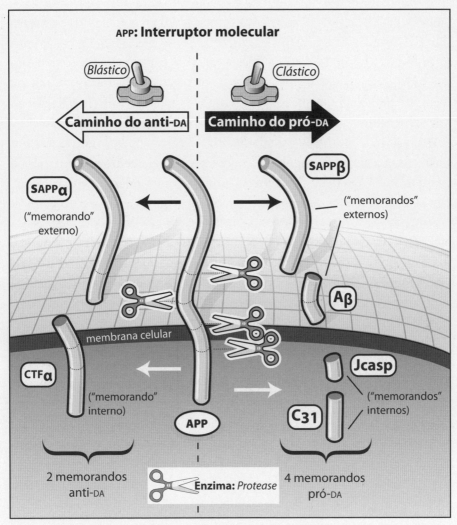

Figura 3. A APP pode ser cortada em um local, que produz dois fragmentos anti-Alzheimer, ou em três locais diferentes, que produz quatro fragmentos pró-Alzheimer.

tocam o próximo neurônio e bloqueiam o programa suicida dos neurônios. São, em suma, peptídeos anti-Alzheimer. Aposto que você já percebeu a moral da história aqui: para reduzir o risco de desenvolver a doença, você deve minimizar a produção do quarteto causador de Alzheimer e maximizar a produção da dupla que o previne. Obviamente, você não pode apenas *desejar* que isso aconteça. Mas pode fazer acontecer adotando o protocolo ReCODE.

Deixe-me repetir, pois essa é a verdadeira base do ReCODE. Dependendo de como a APP for cortada, os fragmentos resultantes vão sustentar os processos celulares associados com a formação e a manutenção da memória, como a manutenção das sinapses, ou destruí-los. Como você talvez já tenha adivinhado, *todo mundo que tem Alzheimer* está do lado errado desse equilíbrio crucial, cortando a APP de uma maneira que produz o quarteto assassino da cognição. Tão importante quanto esse grupo, todo mundo sob risco de desenvolver Alzheimer também está do lado errado. No cérebro dessas pessoas a APP também é muitas vezes cortada de modo a produzir o quarteto devastador, e não a dupla amiga da cognição. O que acontece é que no cérebro delas o quarteto ainda não ficou por perto o bastante para ocasionar tanto caos que cause perda de memória e declínio cognitivo observáveis. Pode ter certeza, porém, que — se deixado por conta própria — vai fazê-lo.

Estar do lado errado de um equilíbrio fisiológico crucial não acontece só no cérebro. Isso também é a base, entre outras doenças, da osteoporose, a perda óssea tão devastadora em idosos (e especialmente comum entre as mulheres). Na osteoporose há um desequilíbrio entre a formação dos ossos, realizada por células chamadas osteoblastos, e a reabsorção óssea, realizada por células chamadas osteoclastos. Isso é mais ou menos como ter dois empreiteiros trabalhando ao mesmo tempo na reforma da sua casa, com uma equipe para demolir e outra para construir. Você pode imaginar o que aconteceria se a primeira equipe sempre aparecesse para o trabalho e fizesse um serviço completo com a marreta, mas a segunda ficasse dando voltas no quarteirão, à procura de um lugar para estacionar. Você teria cada vez menos casa. É isso que acontece na osteoporose: a atividade osteoblástica é superada pela osteoclástica (que reabsorve o tecido ósseo). Você perde osso, expondo-se a um risco elevado de osteoporose e a fraturas perigosas.

Descobrimos que algo muito parecido acontece na doença de Alzheimer. Mas, em vez de a degeneração óssea suplantar a formação óssea, a degeneração

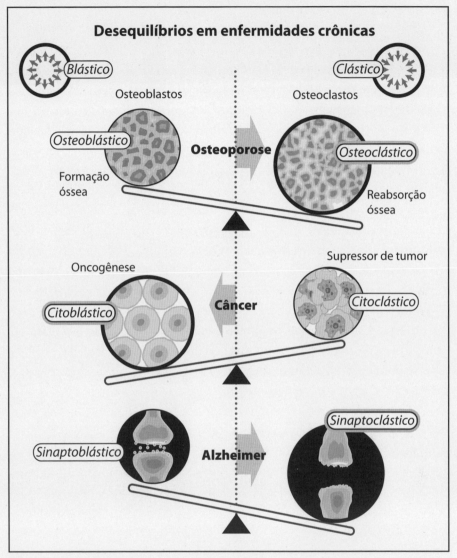

Figura 4. Desequilíbrios entre sinais blásticos (produção) e clásticos (reabsorção) estão na raiz de enfermidades crônicas como osteoporose, câncer e mal de Alzheimer.

sináptica (devido ao quarteto destrutivo) suplanta a manutenção e a formação de sinapses (trabalho da dupla que favorece a cognição). Em outras palavras, a sinalização sinaptoclástica supera a sinalização sinaptoblástica. Sabíamos o que precisávamos encontrar em seguida: o que determina a proporção entre o quarteto destrutivo e a dupla construtiva em determinado cérebro?

VACAS LOUCAS E VAMPIROS

Descobriu-se que o modo como a APP é cortada — em três locais, produzindo o quarteto causador de Alzheimer; ou em um local, produzindo a dupla propícia aos neurônios — é determinado, entre outros fatores, pela molécula que se liga à proteína. Se a APP captura uma molécula chamada netrin-1 (do sânscrito *netr*, "aquele que guia"), a APP é cortada num único local, produzindo assim as moléculas anti-Alzheimer sAPPα e αCTF, fato que, como observamos anteriormente, promove o crescimento de axônios, assim como a saúde sináptica e neuronal geral, além de prevenir o suicídio celular.[2]

Se, pelo contrário, a APP prende-se ao beta-amiloide, a APP é cortada em três locais, produzindo o quarteto de moléculas causador do Alzheimer. Esse quarteto inclui, como você se lembra, o beta-amiloide. Isso mesmo, quando o beta-amiloide que resulta da clivagem de APP se prende à APP, ele força a APP a produzir mais beta-amiloide!

Você pode estar se perguntando de onde vem o beta-amiloide, para começo de conversa. A pergunta soa um pouco como o ovo e a galinha: é preciso ter beta-amiloide para permitir que a APP seja cortada em um sítio que produza o beta-amiloide. Mas lembre-se que a APP é um receptor de dependência, de modo que a simples remoção do apoio trófico, como o netrin-1, põe o mecanismo em ação, levando a APP a produzir beta-amiloide.

A descoberta de que o beta-amiloide leva a APP a produzir mais beta-amiloide significa que o beta-amiloide é priônico. Assim como os príons na doença da vaca louca, o beta-amiloide consegue produzir mais de si mesmo sem a necessidade de material genético (que é como as células fabricam todas as demais proteínas). Como um minúsculo vampiro, o beta-amiloide morde o receptor de APP e cria outro minúsculo vampiro. Juntos, a APP e o beta-amiloide criam o que é chamado de loop priônico, dando voltas e mais voltas em um ciclo vicioso, produzindo cada vez mais beta-amiloide e destruindo sinapses e neurônios. É por isso que o ReCODE é projetado para devolver o equilíbrio à APP, reduzindo a clivagem que produz o beta-amiloide (a clivagem sinaptoclástica) e aumentando a clivagem que produz os dois peptídeos sinaptoclásticos, sAPPα e αCTF.

Deixe-me resumir rapidamente. Os neurônios exibem receptores chamados APP. Quando a APP captura uma molécula chamada netrin-1, flutuando

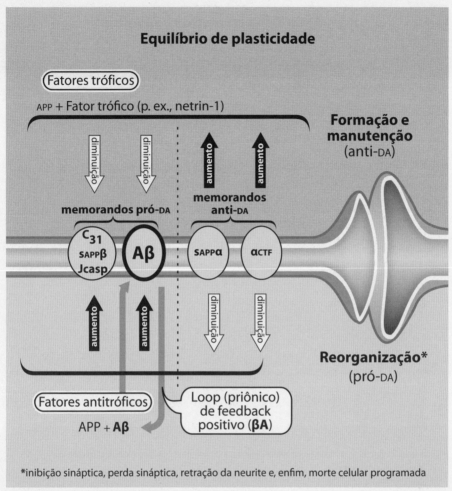

Figura 5. A APP (proteína precursora de amiloide) pode promover o crescimento das profeções dos neurônios (dendritos ou axônios) e da manutenção sináptica, fomentando desse modo a formação e a manutenção da memória; ou pode causar a retração dessas projeções e, consequentemente, a perda de memória. Quando o netrin-1 se liga à APP, ocorre crescimento; quando o peptídeo βA se liga à APP, ocorre retração.

no ambiente intercelular, ela envia um sinal para o neurônio que o mantém saudável e funcional. Quando a APP deixa de capturar netrin-1 e carece de outro suporte trófico, automaticamente muda para um sinal bem diferente, dizendo ao neurônio para cometer suicídio. A captura de moléculas flutuantes tem um segundo efeito, porém esse na própria APP: quando o receptor de APP captura uma molécula beta-amiloide, libera uma cascata de reações

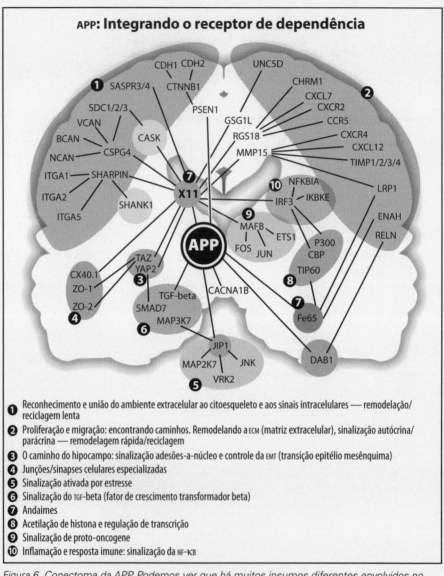

Figura 6. Conectoma da APP. Podemos ver que há muitos insumos diferentes envolvidos no equilíbrio que contribui para a doença de Alzheimer.

bioquímicas que levam a APP a ser cortada de maneira a produzir mais beta-amiloide. As moléculas de beta-amiloide começam a superar as moléculas de netrin-1. Assim, o receptor da APP tem cada vez menos probabilidade de capturar moléculas de netrin-1 e cada vez mais probabilidade de capturar beta-amiloide. A APP para de enviar sinais "permaneça vivo e saudável!" para seu neurônio, o que leva o neurônio e as sinapses que ele formou, no fim, à morte programada.

Qualquer tratamento eficaz para o Alzheimer deveria incluir um método de mudar o processamento da APP rumo à sinalização sinaptoblástica, afastando--se da sinalização sinaptoclástica.

Em nossa série seguinte de experimentos, procuramos todos os fatores que poderiam fazer isso, não apenas netrin-1 e beta-amiloide. Mas acontece que a APP reage a — ou seja, é afetada direta e indiretamente por — dezenas de moléculas. De forma crucial, todas elas estão ligadas ao mal de Alzheimer: estrogênio e testosterona, hormônio da tireoide e insulina, a molécula infla-matória NF-κB e a "molécula da longevidade", sirtuína SirT1 (famosa por ser ativada pela molécula resveratrol contida no vinho tinto), vitamina D... essas e muitas outras afetam o receptor de APP e o fato de ele ser cortado em pe-daços que causam ou previnem o Alzheimer. Assim como o sono, o estresse e muitos outros parâmetros.

Embora esses fatores possam parecer sem relação entre si, o motivo de contribuírem para o risco de Alzheimer é o fato de potencializarem o ponto crucial da rota que leva à doença. Como Arquimedes, que dizia precisar apenas de um ponto de apoio e uma alavanca, essas moléculas e outros fatores podem mover o mundo quando dispõem do ponto pivotante em que a APP pode ser impelida a um caminho que destrói as sinapses e mata os neurônios ou a um que as sustenta e os nutre.

Se tudo isso soa complicado, bem, é porque é. Mas o que mais poderíamos esperar dos processos no sistema mais sofisticado e complexo do universo conhecido — o cérebro humano? Porém, na verdade, não é muito diferente do que acontece na padaria hipotética à qual me referi.

A padaria monitora cuidadosamente seu rendimento — desde a venda de cookies e outros produtos, passando pelos juros em seus investimentos ban-cários até o aluguel de seu espaço para uma festa ocasional. Ela se certifica de que dispõe de rendimento suficiente para pagar os funcionários, os materiais, a luz e a água, o aluguel e outros custos. Há dinheiro suficiente para o forno ficar aceso sete dias por semana ou apenas seis? Para contratar três ajudantes ou dois? Ela tem reserva de dinheiro para reformar o forno antigo, construir um novo balcão, arrancar o forro velho do teto e substituí-lo por algo mais elegante? Deveria aposentar o velho padeiro, que ultimamente anda confundindo Celsius e Fahrenheit nos controles do forno?

Assim também o seu cérebro avalia continuamente o que entra e o que sai, quais estruturas ele pode controlar com seus recursos, quais podem ser substituídas, quais devem ser aposentadas. Ele tem quase 1 quatrilhão de sinapses e a demanda energética de cada uma para gerenciar. Quando chega o momento de formar uma nova memória ou aprender uma nova habilidade, deve remodelar parte dessas sinapses ou criar sinapses inteiramente novas. Isso exige energia, matéria-prima e atividade cerebral, entre outros insumos. Cada insumo tem seu próprio receptor de dependência, que atua como um contador especializado num único insumo: o receptor de testosterona contabiliza a frequência com que ele é ativado, assim como o de vitamina D e tantos outros receptores especializados. Cada contador especializado informa seu status para a APP, o diretor financeiro. Assim, descobrimos que a APP é, na verdade, um receptor de dependência superior, que responde não a um único insumo, e sim integra os insumos de muitos. A APP faz essa contabilização e determina se o insumo é suficiente para sustentar a vasta rede de sinapses do cérebro. Caso seja, e há margem para a renovação contínua e até expansão, o diretor financeiro/APP envia dois memorandos: a dupla de apoio das sinapses e neurônios, nossas velhas amigas sAPPα e αCTF para que o cérebro ative todos os sistemas para manutenção e crescimento das sinapses. Mas se o diretor financeiro/APP é informado pelos receptores de dependência de que não estão recebendo insumo suficiente, ele despacha uma série diferente de memorandos: o quarteto destrutivo sAPPβ, beta-amiloide, Jcasp e C31. Essas moléculas iniciam um programa de *downsizing* sináptica em uma ou mais de uma regiões cerebrais.

Quando somos jovens, esses dois processos — construção/manutenção e desmanche de sinapses — estão em equilíbrio dinâmico. Quando aprendemos, as sinapses são formadas e fortalecidas. Quando podemos nos dar ao luxo de esquecer (qual era o modelo do carro pelo qual você passou pouco antes de chegar em casa ontem à noite?), as sinapses que antes — muitas vezes, como nesse exemplo do carro, bastante brevemente — incorporavam as lembranças são quebradas em partes para ser recicladas em sinapses que vão codificar lembranças mais importantes. As atividades de formação e destruição de sinapses são equilibradas; retemos informação necessária e descartamos o resto.

À medida que envelhecemos, porém, os insumos necessários para o crescimento e a manutenção sinápticos — hormônios, nutrientes e mais — tornam-se cada vez mais escassos. Os receptores que os percebem informam a APP sobre isso. O quarteto de memorandos circula: a monstruosa rede cerebral de sinapses não pode mais se sustentar. É hora de um *downsizing* estratégico e bem coordenado.

Isso pode soar como um terrível desdobramento — quem fica feliz com a perda de neurônios e sinapses? —, mas, na verdade, esse *downsizing* não é inerentemente patológico. Como eu e meu colega, o dr. Alexei Kurakin, escrevemos, na verdade, a "doença" de Alzheimer é, em muitos casos, um programa de *downsizing* intrínseco da extensa e verdadeiramente notável rede sináptica do cérebro. Ele é, em suma, bom para o cérebro — se a sua definição de "bom" for bastante ampla. Pois o que o cérebro atacado pelo Alzheimer faz quando realiza o *downsizing* é simples: retrocede, preserva apenas as funções de que necessita para permanecer vivo e deixa de gastar energia ou recursos na formação de memórias desnecessárias. Diante da escolha entre lembrar como falar (ou respirar, ou regular a temperatura corporal etc.) e lembrar o que aconteceu na reprise de *Friends* da noite anterior, seu cérebro opta pela primeira opção. E, por extensão, nossos programas mais apreciados e repetidos — nossas habilidades no trabalho, nossas habilidades para algum hobby — são com frequência poupadas em detrimento de novas lembranças.

Quando Nala tinha 55 anos, começou a ter dificuldade no trabalho. Ela desenvolveu uma demência progressiva. Um PET scan mostrou que seu cérebro estava coberto de amiloide, e exames genéticos revelaram que era portadora de uma cópia do ApoE4 (a cópia do cromossomo que herdou de seu outro progenitor era ApoE3). Tanto o fato de ter amiloide como portar Apo4 sustentavam um diagnóstico de Alzheimer. Uma MRI mostrou que diversas regiões cerebrais haviam encolhido, como acontece na doença. Sua pontuação no teste de Avaliação Cognitiva Montreal (MOCA, na sigla em inglês) foi de apenas 6 de 30 e, em alguns dias, 0. Nala era incapaz de lembrar-se, vestir-se, tomar banho, pentear o cabelo, ir ao banheiro sozinha ou realizar qualquer outra atividade da vida diária. E, contudo, conservou a capacidade de tocar piano maravilhosamente.

E essa é a condição que chamamos de doença de Alzheimer. Para qualquer um que sofra de Alzheimer, sem dúvida, é de pouco consolo saber que o cérebro fez uma "escolha" deliberada de preservar funções vitais às custas das capacidades — lembrar e pensar, compreender e imaginar — que nos tornam humanos. Mas é isso que acontece. Se sua APP/diretor financeiro recebe informação dos receptores de dependência de que não há hormônios, vitaminas, nutrientes e outras moléculas sustentadoras das sinapses e dos neurônios suficientes para manter as sinapses existentes e formar novas (para novas memórias), então a APP envia seus memorandos de *downsizing* sináptico. Como nas corporações que seguem a filosofia de demissões "último a ser contratado, primeiro a ser demitido", as memórias recentes vão primeiro, as antigas, em seguida, e as mais antigas ainda, por último. É por isso que os pacientes com Alzheimer muitas vezes se lembram de sua infância, de oitenta anos antes, melhor do que o café da manhã que tomaram há uma hora. As sinapses no controle das funções vitais, tal como respirar, são normalmente poupadas. E depois, no fim, misericordiosamente, a morte chega.

A descoberta de que dezenas de moléculas afetam a APP, e, portanto, as chances de você desenvolver Alzheimer, fez mais do que criar as bases para o ReCODE. Ela também explicou por que drogas isoladas — aprovadas e experimentadas — fracassaram repetidamente em deter, quanto mais reverter, o declínio cognitivo do Alzheimer. O motivo é que as farmacêuticas costumam ser como trabalhadores chamados para consertar uma casa atingida por granizo do tamanho de bolas de beisebol. A tempestade abriu no telhado dezenas de buracos que os donos da casa gostariam de consertar. No entanto, os trabalhadores arrumaram um único buraco. Eles podem ter feito um serviço de primeira para tapar esse buraco com piche e impedir que a chuva entre. Infelizmente, não fizeram nada com os outros 35, e a casa está de tal forma se enchendo de água que os donos começaram a procurar instruções para construir uma arca.

Dei o exemplo de 36 buracos porque a pesquisa em meu laboratório identificou 36 diferentes fatores de contribuição para a APP enveredar pelo caminho que causa ou previne o Alzheimer. Isso explica todo o risco da doença, pelo menos até onde foi medido em estudos com populações amplas. Assim, embora eles possam ser mais de 36, como mencionado antes, é provável que não haja muito mais que isso — certamente, não na casa das centenas.

De forma crucial, o loop priônico tem uma implicação prática para a maneira como compreendemos e tratamos esses 36 fatores. Há um limiar que

Um telhado com 36 buracos

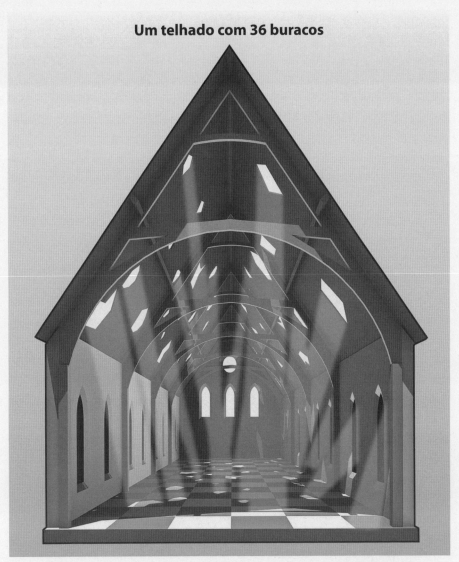

Figura 7. Trinta e seis buracos no telhado. Há pelo menos 36 diferentes mecanismos que contribuem para a patofisiologia do Alzheimer, então consertar só um representa poucas chances de sucesso. Os resultados de laboratório revelam o tamanho de cada buraco para cada pessoa.

necessita ser ultrapassado a fim de que a balança penda a favor do caminho do anti-Alzheimer da APP. Isso significa que você não precisa tratar de todos os 36 buracos. Quando tiver remendado uma quantidade suficiente deles, o resto não será grave o bastante para deixar água demais entrar na casa. Se esquecermos nossa analogia do telhado para voltar ao Alzheimer, a presença de poucos fatores empurrando a APP pelo caminho causador do Alzheimer não é suficiente para destruir neurônios o bastante a tempo de causar o Alzheimer. Infelizmente, ainda não dispomos de um método simples para medir com quantos desses 36 buracos uma pessoa pode conviver em segurança, e cada buraco tem um tamanho diferente para cada pessoa, dependendo de sua genética e bioquímica. Assim, é melhor tratar o máximo que você puder até perceber alguma melhora. Isso é, na verdade, o que acontece no tratamento das doenças cardiovasculares, pela eliminação da placa arterial, como mostrou o dr. Dean Ornish. Mesmo que você não remende todos os buracos cardiovasculares — talvez sua dieta ainda seja imperfeita ou você sofra de um estresse moderado —, pode muitas vezes reduzir a placa arterial, contanto que as demais partes do programa sejam seguidas à risca.

A descoberta de que pelo menos 36 fatores influenciam o cérebro a enveredar ou por um caminho destrutivo para as sinapses, que termina na doença de Alzheimer, ou por um caminho benéfico para as sinapses, que reverte o declínio cognitivo e mantém a saúde cerebral, tem uma implicação óbvia: não existe um medicamento ideal para manter o cérebro nesse caminho saudável, muito menos para corrigir seu curso depois de já ter enveredado pelo Alzheimer. Por quê? Uma droga dessas teria de se encarregar de todos os seguintes pontos:

- Reduzir a clivagem da APPβ
- Reduzir a clivagem γ
- Aumentar a clivagem α
- Reduzir a clivagem da caspase-6
- Reduzir a clivagem da caspase-3
- Prevenir a oligomerização do beta-amiloide
- Aumentar a neprilisina
- Aumentar a IDE (enzima que degrada insulina)
- Aumentar a liberação microglial de βA
- Aumentar a autofagia
- Aumentar o BDNF (fator neurotrófico derivado do cérebro)
- Aumentar o NGF (fator de crescimento nervoso)
- Aumentar o netrin-1
- Aumentar a ADNP (proteína neuroprotetora dependente da atividade)

- Aumentar o VIP (peptídeo intestinal vasoativo)
- Reduzir a homocisteína
- Aumentar a atividade da PP2A (proteína fosfatase 2A)
- Reduzir a fosfo-tau
- Aumentar o índice de fagocitose
- Aumentar a sensibilidade à insulina
- Acentuar a sensibilidade à leptina
- Melhorar o transporte axoplásmico
- Acentuar a função e a biogênese mitocondriais
- Reduzir o dano oxidante e otimizar a produção de ROS (espécie reativa de oxigênio)
- Acentuar a neurotransmissão colinérgica
- Aumentar os sinais sinaptoblásticos
- Reduzir os sinais sinaptoclásticos
- Melhorar a LTP (potenciação de longa duração)
- Otimizar o estradiol
- Otimizar a progesterona
- Otimizar a proporção E2:P (estradiol para progesterona)
- Otimizar o T3 livre
- Otimizar o T4 livre
- Otimizar o TSH (hormônio estimulante da tireoide)
- Otimizar a pregnenolona
- Otimizar a testosterona
- Otimizar o cortisol
- Otimizar a DHEA (desidroepiandrosterona)
- Otimizar a secreção e os sinais de insulina
- Ativar o PPAR-γ (receptor gama ativado por proliferador de peroxissoma)
- Reduzir a inflamação
- Aumentar os resolvins
- Acentuar a desintoxicação
- Melhorar a vascularização
- Aumentar o cAMP (monofosfato cíclico de adenosina)
- Aumentar a glutationa
- Fornecer componentes sinápticos
- Otimizar todos os metais

- Aumentar o GABA (ácido gama-aminobutírico)
- Aumentar os sinais da vitamina D
- Aumentar a SirT1 (regulador de informação silenciosa T1)
- Reduzir o NF-κB (fator nuclear capa acentuador de cadeias leves de células B ativadas)
- Aumentar o comprimento dos telômeros
- Reduzir a formação de cicatrizes gliais
- Acentuar o reparo do cérebro com a mediação de células-tronco

E mesmo essa lista pode não cobrir tudo. Como você pode ver, é algo bem difícil de exigir de uma única droga. Combinar medicações (experimentais ou aprovadas pela FDA) com um programa abrangente na verdade faz sentido de um ponto de vista mecanicista, e poderia fazer com que algumas drogas experimentais fossem bem-sucedidas em ensaios clínicos, quando de outro modo teriam fracassado. Ou seja, uma droga típica vai tratar de um ou apenas alguns itens da lista anterior. Se dezenas de outros processos causadores de Alzheimer ficarem sem tratamento, claro que a monoterapia vai fracassar. Nossas descobertas sobre os múltiplos fatores que afetam o equilíbrio de plasticidade demonstraram conclusivamente que esse não é o procedimento adequado. Por outro lado, combinar um programa como o ReCODE com uma droga experimental pode muito bem permitir ao paciente ser bem-sucedido em testes.

VÍCIO EM DROGAS

> Foda-se a FDA, eu vou estar DOA [dead on arrival, "morto"].
> Matthew McConaughey, em *Clube de compras Dallas*

Em 2000, nossa pesquisa começara a sugerir que há um equilíbrio crítico na produção e armazenamento de memórias. Chamamos isso de equilíbrio de plasticidade, pois ele parece mediar processos críticos envolvidos na formação da memória. Um lado da balança favorece a formação e a manutenção da memória, enquanto o outro promove o esquecimento, mediante a reorganização das sinapses.

Nossa pesquisa mostrou que todos com mal de Alzheimer estão no lado errado da balança da plasticidade: o cérebro deles remove as sinapses com mais rapidez do que as formam, destruindo sinapses cruciais para a memória. Nossa pesquisa também mostrou que quando mudamos esse equilíbrio de plasticidade para a direção do lado "bom", o que fizemos geneticamente em um camundongo com Alzheimer, a memória melhora de forma notável, como mostrado pela capacidade do animal de lembrar onde as plataformas submersas dentro de uma piscina estavam localizadas (e, assim, para onde ele precisava nadar para sair da água).[3]

Procuramos assim possíveis drogas que mudassem esse equilíbrio para o lado bom da balança, o lado da memória. Em 2010, descobrimos uma substância chamada tropizetrona.[4] Essa droga é em geral indicada para pacientes de câncer, para não ficarem nauseados com a quimioterapia, mas acontece que o modo como ela funciona — basicamente, bloqueia os receptores de serotonina no cérebro ao mesmo tempo que ativa os receptores colinérgicos críticos para a memória, interage com a APP e reduz a inflamação — aliviou parte da perda de memória nos camundongos. Quando comparamos a tropizetrona com as drogas comuns usadas para Alzheimer em nossos camundongos com a doença, ela se revelou superior,[5] levando-nos a iniciar o processo de requerimento para realizar um ensaio clínico — um estudo em humanos — com a tropizetrona.

Fiquei entusiasmado com a droga, mas percebi que um problema importante poderia complicar os testes. Nos ratos com Alzheimer a doença é mais simples em virtude de uma mutação na APP, e assim é diferente de 99% dos casos humanos de Alzheimer. A patologia, em particular as placas amiloides e a perda de sinapses, está presente, mas a causa subjacente é bem diferente. Isso limita a utilidade e até a relevância do modelo-padrão de camundongos com Alzheimer, porque nas pessoas, ao contrário dos roedores, há muitos fatores contribuintes para a doença de Alzheimer — é por isso que peço aos pacientes para imaginar um telhado com 36 buracos e peço para que compreendam que pode ser necessário tapar vários deles para obtermos o efeito máximo. A tropizetrona bloqueava quatro[6] dos 36 fatores contribuintes que conhecíamos na época. Isso é maravilhoso para um medicamento, mas continua aquém do ideal desejado; afinal, os outros 32 fatores ainda poderiam contribuir para o mal de Alzheimer.

Em 2011, portanto, propusemos o primeiro teste abrangente para o mal de Alzheimer. Em vez de um único comprimido, sugerimos a combinação da tropizetrona com um precursor do ReCODE: um programa abrangente de nutrição, exercícios, suplementos para as sinapses, otimização hormonal, ervas específicas, otimização do sono e redução do estresse, tudo com o objetivo de mudar a balança cerebral da degeneração para a preservação de sinapses, removendo os fatores contribuintes (inflamação, escassez de fatores tróficos, compostos tóxicos) que disparam uma resposta exagerada (e, em última instância, causam Alzheimer) das defesas do cérebro.

Por que não testamos apenas uma droga? A essa altura, já fazíamos uma boa ideia de quantos "buracos" teriam de ser tapados — quantas moléculas o cérebro necessitava mais ou menos, quantos processos cerebrais precisavam ser acelerados ou apaziguados — a fim de tratar o mal de Alzheimer: pelo menos 36. No entanto, só para ter certeza, nosso teste proposto em 2011 incluía um grupo tratado exclusivamente com a tropizetrona, para que pudéssemos comparar isso com o programa, bem como com uma combinação de ambos.

Como passar da observação de células que morrem sob o microscópio a ajudar alguém na reversão do declínio cognitivo? Como passar de drosófilas esquecidas ou camundongos com Alzheimer a humanos que querem desesperadamente permanecer com seus familiares queridos? Bem, se você está desenvolvendo uma droga isolada, há um caminho repisado. Primeiro, deve conduzir estudos pré-clínicos em animais. Depois, se eles mostrarem que a droga experimental pode funcionar, você deve pedir aprovação para testes com humanos à FDA. Começa-se pela Fase 1, para testar a segurança do medicamento num pequeno número de voluntários (em geral pessoas saudáveis, mas às vezes pacientes doentes). Se a droga parece segura, passa-se à Fase 2 do ensaio clínico, que checa sua eficácia num pequeno número de pacientes voluntários. Se continua segura e mostra sinais de funcionar contra a doença, inicia-se a Fase 3 do ensaio clínico com, em geral, centenas, quando não milhares, de indivíduos. Se você for realmente sortudo, a FDA aprova a droga e ela começa a ser vendida. Desenvolver um medicamento novo leva anos, quando não décadas, e estima-se que custe cerca de 2,5 bilhões de dólares.

Infelizmente, o que estávamos descobrindo sobre a doença de Alzheimer tornou impossível até mesmo tentar seguir esse roteiro. Por volta de 2011, havíamos descoberto que nada menos que 36 mecanismos moleculares contribuíam para o Alzheimer.

Desse modo decidimos testar uma única droga, a tropizetrona, sozinha ou combinada ao programa que viemos a chamar de ReCODE. O que me deixou mais entusiasmado foi que o teste proposto nos permitiria dissecar até que ponto o efeito seria em virtude da droga ou do programa, e se os dois eram sinergéticos, tornando a combinação mais eficaz que a soma dos efeitos de cada um isoladamente. Deveríamos conseguir isso ao incluir simplesmente quatro grupos de pacientes no estudo: um com placebo, outro com a droga (tropizetrona), outro com o programa e o placebo e outro com o programa e a tropizetrona. Havíamos proposto que o teste fosse realizado na Austrália, onde a tropizetrona está disponível (além de outros 48 outros países, que não incluem os Estados Unidos). Aguardamos ansiosamente a aprovação dos IRBs (conselhos de revisão institucional, na sigla em inglês), que autorizam testes em seres humanos.

O que aconteceu, infelizmente, foi o início de uma tempestade perfeita de rejeição.

Os IRBs negaram permissão para conduzir o teste. Na opinião dos cientistas e médicos que participavam do IRB, não compreendíamos como realizar um ensaio clínico, já que estávamos sugerindo um programa, em vez de um comprimido isolado. Ensaios clínicos, insistiram eles, são projetados para testar uma única variável, em geral uma droga ou um procedimento, mas estávamos sugerindo testar múltiplos componentes simultaneamente. Nosso contra-argumento, claro, era que eles não compreendiam o Alzheimer, porque a doença não tem uma única causa, mas inúmeros possíveis fatores de contribuição. Faz tanto sentido tratar o mal de Alzheimer com um único remédio quanto tentar consertar 36 buracos no telhado com uma lata pequena de impermeabilizante. (Ironicamente, alguns médicos que participaram dos IRBs expressaram interesse em usar o protocolo com seus pacientes, apesar de terem se recusado a nos permitir conduzir o teste.)

A desgraça nunca vem sozinha, certo? Logo após a rejeição dos IRBs, meus colegas e eu recebemos um recado furioso de um filantropo que apoiara nossa pesquisa, dizendo-nos que, se fôssemos seus empregados, teríamos sido despedidos por não conseguir convencer os IRBs a permitir o teste. Mas não parou por aí: havíamos pleiteado o apoio de uma proeminente fundação de Alzheimer para esse primeiro teste abrangente da doença. Eles também nos rejeitaram, dizendo que não viam "explicação para a inclusão [de nosso protocolo, que] guarda relação duvidosa com a droga estudada". De todos os milhares de pedidos de subsídio à pesquisa feitos para essa fundação, ali estava o revisor, confrontado com o único protocolo que funcionaria de fato — a agulha no palheiro —, e ele não conseguiu enxergar. Ele foi incapaz de considerar a possibilidade de que o fracasso reiterado de drogas isoladas talvez se devesse à necessidade de complementação com um programa de múltiplos componentes que permitiria tratar os *inúmeros* fatores subjacentes ao Alzheimer. (A fundação acabou concedendo o apoio que havíamos requisitado a outro grupo, para o teste de mais uma monoterapia. Você advinhou: a droga fracassou.)

Durante essa batalha não pude deixar de pensar sobre o nascimento da medicina funcional, em que um médico determina as causas fundamentais das enfermidades e trata todos os fatores de contruibuição. Cerca de duas décadas atrás os doutores Jeffrey Bland, David Jones, David Perlmutter e Mark Hyman começaram a tratar problemas crônicos complexos como diabetes tipo 2, lúpus e obesidade com um sucesso sem precedentes. Contudo, as escolas de medicina não tinham praticamente nenhum interesse em ensinar essa abordagem. Como os pioneiros da medicina funcional descobriram, você sabe que está realizando algo capaz de mudar o paradigma quando faz tal coisa bem na frente de todos e ninguém consegue enxergar.

Após essa rejeição tripla — dos IRBs, da fundação e do filantropo —, fiquei desolado. Quando sua pesquisa o conduz na direção contrária a corporações multibilionárias, rolos compressores do governo, especialistas acadêmicos indignados, fundações solipsistas, burocratas intrometidos, médicos sobrecarregados e uma mentalidade global, eu percebi que as chances de sucesso são tão promissoras quanto as de uma bola de neve no inferno. Mas mantive em mente uma coisa que o brilhante físico Richard Feynman disse certa vez: "Para uma tecnologia ser bem-sucedida, a realidade deve preceder as relações públicas, pois não dá para tapear a natureza". São os mecanismos subjacentes de uma doença que ditam o tratamento que, por fim, se revelará eficaz — não a indústria farmacêutica, não o governo, não os revisores de pedidos para testar um medicamento, não a NIH, não as fundações, não os bilionários. Esses grupos ditam quais tratamentos serão *testados*, mas não quais se revelarão efetivos.

Pouco após esses reveses, recebi uma ligação, em que me perguntaram se gostaria de conhecer uma pessoa com problemas. Esse foi o paciente zero.

Os caminhos-padrões pelos quais as descobertas científicas se tornam terapias médicas tinham nos deixado na mão — e deixado os pacientes de Alzheimer na mão. O sistema de ensaios clínicos simplesmente não está preparado para testar um programa abrangente como o ReCODE. Mas a pesquisa com animais apontara a direção correta a seguir, mostrando-nos que uma abordagem do Alzheimer orientada de acordo com a medicina de precisão faz muito mais sentido do que uma abordagem padronizada, de monoterapia. Isso nos possibilitou elaborar o programa ReCODE e mostrar que ele funciona para reverter o declínio cognitivo na doença de Alzheimer e em condições pré-Alzheimer, como MCI e SCI.

Esses sucessos clínicos contribuíram para mais uma coisa. A progressão comum da pesquisa médica é ir do laboratório para a clínica, da pesquisa científica para os tratamentos médicos. Mas, às vezes, o que aprendemos na clínica facilita nossa compreensão científica de uma doença. Esse tem sido o caso com o ReCODE e a doença de Alzheimer. À medida que mais pacientes experimentam com sucesso o programa, mais a experiência deles nos ensina. Mais importante: aprendemos que embora nenhum composto isolado possa elevar os níveis de fatores tróficos favoráveis às sinapses, reduzir a inflamação, aumentar a sensibilidade à insulina e remendar os outros trinta e tantos buracos no telhado que contribuem para o Alzheimer, podemos consertar todos eles com a combinação certa. Isso exige determinar quais dos 36 fatores de contribuição um paciente tem, e depois elaborar um regime de tratamento sob medida para ele — regime em grande parte baseado em dieta, exercícios, sono, redução do estresse e outras mudanças no estilo de vida.

6. O gene de Deus e os três tipos do mal de Alzheimer

O homem ainda carrega em sua estrutura corporal a
marca indelével de sua origem humilde.
Charles Darwin

Certo, é hora de respirar fundo! Após 28 anos de células suicidas, genes encolhedores de cérebro, drosófilas desnorteadas e camundongos transgênicos desmemoriados, temos, pela primeira vez, um retrato molecular racional do que a doença de Alzheimer de fato *é*. Vamos pôr à prova: um teste crucial para qualquer explicação científica é até onde ela dá conta de todos os fatos. No caso do Alzheimer, o fato incontestável é que o ApoE4 faz o risco de desenvolver a doença subir às alturas. Como o ApoE4 é o fator conhecido de risco genético mais forte para a doença de Alzheimer, será que nossa explicação tem um lugar para ele? Tem.

Como expliquei no capítulo 5, a doença de Alzheimer ocorre quando os receptores de dependência que tentam acessar hormônios, vitamina D, fator neurotrófico derivado do cérebro, e muitas outras moléculas favoráveis aos neurônios e às sinapses ficam de mãos abanando (ou obtêm menos do ideal) e então informam essa escassez para a APP. Após absorver essa notícia, a APP reage enviando os quatro memorandos de *downsizing* — o quarteto de moléculas destruidoras de sinapses e de neurônios. Acontece que o ApoE4 aumenta a

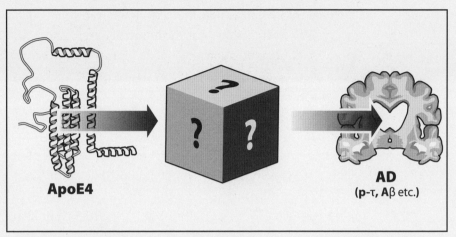

Figura 8. O ApoE4 aumenta o risco de doença de Alzheimer — mas como? O que há na caixa preta entre o alelo ApoE4 e a doença de Alzheimer?

frequência com que a APP envia esse quarteto do *downsizing* (e não a dupla de moléculas propícia para as sinapses e os neurônios).

Como o ApoE4 promove a produção do quarteto devastador e corta a produção da dupla saudável? Bem, antes de o ApoE4 ser relacionado ao Alzheimer, os pesquisadores sabiam que ele carregava partículas de gordura. Uma vez que o ApoE4 foi relacionado ao Alzheimer, o dogma passou a ser de que ele reduz a liberação dos peptídeos beta-amiloides. Uma vez que o beta-amiloide, como você se lembra, é parte do loop priônico, quanto mais ele permanece no cérebro (ou seja, quanto menor a liberação), mais a APP vai produzir o quarteto devastador (que inclui a beta-amiloide).

O ApoE4 de fato reduz a liberação dos peptídeos de beta-amiloide, mas também, como descobrimos, realiza algo ainda mais fundamental. Ele penetra no núcleo e se liga de maneira muito eficaz ao DNA, segundo nossos estudos chefiados pelo dr. Rammohan Rao, que além de excelente pesquisador é médico ayurvédico; pela dra. Veena Theendakara, geneticista; e a dra. Clare Peters-Libeu, biofísica. Isso é como descobrir que o açougueiro — o sujeito que carrega a gordura — é também o senador envolvido em formular a legislação da terra. Na verdade, descobriu-se que o ApoE4 consegue se ligar às regiões a montante — chamadas de promotoras — de qualquer um entre 1700 genes diferentes, reduzindo assim a produção das proteínas associadas. Como há apenas cerca de 20 mil genes no genoma humano e, portanto, em cada célula, 1700 é uma fração impressionante desse total. Não admira que o ApoE4 também esteja envolvido nas doenças cardiovasculares, inflamações e mais; mediante seus efeitos em tantos genes, ele pode reprogramar as células!

Esse é só um dos talentos do ApoE4. Entre os outros que são relevantes para o Alzheimer também estão:

- Ele desliga o gene produtor da SirT1, molécula que já foi associada à longevidade e, como mencionado anteriormente, tem um efeito anti-Alzheimer. (O resveratrol, um composto do vinho tinto, *ativa* a proteína SirT1.)
- Está associado à ativação do NF-κB (fator nuclear capa B), que promove a inflamação.

É por isso que o ApoE4 está associado a uma reação inflamatória acentuada: ele anula diversos genes diferentes limitadores de inflamação ao mesmo tempo que turbina o NF-κB, que a promove.

Então, resumindo, essa explicação do mal de Alzheimer nos diz muito:

1. De onde vem e como começa a doença de Alzheimer? Ela vem de uma reação protetora contra agressões inflamatórias (como infecções ou gorduras trans), níveis subótimos de nutrientes, fatores tróficos e/ou níveis hormonais ou compostos tóxicos (incluindo biotoxinas, como as provenientes de fungos ou bactérias) que levam o receptor de APP — a longa molécula que se projeta para fora dos neurônios — a ser cortado em quatro fragmentos, incluindo o beta-amiloide, que enxuga a rede neural e, por fim, acaba destruindo as sinapses e os neurônios. Quando a molécula de APP é cortada nesses quatro pedaços, deixa de ser cortada nas duas partes que alimentam e mantêm as sinapses.

2. Seus mecanismos. A doença de Alzheimer é um estado cerebral de desequilíbrio entre a reorganização das sinapses que perderam a utilidade, as quais o cérebro pode descartar sem problemas — degradação saudável —, e a manutenção ou criação de sinapses existentes e novas, das quais o cérebro precisa, respectivamente, para sustentar antigas memórias e formar novas (bem como realizar outras funções cognitivas). Esse desequilíbrio deriva de um excesso do quarteto de

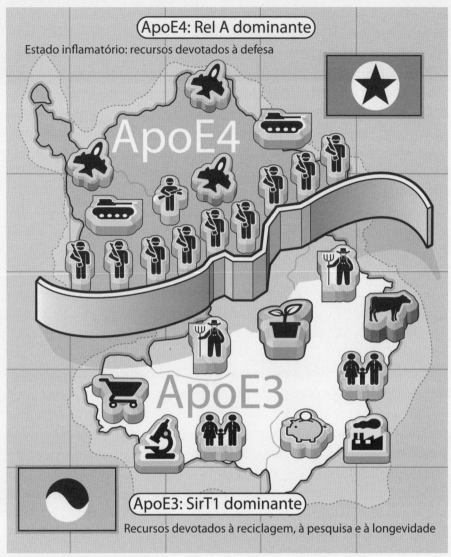

Figura 9. O ApoE4 tem efeito pró-inflamatório e ativa o fator inflamatório NF-KB, requisitando assim os recursos celulares para proteger a célula de invasores. Por outro lado, com o ApoE3, a reação inflamatória é menor do que com o ApoE4 e o sistema é SirT1 dominante, não NF-KB dominante.

moléculas cortado da APP, destrutivo para as sinapses e os neurônios, e de uma carência da dupla de moléculas cortadas da APP, benéfica para as sinapses e os neurônios, como descrito anteriormente.

3. Como provocar Alzheimer em si? Viva sua vida de maneira a manter seu cérebro suprido com o máximo possível dos 36 fatores que influenciam o corte da APP como um quarteto destrutivo ou uma dupla benéfica.

4. Como preveni-lo? Viva de maneira a minimizar o número dos 36 fatores de indução à doença em seu cérebro. Isso é descrito em detalhe nos capítulos 8 e 9.

5. Por que mais de 99% dos testes críticos de drogas experimentais para Alzheimer fracassaram? Eles visavam apenas um dos 36 fatores de contribuição da doença.

6. Como impedir o processo que leva ao Alzheimer se ele já começou? Faça uma avaliação do seu status genético e bioquímico para determinar em que ponto você está (como descrito no capítulo 7), depois trate cada fator de contribuição identificado, tal como descrito nos capítulos 8 e 9.

7. Como reverter o Alzheimer se ele já se instalou? Avalie seu status genético e bioquímico para determinar em que ponto está (como descrito no capítulo 7), depois trate cada fator de contribuição identificado, tal como descrito nos capítulos 8 e 9.

Essa pesquisa rendeu mais um importante dividendo. Ela mostrou que o Alzheimer não é uma única doença, mas, na verdade, três síndromes distinguíveis.

Essa nova compreensão do Alzheimer — de que a doença resulta de uma campanha programada de *downsizing* sináptico e neuronal, numa resposta à escassez de moléculas que levam o receptor de dependência APP a ser cortado de maneira a estimular a saúde das sinapses e dos neurônios — nos oferece, pela primeira vez, a possibilidade de reverter o processo. Ela nos diz que reduzir simplesmente o beta-amiloide, como tentou a indústria farmacêutica gastando bilhões de dólares, dificilmente vai ajudar, a menos que também identifiquemos e removamos os *indutores* da produção de amiloide. Apenas remover o amiloide equivale a cortar um só dos quatro memorandos do *downsizing*. Embora isso possa protelar ligeiramente o *downsizing*, ainda assim os outros três memorandos continuam circulando, e o cérebro segue suas instruções. Mais importante: cortar um memorando não ataca a causa fundamental do problema, apenas a resposta a ele.

Agora é o momento de voltarmos ao primeiro passo no protocolo RE-CODE: determinar qual dos três tipos de doença de Alzheimer você tem ou corre o risco de ter. Isso lhe permitirá montar um programa personalizado e otimizado para minimizar o risco e, se já estiver vivenciando algum declínio cognitivo, voltar ao seu funcionamento ideal. O primeiro passo para fazer isso é determinar com quais dos três principais subtipos de Alzheimer ou de seus precursores você está lidando: quente, ou inflamatório; frio, ou atrófico; vil, ou tóxico.

O tipo 1 é o inflamatório (quente). Ocorre com mais frequência em portadores de um ou dois alelos ApoE4, e desse modo tende a acontecer em família, além de mostrar como a doença de Alzheimer está entrelaçada a nossa própria existência humana. Entre 5 milhões e 7 milhões de anos atrás, nossos antepassados arborícolas, o ancestral comum dos chimpanzés e de nossa própria linhagem *Homo*, passou por uma quantidade relativamente pequena de alterações no DNA, ou mutações, que resultaram na linhagem dos humanos modernos. Surpreendentemente, essas mutações incluíam genes associados à inflamação — o mesmo processo ligado às doenças cardiovasculares, artrites e muitas outras enfermidades, para não mencionar o próprio envelhecimento. (Inflamação é o processo que tanta gente tenta mitigar com óleo de peixe, aspirina infantil ou dietas anti-inflamatórias.) Por que tantos genes que nos distinguem de nossos ancestrais primatas — que, em outras palavras, nos tornam distintamente humanos — acabam promovendo a inflamação? Essa é uma boa pergunta.

Caleb "Tuck" Finch, professor de neurobiologia do envelhecimento na Universidade do Sul da Califórnia, acredita ter uma resposta. Tuck observou que quando nossos ancestrais se tornaram bípedes, descendo das árvores e caminhando pela savana, a inflamação era uma vantagem real. A inflamação que, conforme comentei, é parte da reação do sistema imune a invasores externos permitiu a nossos ancestrais sobreviver pisando em estrume, perfurando os pés, comendo carne crua cheia de patógenos e sofrendo ferimentos em caçadas, bem como lutando entre si. Em todas essas situações, apresentar uma reação inflamatória robusta protegia contra infecções que poderiam ser fatais.

À medida que envelhecemos, porém, a inflamação gera doenças cardiovasculares, artrites e outros males — incluindo Alzheimer. Essa mudança é chamada de pleiotropia antagônica, em que uma alteração genética funciona melhor logo no começo da vida, em detrimento da longevidade. Indiscutivelmente, o gene inflamatório mais importante de todos que foram afetados em nosso salto de chimpanzés para humanos é o ApoE. Da aurora da humanidade até tempos relativamente recentes, o ApoE veio em um único "sabor", ou alelo, chamado épsilon 4, ou ApoE4. Por milhões de anos, portanto, todos nós portamos duas cópias do ApoE4, herdadas do pai e da mãe — exatamente a condição que eleva em muito nossas chances de desenvolver Alzheimer. É claro que, uma vez que não temos cérebros desses proto-humanos preservados, não há como saber se muitos deles de fato desenvolveram o mal de Alzheimer; porém é bem improvável, em parte porque poucos viviam tempo suficiente para isso e em parte porque o estilo de vida deles cobria muitos dos 36 buracos — a vida deles não era sedentária, ingeriam muito menos carboidratos simples, não havia comida processada e ficavam bem menos expostos a toxinas.

Então, apenas 220 mil anos atrás, um raio cósmico, um agente químico mutagênico ou o simples acaso levou ao surgimento do ApoE3. Talvez a mutação estivesse nos genes de um óvulo ou esperma afortunado, e então foi transmitida para a prole e, de repente, um gene inteiramente novo passou a integrar o fundo genético humano. Outro evento causador de mutação aconteceu cerca de 80 mil anos atrás, e pela primeira vez alguém — e eventualmente sua progênie — foi o feliz portador de um outro alelo do gene ApoE, chamado ApoE2.*

Hoje, a maioria dos seres humanos porta duas cópias do ApoE3. Isso lhes confere um risco genético de desenvolver Alzheimer de cerca de 9%. Mas 25% dos americanos, cerca de 75 milhões, carregam uma única cópia do ApoE4; eles correm um risco de cerca de 30% de desenvolver Alzheimer. E 7 milhões carregam duas cópias do ApoE4, elevando o risco para bem mais do que 50%. Ou seja, há uma chance maior de que pessoas que herdaram um ApoE4 de ambos os pais desenvolvam a doença de Alzheimer, e ela é com frequência, embora não sempre, do subtipo inflamatório.

---

* Os cientistas conseguem datar o aparecimento das mutações contando o quanto elas diferem do que veio antes — nesse caso, ApoE3 e ApoE2 versus ApoE4 — e sabendo, grosso modo, quantos milhares de anos leva para essa quantidade de mudança ocorrer.

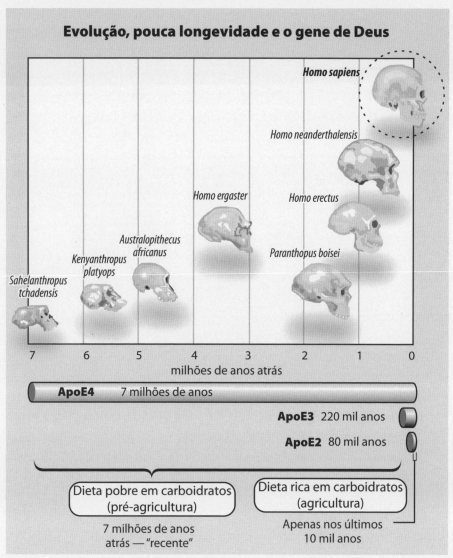

Figura 10. ApoE4 e a evolução humana. O ApoE4 é nosso ApoE original. Apenas há 220 mil anos surgiu o ApoE3, e há 80 mil anos o ApoE2.

Esse subtipo geralmente começa com a perda da capacidade de armazenar nova informação, mesmo quando memórias muito antigas e a capacidade de falar, calcular, soletrar e escrever são mantidas. Em pessoas que carregam duas cópias do ApoE4, os sintomas começam com frequência ao se aproximarem dos cinquenta ou sessenta anos. Já aqueles sem nenhuma cópia do ApoE4 têm o início dos sintomas por volta dos sessenta para os setenta anos. O hipocampo, que transforma nossas experiências em memória de longo prazo, perde volume, mas a maioria das demais regiões cerebrais não, pelo menos no começo do processo. As regiões temporal e parietal do cérebro, responsáveis por muitas funções notáveis como a fala, o cálculo, o reconhecimento e a escrita, utilizam menos glicose, um indicativo de atividade reduzida. Nossos estudos detalhados de pacientes com esse tipo de Alzheimer revelaram que a doença é acompanhada de diversos marcadores bioquímicos reveladores — que testes laboratoriais podem avaliar:

1. Aumento da proteína C-reativa, produzida por nosso fígado como parte de uma reação inflamatória a ameaças como infecções.
2. Diminuição na proporção de albumina (uma proteína plasmática crucial que age como caminhão de lixo, removendo moléculas indesejáveis como amiloide e toxinas, e desse modo mantém a saúde perfeita do sangue) com relação a globulina, nome abrangente para as cerca de sessenta proteínas plasmáticas, incluindo os anticorpos. Essa proporção diminui quando há inflamação.
3. Aumento da interleucina-6, que também cresce com a inflamação.
4. Aumento no fator de necrose tumoral, outra proteína cujos níveis crescem em resposta à inflamação.
5. Anormalidades metabólicas e hormonais associadas, como resistência à insulina.

O Alzheimer inflamatório responde mais rapidamente ao protocolo ReCODE.

O tipo 2 é o atrófico (frio). Esse tipo também ocorre mais frequentemente em pessoas que carregam uma ou duas cópias do ApoE4, mas em geral os sintomas surgem cerca de uma década mais tarde do que no tipo inflamatório. Da mesma maneira que o tipo inflamatório, o Alzheimer atrófico também se manifesta com a perda da capacidade de gerar memórias novas, mesmo quando a capacidade de falar, escrever e calcular são mantidas. Não há evidência de inflamação; marcadores inflamatórios podem, na verdade, ser mais baixos do que o normal. Em vez disso, o apoio global para as sinapses deixa de existir:

1. Os níveis hormonais, incluindo tireoide, glândula adrenal, estrogênio, progesterona, testosterona e pregnenolona geralmente estão em um nível subótimo.
2. A vitamina D em geral está reduzida.
3. Pode haver resistência à insulina ou seus níveis podem ficar baixos demais.
4. A homocisteína pode ficar elevada (embora a homocisteína também possa se elevar no tipo 1).

Esse tipo geralmente responde ao tratamento de forma mais vagarosa do que o tipo inflamatório.

Uma psiquiatra de 75 anos desenvolveu uma dificuldade severa de reter informação nova, e seu quadro foi progressivo durante dois anos. Ela não tinha dificuldade em organizar, calcular, vestir-se ou falar. Submeteu-se a um PET scan que revelou resultados típicos da doença de Alzheimer. O volume de seu hipocampo estava no 16º e sua avaliação cognitiva on-line resultou em 9% do ideal para sua idade. Ela era ApoE4 negativo (ApoE3/3). Seus exames de sangue revelaram redução de vitamina D, pregnenolona, progesterona, estradiol, T3 livre (tireoide) e vitamina B12, bem como o aumento da homocisteína. Um diagnóstico de MCI (déficit cognitivo leve, condição pré-Alzheimer) do tipo 2 foi apresentado.

Ela começou o protocolo ReCODE e, ao longo dos doze meses seguintes, notou uma melhora significativa. Sua avaliação cognitiva aumentou de 9% para 97%. Seu companheiro afirmou que a memória dela passou de "desastrosa" a "apenas bem ruim" e enfim "normal". Os exames laboratoriais de acompanhamento revelaram aumento de vitamina D, pregnenolona, progesterona, estradiol, T3 livre, vitamina B12 e homocisteína.

Alzheimer dos tipos 1 e 2 às vezes ocorrem juntos. Nesse caso, as pessoas têm a inflamação característica do tipo 1 com o apoio reduzido para as sinapses característico do tipo 2. Uma combinação dos tipos 1 e 2 é tão comum que merece seu próprio tipo: o tipo 1,5: o glicotóxico (doce):

1. Os níveis de glicose estão cronicamente elevados, o que resulta em alteração de várias proteínas (a chamada glicação) e em inflamação, como do tipo 1.
2. O alto nível de insulina secretada em reação à glicose elevada resulta em resistência à insulina, de modo que a insulina não funciona mais tão bem quanto uma molécula neurotrófica. Essa perda de suporte trófico é característica do tipo 2.
3. Os tipos 1, 2 e a combinação entre eles são todos resultantes do programa de *downsizing* descrito anteriormente, em que há um desequilíbrio entre a geração e degeneração das sinapses. O tipo 3, por sua vez, é bem diferente, como descrito a seguir.

O tipo 3 é o tóxico (vil). Esse subtipo tende a aparecer em portadores do alelo ApoE3 comum, mais do que no ApoE4. Nesse caso, o Alzheimer em geral não surge na família; se um parente desenvolve a doença, provavelmente isso ocorre após os oitenta anos. O subtipo tóxico ataca cedo, e os sintomas começam, em média, em torno dos quarenta aos sessenta anos, muitas vezes após grande estresse, e, mais do que começar pela perda de memória, se inicia com dificuldades cognitivas envolvendo números, fala ou organização. Enquanto os tipos 1 e 2 representam o *downsizing* estratégico de uma empresa, com o cérebro destruindo sinapses mais rápido do que as cria, o terceiro tipo se assemelha a jogar granadas em um prédio: tudo está sob risco. Como resultado, o paciente perde não só as memórias recentes, como também as antigas (e com *memória* quero dizer não só a episódica, a recordação de fatos discretos e dos eventos da sua vida, mas também a memória processual, aquela que diz respeito a executar coisas complexas, como jogar bridge, e coisas simples, como falar). Pessoas com esse subtipo de Alzheimer muitas vezes têm dificuldade com matemática, sofrendo para calcular gorjetas ou entender contas; encontrar as palavras; soletrar; ler. Efeitos psiquiátricos, como depressão e déficits de atenção, também são comuns.

Molly, de 52 anos, apresentava um histórico de declínio cognitivo havia dois anos, e ele começara pela dificuldade com números: ela percebeu que não conseguia pensar numa gorjeta ou pagar contas e então, após vários meses, foi obrigada a pedir ajuda para redigir um pedido de bolsa. Antes do início dos problemas, passara por graves períodos de estresse com o fechamento de empresas, questões familiares, problemas ligados ao trabalho e quatro episódios de anestesia, seguidos finalmente pelo começo da menopausa. Seu declínio foi rápido e ela desenvolveu afetos simples, infantis. Apesar disso, era capaz de aprender e de lembrar os nomes de todas as 28 crianças no parquinho da escola de seu filho. Não havia nenhum caso de demência em seu histórico familiar. Sua pontuação no MOCA (Avaliação Cognitiva Montreal) foi 19 de 30, indicando déficit significativo. Sua MRI revelou perda de volume cerebral global avançada para sua idade. Havia diversas áreas de hiperintensidade FLAIR (do inglês, *fluid attenuated inversion recovery*, recuperação por inversão atenuada de fluido) na substância branca subcortical e periventricular. Além do mais, havia atrofia do cerebelo, região do cérebro tipicamente poupada na doença de Alzheimer. Apesar disso, seu líquido cefalorraquidiano foi o que levou ao diagnóstico de Alzheimer, uma vez que revelou um aumento na fosfo-tau, acompanhado de redução da βA42.

Ela era ApoE 3/3, o hs-CRP [PCR de alta sensibilidade] estava ligeiramente elevado em 1,4, albumina: proporção de globulina baixa em 1,57, hemoglobina A1c [glicada] normal em 5,3%, insulina em jejum normal em 4,5, TSH ligeiramente elevado em 2,14, T3 livre normal em 4,2, T4 livre normal em 1,0, progesterona baixa em < 0,21, estradiol baixo em 3, 17-hidroxipregnenolona baixo em 14, cortisol matinal 9 e vitamina D baixa em 22. Seu cobre sérico estava normal em 101, o zinco muito baixo em 56 e a proporção cobre:zinco elevada em 1.8:1. Esses resultados indicam que sofria de inflamação moderada, além de fadiga adrenal, função da tireoide subótima e baixa vitamina D. Ademais, os baixos níveis de zinco e a proporção elevada cobre:zinco eram marcantes.

Entre os três grupos, esses pacientes do tipo 3 apresentaram a pior resposta ao nosso protocolo original — e, com efeito, essa foi uma motivação importante para o desenvolvimento de um protocolo ReCODE mais sofisticado, que utilizamos hoje. Junto com seus sintomas muito atípicos da doença de Alzheimer — presumiu-se que praticamente todos tinham alguma outra coisa que não Alzheimer (por exemplo, demência frontotemporal ou demência vascular) até o líquido cefalorraquidiano ou os PET scans obrigarem os médicos a se decidirem por um diagnóstico de Alzheimer —, a questão do que causa essa forma pouco ortodoxa da doença se tornou crucial, um mistério cuja solução poderia impactar milhões de pacientes. O que poderia causar essa forma desordenada de Alzheimer, essa degeneração aleatória, desleixada?

Uma pista fascinante apareceu nos extensos exames de sangue, aqueles considerados desnecessários pelos planos de saúde e sem importância pela maioria dos médicos. Muitos, embora não todos, desses pacientes com Alzheimer de tipo 3 apresentaram um nível de zinco evidentemente baixo em seu soro sanguíneo. Além do mais, muitos tinham níveis de triglicérides baixos e desproporcionais se comparados a seus níveis de colesterol. Descobrimos que esse terceiro tipo de Alzheimer apresenta seus próprios biomarcadores característicos:

1. Ele afeta muitas áreas cerebrais, e não só, nem sequer predominantemente, o hipocampo, pois as MRIs mostram que regiões de todo o cérebro se atrofiaram (encolheram).

2. Há, com frequência, neuroinflamação e extravasamento vascular, como mostrado por um resultado específico na MRI chamado FLAIR (recuperação por inversão atenuada de fluido), em que aparecem múltiplos e pequenos pontos brancos anormais.

3. Muitas vezes esses pacientes têm pouco zinco e cobre elevado no sangue, e assim uma proporção elevada de cobre para zinco. Essa proporção deve ficar perto de 1, com cerca de 100 mcg/dL cada. Mas muitos pacientes com o subtipo 3 apresentam o nível de zinco na casa dos 50, com o cobre chegando a altíssimos 170 no soro, e desse modo uma proporção bem mais elevada do que 1.

4. Pacientes com o subtipo 3 são com frequência diagnosticados inicialmente com alguma outra coisa que não a doença de Alzheimer, como demência frontotemporal ou depressão, ou diagnosticados como "Alzheimer atípico", mas os PET scans anormais e o líquor (se for realizada uma punção lombar) revelam que de fato desenvolveram um tipo de Alzheimer.

5. Anormalidades hormonais, diante das quais o sistema que reage ao estresse — o circuito cerebral que consiste do hipotálamo e da hipófise, na base do cérebro, e das glândulas adrenais, acima dos rins (juntos são chamados de eixo HPA) — é disfuncional. Isso pode aparecer nos exames laboratoriais como baixo cortisol, T3 reverso elevado (um

exame de tireoide), T3 livre baixo, pregnenolona baixa, estradiol baixo, testosterona baixa e outras anormalidades hormonais.

6. Níveis sanguíneos elevados de substâncias químicas tóxicas como mercúrio ou micotoxinas, produzidas por fungos. Uma vez que o mercúrio vai direto para tecidos como o dos ossos e do cérebro, medir sua concentração no sangue não é necessariamente indicativo da presença desse elemento. Portanto, a avaliação deve usar um agente quelante, que adere ao mercúrio e o extrai dos tecidos. O nível de mercúrio na urina durante as seis horas seguintes fica, com frequência, anormalmente elevado, sendo então um indicativo dos altos níveis de mercúrio nos tecidos.

A ciência tradicional sustenta que substâncias químicas tóxicas não causam a doença de Alzheimer. A Associação do Alzheimer afirma, por exemplo, que, "segundo a melhor evidência científica disponível, não existe relação entre obturações dentárias de prata e Alzheimer". Por outro lado, há casos documentados em que a remoção dessas obturações de amálgama — que contêm cerca de 50% de mercúrio e 15% de estanho, além de prata — pareceu ser benéfica para os pacientes de Alzheimer. Para confundir ainda mais as coisas, alguns estudos epidemiológicos argumentam contra o papel das obturações de prata como fator de risco para o Alzheimer, ao passo que outros defendem que a exposição ao mercúrio pode de fato aumentar o risco da doença.[1]

Será possível que compostos tóxicos como o mercúrio desempenhem um papel em pelo menos alguns casos de Alzheimer "atípico", em que déficits cognitivos como dificuldade de falar e de fazer cálculos aparecem antes da perda de memória? Todo mundo já ouviu falar de carcinógenos, substâncias químicas causadoras de câncer, mas estaríamos também sendo expostos a "dementógenos", capazes de causar o declínio cognitivo? Comecei a procurar os cônjuges, entes queridos de pacientes e os próprios pacientes com esse tipo de Alzheimer. Para minha surpresa, *todos* tinham histórias de exposição a agentes tóxicos. Um deles fora criado em Toms River, Nova Jersey, onde os produtos químicos despejados em segredo por uma fábrica local de tinturas e de plástico foram parar nos poços artesianos das famílias, e estavam ligados a uma série de cânceres infantis. Outro teve um irmão com leucemia infantil — que pode ter sido causada por exposição a produtos químicos tóxicos — e durante anos trabalhara em uma companhia química onde, segundo me contou, inalava regularmente os fortes odores químicos — e os compostos que os causavam. Dois outros pacientes viveram em casas repletas de mofo. Outro trabalhara no esgoto, e vários outros haviam feito uma quantidade extraordinariamente grande de obturações com amálgama.

Considerando o que eu escutara, percebi que podia ser importante, nesse grupo de pacientes, realizar testes sensíveis para a detecção de produtos químicos tóxicos, ainda que tais testes não sejam feitos geralmente na avaliação de pacientes com suspeita de Alzheimer.

Karl, 55, apresentava queixas cognitivas fazia um ano, e os sintomas só pioravam. Durante toda sua vida fora um gênio matemático, e agora sofria para organizar o talão de cheques. Fora um jogador profissional de pôquer soberbo, mas agora não conseguia lembrar as cartas. Muitas vezes usava a palavra errada ou uma palavra diferente da que quisera usar, e pegava-se chamando as pessoas pelo nome errado. Também tinha dificuldade de prestar atenção: ao assistir a uma partida de basquete, esquecia que time estava com a bola. Às vezes, tinha pensamentos rápidos e sofria acessos de depressão moderada. Não havia histórico de Alzheimer na família.

Um PET scan revelou o padrão típico da doença de Alzheimer, embora leve, nesse estágio. Ele foi diagnosticado com déficit cognitivo leve, um precursor do Alzheimer, e nenhuma avaliação ou tratamento posterior foi sugerido além do acompanhamento anual. Mais tarde, descobriu-se que era ApoE4-negativo (ApoE3/3).

Quando Karl me contatou, sugeri um exame de metais pesados, incluindo mercúrio, e outro de micotoxinas (toxinas de fungos, como aflatoxina, ocratoxina, gliotoxina e tricotecenos). O laboratório descobriu que o nível de mercúrio de Karl estava no patamar mais elevado já registrado em anos. Karl respondeu muito bem ao tratamento para essa intoxicação por mercúrio. Sua cognição geral melhorou. E seu pôquer também.

Os três tipos de doença de Alzheimer correspondem aos três processos que influenciam a APP a enviar os quatro memorandos de *downsizing*: inflamação (tipo 1), perda de suporte trófico (tipo 2) e exposição a compostos tóxicos (tipo 3). Isso mostra os três chapéus usados pela molécula de múltiplos talentos, o beta-amiloide, que é derivado da APP. Ele é parte da resposta inflamatória e pode funcionar como agente antimicrobiano (desse modo, faz parte da capacidade de seu corpo para combater as infecções); responde aos níveis inadequados de hormônios, vitaminas, nutrientes e outros fatores benéficos (ou tróficos), enxugando as sinapses mais dispensáveis; é parte da resposta protetora à exposição a toxinas — por exemplo, ao ligar-se com muita força a metais como mercúrio e cobre.

Essas três diferentes funções do beta-amiloide, e os diferentes tipos de Alzheimer associado a cada uma delas, significam que a remoção do beta-amiloide tende a ter efeitos muito distintos na doença, dependendo do tipo apresentado pelo paciente. Se o beta-amiloide for removido do cérebro de um paciente com o subtipo inflamatório, e se houver micróbios sendo combatidos pela reação inflamatória, a remoção do amiloide pode criar mais problemas. Se ele for removido do cérebro de uma pessoa com o subtipo atrófico, teoricamente a doença demorará a progredir (este caso é um pouco como despedir o diretor financeiro e continuar gastando), mas a remoção pode levar, por fim, a um *downsizing* menos ordenado, o que causa a perda de capacidades cognitivas críticas. Essas mesmas preocupações valem para os pacientes com tipo 1,5, glicotóxico (doce), já que é uma combinação dos tipos 1 e 2. Se o amiloide for removido do cérebro de um paciente com o subtipo tóxico, pode-se ter um problema significativo caso ele continue a ser exposto a substâncias tóxicas, uma vez que parte da resposta protetora terá sido perdida.

A descoberta dos três subtipos de Alzheimer teve implicações cruciais para a terapia prática. Para fazer diferença de verdade para os pacientes já acometidos de Alzheimer ou de pré-Alzheimer, e para prevenir o desenvolvimento da doença em pessoas sob risco, precisamos saber quais fatores de contribuição ao declínio cognitivo estão presentes, e então tratar um por um.

Tabela 1. Características da doença de Alzheimer tipo 3 (de Bredesen, *Aging*, 2016, 3).

Característica	Comentário
Os sintomas começam antes dos 65 anos.	Os sintomas geralmente começam entre os cinquenta ou fim dos quarenta anos.
Geralmente ApoE4-negativo.	Geralmente ApoE3/3.
Sem histórico familiar ou histórico familiar com sintomas que aparecem apenas em idades bem mais avançadas do que a do paciente.	Os poucos com histórico familiar são muitas vezes os que apresentam o ApoE4.
Os sintomas em geral aparecem perto da menopausa ou da andropausa.	A situação hormonal parece intimamente relacionada à doença de Alzheimer tipo 3.
A depressão precede ou acompanha o declínio cognitivo.	A depressão está frequentemente associada à disfunção hormonal do eixo HPA (hipotálamo, hipófise, glândulas ad-renais).
Dor de cabeça é um sintoma inicial e, às vezes, o primeiro.	Dor de cabeça é um sintoma comum associado à exposição a toxinas.
A consolidação da memória não é o sintoma inicial nem o dominante.	Sintomas típicos incluem déficits da função executiva (planejamento, resolução de problemas, organização, concentração), incapacidade de manipular números e realizar cálculos, dificuldade em falar ou perda da fala, problemas com a percepção visual ou problemas com programas aprendidos, como se vestir.
Precipitação ou exacerbação por grande estresse (p. ex., perda de emprego, divórcio, mudanças familiares) e privação de sono.	O grau de disfunção também é muito afetado por estresse e privação de sono.
Exposição a micotoxinas ou metais (p. ex., mercúrio inorgânico via amálgama ou mercúrio orgânico via peixes) ou ambos.	A exposição pode ser avaliada por exames de sangue e urina.
Diagnóstico de SRIC (síndrome da resposta inflamatória crônica) com declínio cognitivo.	O declínio cognitivo é comum com a SRIC.
A neuroimagem sugere alterações cerebrais não vistas na maioria de casos de Alzheimer.	A FDG-PET pode revelar reduções frontais e temporoparietais na utilização de glicose, mesmo no início da doença; a MRI pode revelar encolhimento generalizado no córtex cerebral e no cerebelo, especialmente com hiperintensidade FLAIR (recuperação por inversão atenuada de fluido) moderada.
Triglicérides séricos baixos ou proporção de triglicérides para colesterol total baixa.	Os triglicérides estão em geral na casa dos 50.

Característica	Comentário
Zinco sérico baixo (< 75mcg/dL) ou zinco RBC (contagem de hemácias), ou proporção cobre para zinco > 1,3.	A proporção cobre para zinco deve ser 1,0 e os valores > 1,3 estão associados ao declínio cognitivo.
Disfunção do eixo HPA, com baixa pregnenolona, DHEA-S e/ou cortisol AM.	Anormalidades hormonais são comuns nesse tipo de doença de Alzheimer.
C4a, TGF-β1 ou MMP9 séricos elevados; ou MSH (hormônio estimulante de melanócitos) sérico baixo.	Esses exames indicam exposição a biotoxinas, como micotoxinas.
HLA-DR/DQ associado a múltiplas sensibilidades a biotoxinas ou sensibilidade a patógeno específico.	Esse teste genético indica que a pessoa é particularmente sensível a biotoxinas e resulta positivo em cerca de 25% das pessoas.

Parte Três

Avaliação e terapias personalizadas

7. A "cognoscopia" — em que pé você está?

Às vezes é preciso uma boa queda para saber de fato em que pé você está.
Hayley Williams

Todos nós sabemos que ao chegar aos cinquenta anos devemos fazer uma colonoscopia, uma excelente maneira de identificar lesões pré-malignas no cólon e no reto e, desse modo, prevenir o câncer colorretal. Mas e em relação ao seu cérebro? Para todos aqueles que já passaram dos 45 anos, o melhor jeito de prevenir o declínio cognitivo é passar por uma "cognoscopia" que avalia todos os possíveis fatores de contribuição e de risco.

Você não pode consertar um problema de que não tem consciência. Assim, se está interessado em prevenir ou reverter o declínio cognitivo, precisa primeiro determinar detalhadamente em que pé está em termos de vulnerabilidade às três agressões: inflamação, níveis subótimos dos hormônios e outros nutrientes do cérebro e compostos tóxicos. Só então poderá identificar quais necessidades precisam ser atendidas a fim de melhorar a função cognitiva. Os exames de sangue que vão lhe dizer isso estão cada vez mais acessíveis, e muitas vezes a prescrição de seu médico não é sequer necessária (mais sobre isso no Apêndice A).

De dez a 25 valores laboratoriais não são ótimos para a função cerebral em pessoas que desenvolveram sintomas cognitivos como perda de memória.

Enquanto pessoas sob risco de déficit cognitivo ainda assintomático normalmente apresentam de três a cinco valores subótimos.

Em estágios finais da progressão do Alzheimer há uma perda tão grande de neurônios e sinapses que a correção das causas dessas perdas não necessariamente reverterá o declínio cognitivo. (Constatamos recentemente alguma melhoria em pessoas com baixa pontuação no MOCA, como 1, o que é bem perto do fim no curso da doença de Alzheimer; essas, porém, são exceções.) Nesses casos tardios, o cavalo da cognição já fugiu do celeiro neurológico. Porém, felizmente, há uma janela de oportunidade relativamente ampla não só para prevenir como também para reverter o Alzheimer: durante a fase assintomática, que pode durar uma década ou mais; durante o déficit cognitivo subjetivo, que também pode durar cerca de uma década; durante o déficit cognitivo leve, que pode durar vários anos; até mesmo durante as fases leve e moderada do Alzheimer. Quanto antes as causas de perda de sinapse e do declínio cognitivo forem identificadas e corrigidas, claro, maiores as chances de evitar o pleno desenvolvimento do Alzheimer e até um déficit cognitivo leve, além do fato que mais completas serão as melhorias que você pode esperar.

Antes de analisar cada fator que quero avaliar, deixe-me contrastar meus conselhos com o modo como um paciente com declínio cognitivo normalmente é avaliado. Vou citar as anotações dos procedimentos recomendados por um neurologista renomado, especializado em Alzheimer, que trabalha em um dos centros acadêmicos mais notáveis dos Estados Unidos na pesquisa e no tratamento da doença: "MRI do cérebro e sangue para um hemograma completo, painel metabólico, tireoides, B12. Pedi ao paciente e a sua esposa para ficarem atentos a suas dificuldades em lidar com dinheiro, medicamentos e transporte. Prescrevi donepezila 5 mg uma vez ao dia".

Essa avaliação "padrão ouro" deixou de incluir:

- **Genética:** Não havia informação sobre o status do ApoE do paciente, bem como de dezenas de outros genes que elevam o risco da doença de Alzheimer.
- **Inflamação:** Esse fator-chave para a doença de Alzheimer não foi avaliado.
- **Infecções:** A despeito dos dados rapidamente acumulados que envolvem diversas infecções diferentes no Alzheimer — como o vírus do *Herpes*

simplex-1, *Borrelia* (doença de Lyme), *P. gingivalis* (uma bactéria oral), vários fungos e outras — nenhum exame para essas infecções foi realizado.

- **Homocisteína:** Esse aminoácido, associado às causas da atrofia cerebral e da doença de Alzheimer, não foi medido.
- **Nível de insulina em jejum:** Esse biomarcador crítico da resistência à insulina típica da doença de Alzheimer não foi sequer mencionado.
- **Status hormonal:** Níveis de hormônios cruciais para o funcionamento ótimo do cérebro não foram medidos; embora a função da tireoide tenha sido verificada, os principais exames de tireoide não foram feitos.
- **Exposição a toxinas:** Nem mercúrio, nem micotoxinas foram examinados.
- **Sistema imune:** O sistema imune e, em particular, o sistema imune inato — que é a parte mais antiga do sistema imune em termos evolutivos e a parte que reage primeiro a infecções — desempenham um papel crucial na doença de Alzheimer. Entretanto, isso não foi avaliado.
- **Microbioma:** Bactérias e outros micróbios que vivem nos intestinos, na boca, no nariz e nos seios paranasais (ou seios da face), coletivamente chamados de microbioma, não foram sequer mencionados.
- **Barreira sangue-cérebro:** Frequentemente anormal na doença de Alzheimer, não foi avaliada ou sequer mencionada.
- **Índice de massa corporal:** Um fator de risco conhecido da doença de Alzheimer e da saúde do cérebro em geral. Não foi observado. (Esse paciente tinha um IMC de 33, era considerado acima do peso e bem além do que é considerado ideal para a cognição.)
- **Pré-diabetes:** Outro motivador do Alzheimer, não foi sequer mencionado.
- **Visualização volumétrica:** Embora a MRI tenha sido utilizada para excluir anormalidades estruturais, um exame crítico que mede o volume de várias regiões cerebrais não foi incluído. Trata-se de um complemento simples e muito importante para a MRI. Saber quais regiões, caso existam, estão encolhendo pode ajudar a identificar se há presença de Alzheimer, qual subtipo é mais provável e se o prognóstico é de melhora ou piora. Por exemplo, atrofia generalizada é mais típica para o Alzheimer do tipo 3 (tóxico), ao passo que atrofia confinada ao hipocampo é mais típica para os tipos 1 e 2.

- **Tratamento orientado:** A medicação foi prescrita sem sequer saber se o paciente tinha de fato doença de Alzheimer.

Para a avaliação e tratamento do declínio cognitivo, a situação atual é bastante triste:

- Os pacientes muitas vezes não procuram cuidados médicos porque foram informados de que nada pode ser feito. Eles têm medo de perder a carteira de motorista, do estigma do diagnóstico e da impossibilidade de obter um plano de saúde de longo prazo.
- Prestadores de primeiros socorros muitas vezes não encaminham os pacientes para as clínicas de memória, uma vez que aprenderam que não existe terapia verdadeiramente eficaz. Assim, em geral partem logo para a donepezila, normalmente sem um diagnóstico consistente.
- Os médicos especialistas costumam fazer o paciente se submeter a horas de exames neuropsicológicos estressantes, neuroimagens caras e a várias punções lombares repetidas para depois ter pouco ou nada a oferecer em termos terapêuticos.

Podemos fazer muito mais. *Devemos* fazer muito mais se pretendemos reverter o declínio cognitivo da doença de Alzheimer, do MCI e do SCI. Neste capítulo você verá a avaliação metabólica que identifica quais fatores estão provocando seu declínio cognitivo, seja SCI, MCI ou qualquer estágio da doença de Alzheimer.*

HOMOCISTEÍNA

Níveis elevados de homocisteína são fatores de contribuição importantes para a doença de Alzheimer.** Você se lembra de como a doença de Alzheimer

---

* Embora a vasta maioria dos casos de declínio cognitivo sejam resultado de um processo neurodegenerativo, uma minoria apresenta causa diferente, como um tumor cerebral. Antes de buscar a avaliação metabólica recomendada aqui, portanto, peça ao seu médico para excluir essa possibilidade com uma neuroimagem ou tomografia computadorizada.

** Assim como doenças cardiovasculares, derrame e até algumas formas de câncer.

aparece quando os sinais produtores de sinapse do cérebro são superados pelos de remodelação e degeneração das sinapses? Das três causas de perda sináptica — inflamação, fatores (tróficos) de perda de suporte sináptico e toxinas —, a homocisteína é um marcador tanto do primeiro como do segundo. É um marcador de inflamação, mas também cresce quando o suporte nutricional é subótimo.

A homocisteína vem da ingestão de alimentos com o aminoácido metionina, como frutos secos oleaginosos, carne bovina, cordeiro, queijo, peru, porco, peixe, frutos do mar, soja, ovos, laticínios ou feijão.

A metionina é convertida em homocisteína, que por sua vez é reconvertida em metionina ou cisteína, outro aminoácido. Essa conversão requer vitamina B12, vitamina B6, ácido fólico e o aminoácido betaína. Se você apresenta níveis saudáveis dessas moléculas, não terá problemas em realizar o ciclo da homocisteína e os níveis dela permanecerão baixos e saudáveis. Mas se, como tanta gente, você não tiver níveis satisfatórios, sua homocisteína se acumulará, danificando os vasos sanguíneos e o cérebro. Qualquer nível acima de 6 micromols por litro pode significar um risco, e quanto mais elevada a homocisteína, maior o risco.[1] Embora alguns de nós possamos suportar níveis de homocisteína bastante elevados sem desenvolver Alzheimer, eles são um fator de contribuição potencialmente importante para o declínio cognitivo e, em particular, para o encolhimento do hipocampo. De fato, quanto mais acima de 6 sua homocisteína estiver, mais rapidamente seu hipocampo se atrofiará.

O pai de Teri desenvolveu demência e recentemente fez uma autópsia que acabou por revelar um caso clássico de mal de Alzheimer. Inteligente e bem-sucedida toda sua vida, Teri, que tinha 65 anos quando me procurou, era escritora e uma maratonista talentosa, mas quando chegou aos sessenta começou a notar problemas de concentração e memória. Dado seu histórico familiar e seus sintomas, submeteu-se a testes genéticos, descobrindo que era ApoE4-positiva. Quando um hemograma revelou que sua homocisteína estava em 16, começou o protocolo ReCODE, e em três meses notou melhoras. Mas após seis meses sua homocisteína havia caído para apenas 11, quando seu clínico geral disse: "Não há nada que eu possa fazer para reduzir mais". O fato é que ela estava tomando cianocobalamina (vitamina B12), em vez de metilcobalamina (metil-B12), ácido fólico em vez de metiltetrahidrofolato (ácido levomefólico) e piridoxina em vez de piridoxal-5-fosfato. Quando os trocou por essas três formas mais ativas, sua homocisteína caiu para 7. Ela tem seguido o protocolo já faz quatro anos, continua esperta e mentalmente ativa, e recentemente se submeteu a um PET scan para amiloide que estava normal, apesar de uma mancha isolada que sugeria uma pequena quantidade de amiloide.

Meta: homocisteína < 7 micromols.

VITAMINAS B6, B12 E ÁCIDO FÓLICO

Manter sua homocisteína bem baixa exige níveis suficientes de vitaminas B6, B9 (ácido fólico) e B12, todas em suas formas ativas. Piridoxal-5-fosfato (P5P) é a forma ativa da vitamina B6, metilcobalamina é uma forma ativa da vitamina B12 e metilfolato é uma forma ativa da vitamina B9. Quando você faz um exame de sangue para vitamina B12, vê que os valores "normais" ficam entre 200 e 900 picogramas por mililitro (pg/ml). Esse é um dos muitos exemplos dos valores de referência que os médicos aceitam como "dentro dos limites normais", mas que são claramente subótimos.

No caso da vitamina B12, muitas vezes há uma nota de rodapé nos resultados, explicando que níveis "normais" entre 200 e 350 podem estar associados a alguma doença ligada à deficiência da vitamina, como anemia e demência! Assim, você não vai querer constatar um nível "normal" de vitamina B12 em 300; o nível desejado é acima de 500.

Muitos médicos pedem o exame de AMM (ácido metilmalônico) em vez do de B12, uma vez que, à medida que a vitamina B12 diminui, o AMM aumenta. Portanto, AMM elevado pode significar B12 baixa e até ser mais sensível do que a B12. O teste de AMM é ótimo como teste complementar para B12, mas como os resultados de AMM podem ser muito variáveis, é melhor utilizá-lo *com* e não *em vez* do teste de B12.

Para o ácido fólico o valor "normal" é de 2-20 nanogramas por mililitro, mas também nesse caso você não vai querer ficar no extremo mais baixo do normal. Deseje ter o melhor: 10-25.

Para a vitamina B6, você não vai querer ficar no extremo inferior (30-50 nanomols por litro), tampouco *acima do superior* (>110 nmol/L), uma vez que níveis elevados podem ser tóxicos para um subgrupo de seus nervos periféricos, especificamente aqueles que transmitem as sensações de tato e pressão, e que são cruciais para o cálculo de onde estão seus braços e pernas no espaço. Você deve mirar em 60-100, tomando P5P para chegar lá; vamos conversar sobre a quantidade a ser tomada de cada um desses na próxima seção.

Meta: vitamina B12 = 500-1500 pg/ml; ácido fólico = 10-25 ng/ml; vitamina B6 = 60-100 mcg/L.

RESISTÊNCIA A INSULINA

Insulina e glicose elevadas estão entre os dois fatores de risco mais importante para a doença de Alzheimer. Como você talvez já tenha lido em algum dos muitos livros excelentes sobre o tema, açúcar é um veneno viciante! O Escritório de Álcool, Tabaco, Armas de Fogo e Explosivos (ATF, na sigla em inglês) poderia muito bem considerar o acréscimo do açúcar à sua lista de substâncias controladas, haja vista os amplos danos causados por seu consumo excessivo. O corpo humano não foi feito para processar mais do que cerca de 15 gramas de açúcares por dia, muito menos do que há num único refrigerante (que contém de 40 a 100 gramas, dependendo do tamanho), mas nossa dieta é repleta de açúcares, desde refrigerantes e doces, passando por cereais e iogurtes açucarados até pão industrializado.

Quando você come coisas com alto índice glicêmico — não apenas açúcares, mas também alimentos com amido, como pão branco, arroz branco, batata e produtos assados, entre outros —, seu corpo produz grandes quantidades de insulina, numa tentativa de manter os níveis de glicose sob controle, porque ela é tóxica em níveis elevados. Isso prejudica suas células de várias maneiras. Para começar, as células se tornam insensíveis ao fluxo constante de insulina assim como as pessoas no trânsito ficam insensíveis aos carros buzinando: quando uma coisa está sempre presente, paramos de reagir a ela. Essa resistência à insulina contribui não só para o diabetes tipo 2, o acúmulo de gordura no fígado e a síndrome metabólica, mas também para o Alzheimer. O motivo é que os sinais da insulina estão entre os mais importantes para os neurônios. A insulina se liga ao receptor de insulina e dispara uma sinalização que sustenta a sobrevivência dos neurônios; esse sinal de sobrevivência é enfraquecido por níveis de insulina cronicamente elevados. Mas essa não é a única ligação entre níveis de insulina cronicamente elevados e Alzheimer. O corpo degrada insulina depois que ela realiza sua função, usando, entre outras, uma enzima chamada IDE (enzima degradante de insulina, do inglês *insulin-degrading enzyme*). Mas a IDE também degrada a beta-amiloide, e se ela está ocupada degradando insulina, não pode degradar beta-amiloide. Desse modo, os níveis de beta-amiloide aumentam, contribuindo para o mal de Alzheimer.

Níveis elevados de glicose causam outros problemas além da alta insulina. A glicose se liga a muitas proteínas diferentes, como rêmoras em um tubarão, interferindo no funcionamento delas. A hemoglobina glicada (A1c) é um medidor simples de uma dessas inúmeras moléculas alteradas. As moléculas de glicose que pegam carona passam por reações bioquímicas para gerar produtos finais da glicação avançada (AGE, na sigla em inglês). Essas moléculas causam uma devastação por meio de diversos mecanismos diferentes. (1) Uma vez que as proteínas com AGE parecem diferentes para seu sistema imune, você pode desenvolver anticorpos contra suas próprias proteínas, desencadeando inflamação. (2) Os AGE se ligam ao seu próprio receptor, chamado RAGE (receptor para produtos finais da glicação avançada, do inglês *receptor for advanced glycation end products*), que também desencadeia inflamação. (3) Os AGE levam à formação de radicais livres, e essas moléculas reativas instáveis danificam tudo o que encontram, por exemplo o DNA e suas membranas celulares. (4) As proteínas alteradas danificam os vasos sanguíneos, reduzindo assim o suporte nutritivo para o cérebro (isso contribui para o tipo 2) e causando permeabilidade da barreira entre sangue e cérebro (isso contribui para o tipo 1).

Por todos esses motivos, é crucial conhecer a situação de sua glicose e de sua insulina. Seu nível de insulina em jejum deve ser 4,5 ou menos. Sua glicose em jejum deve ser 90 ou menos, e sua hemoglobina A1c deve ficar abaixo de 5,6%.

Katrina, de 66 anos, desenvolveu problemas de memória e sentiu uma perda de acuidade em suas faculdades mentais. Vivia esquecendo onde deixara o carro nos estacionamentos, não reconhecia pessoas que encontrara previamente e muitas vezes perdia a linha de raciocínio, tornando o trabalho difícil. Também tinha dificuldade para encontrar as palavras. Sua avaliação laboratorial revelou várias anormalidades metabólicas, incluindo glicose elevada em jejum, de 121 mg/dL, indicativa de pré-diabetes, hemoglobina A1c de 5,6%, insulina em jejum de 4,2 e cortisol matinal de 24,3 (indicativo de estresse e contribuinte para níveis de glicose elevados). Ela iniciou o protocolo ReCODE e, quatro meses depois, todos seus sintomas haviam sumido, com melhora concomitante em seu perfil metabólico, incluindo glicose em jejum de 108 (ainda não ideal, mas claramente melhor), hemoglobina A1c de 5,5%, insulina em jejum de 3,4 e cortisol matinal de 21.

Meta: insulina em jejum ≤ 4,5 microIU/ml; hemoglobina A1c < 5,6%; glicose em jejum = 70-90 mg/dL.

INFLAMAÇÃO, *INFLAMMAGING* E DOENÇA DE ALZHEIMER

Há uma ligação mecânica direta entre inflamação e doença de Alzheimer. Se você alguma vez já recorreu à polícia, então dependeu deles para diferenciar os "mocinhos" dos "bandidos", capturar estes e depois voltar à delegacia. Imagine, contudo, que a polícia nunca deixou seu bairro — aquele em que você viveu em um estado policial, rodeado de tiroteios, destruição, morte, e danos generalizados contra mocinhos ou bandidos. Isso é apenas o que está acontecendo com a maioria de nós: nosso sistema imune — nossa força policial interna — nunca baixa a guarda completamente, e a inflamação crônica (embora leve) resultante leva a doenças cardiovasculares, câncer, artrite, envelhecimento acelerado... e ao mal de Alzheimer. A evidência de que a inflamação contribui para o Alzheimer é preocupante. Além de ficar todo o tempo superativado, o sistema imune cronicamente ativado às vezes ataca os próprios tecidos do corpo.

Muitos assaltantes podem requisitar essa força policial interna: infecções como vírus, bactérias ou fungos, radicais livres, produtos finais da glicação avançada, traumas como hematomas, estiramentos e fraturas, proteínas ou lipídios danificados como lipoproteína de baixa densidade (LDL, do inglês *low-density lipoprotein*) oxidada e muitos outros agentes perniciosos. A reação da força policial interna é notável, geralmente muito eficaz (é por isso que você está vivo neste instante!) e complicada, com muitas ramificações.

Há diversos medidores cruciais de inflamação:

1. *Proteína C-reativa (CRP*, na sigla inglês): A CRP é produzida pelo fígado em resposta a todos os tipos de inflamação. Especificamente, é importante que você descubra seu hs-CRP (CRP de alta sensibilidade) porque o teste de CRP-padrão é, com frequência, insensível demais para distinguir entre ótimo e levemente anormal. Seu hs-CRP deve estar abaixo de 0,9 mg/dL. Se estiver mais alto, é bom determinar a causa da inflamação. Isso pode ser originado por excesso de açúcar e de outros carboidratos simples, ou por gorduras ruins (por exemplo, gorduras trans), intestino permeável (ver mais sobre isso adiante), sensibilidade a glúten, higiene bucal pobre, toxinas específicas ou muitas outras fontes. Quando a fonte é localizada, deve ser removida, e o hs-CRP verificado novamente.

2. *Proporção entre albumina e globulina em seu sangue (taxa A/G)*: Esta é uma medida complementar da inflamação, e o melhor é quando está em pelo menos 1,8.

3. *Proporção entre ômega-6 e ômega-3 em suas hemácias*: Embora esses dois ácidos graxos sejam importantes para a saúde, ômega-6 é pró--inflamatório, enquanto ômega-3 é anti-inflamatório. A taxa de ômega-6 para ômega-3 deve ser inferior a 3, mas não inferior a 0,5 porque aumenta o risco de hemorragia.

4. *Interleucina-6 (IL-6) e fator de necrose tumoral alfa (TNFα*, na sigla em inglês): Sua polícia interna utiliza uma série de mensageiros para coordenar a maneira de reagir. Eles são chamados de citocinas. Duas das muitas citocinas que podem aumentar durante a doença de Alzheimer inflamatória (tipo 1) são IL-6 e TNFα.

Meta: hs-CRP < 0,9 mg/dL; albumina ≥ 4,5 g/dL; proporção A/G ≥ 1,8.
Objetivos opcionais: taxa de proporção entre ômega-6 e ômega-3 = 0,5--3,0; IL-6 < 3 pg/ml; TNFα < 6,0 pg/ml.

VITAMINA D3

A atividade reduzida da vitamina D está associada ao declínio cognitivo. A vitamina D viaja por seu sangue e por seus tecidos como um sinal de wi-fi, penetrando em suas células. Uma vez dentro delas, se liga a uma molécula receptora chamada, bastante apropriadamente, de receptor de vitamina D (VDR, na sigla em inglês), permitindo à vitamina D penetrar no núcleo (que abriga seu DNA) e acionar mais de novecentos genes. Alguns afetam o metabolismo ósseo, outros eliminam a formação de tumor, outros reduzem a inflamação e — crucial para o protocolo ReCODE — outros são essenciais para criar e manter as sinapses cerebrais. Esses genes e a vitamina D que os ativa são, portanto, fundamentais para o prato da balança favorável às sinapses durante o equilíbrio criação/destruição. Quando a vitamina D é subótima, os genes certos não são corretamente ativados.

Recebemos vitamina D quando a luz do sol converte uma molécula de colesterol, 7-desidrocolesterol, em uma forma inativa de vitamina D, que é então convertida na forma ativa.

Os médicos costumavam achar que um nível sérico de 25-hidroxicolecalciferol (uma forma inativa que é a mais comumente medida) de 20-30 ng/ml era saudável. Recomendo visar de 50 a 80. Você pode usar a regra de 100x para calcular sua dose ótima de vitamina D (normalmente ministrada na forma de vitamina D3): subtraia seu valor atual (digamos, 20) de sua meta (talvez 50) e multiplique essa diferença (30) por 100 para obter a dose (3000) em IUs (unidades de imunização, do inglês *immunity unit*).

Meta: vitamina D3 (medida como 25-hidroxicolecalciferol) = 50-80 ng/ml.

STATUS HORMONAL — CONTROVERSO MAS CRÍTICO

A palavra *hormônio* vem do grego *horman*, que significa "impelir ou pôr em movimento". Essas moléculas sinalizadoras são produzidas em algum lugar, por exemplo a hipófise, e depois viajam pela corrente sanguínea para outro local, como as glândulas adrenais. Muitos hormônios contribuem de forma crucial para a função cognitiva ótima, ajudando particularmente na formação e na manutenção das sinapses. Quando o nível deles cai, a cognição declina à medida que o lado eliminador de sinapses, nesse equilíbrio, se torna dominante.

Status da tireoide

O ótimo funcionamento da tireoide é crucial para uma cognição perfeita, e a condição subótima da tireoide é comum na doença de Alzheimer. A função hormonal da tireoide é a mesma do acelerador de seu carro — quanto mais você pisa, mais rápido se movem suas células, metabolicamente falando. Você pode medir a velocidade de seu metabolismo simplesmente ao medir sua temperatura corporal basal. Pegue um termômetro comum, sacuda-o e deixe-o junto à cama na hora de dormir. Antes de levantar, pela manhã, ponha o termômetro sob a axila por dez minutos. O instrumento deve mostrar entre 36,5°C e 36,7°C. Se estiver mais baixo que isso, é provável que você tenha função tireoide baixa.

Sua velocidade metabólica celular também afeta seus reflexos. Quando o desempenho da tireoide está baixo, seus reflexos ficam lentos. Isso pode ser medido por uma máquina chamada Thyroflex, disponibilizada em alguns consultórios médicos. Ela registra com precisão a velocidade de seu reflexo braquiorradial (responsável por flexionar o braço). Se a sua tireoide não funciona como deveria, esse reflexo — bem como todos os demais — ficará lento.

Como a função da tireoide afeta a velocidade metabólica, ela afeta seu batimento cardíaco e sua acuidade mental. Também pode impactar quanto tempo você dorme, se sente frio ou não, se ganha peso facilmente, se fica deprimido e muitos outros parâmetros de saúde. Além do mais, a maioria das pessoas com demência, déficit cognitivo leve e déficit cognitivo subjetivo apresenta função da tireoide subótima. Logo, é essencial descobrir o status hormonal de sua tireoide, que pode ser medido pelos níveis de T3 livre (é o T3 ativo), T4 livre, T3 reverso e TSH (hormônio estimulante da tireoide).

Por que tantos? A maioria dos médicos verifica só o TSH, mas o uso desse único exame deixa de identificar muitos pacientes com função da tireoide subótima.

O TSH é produzido por sua hipófise em resposta ao comando do TRH (hormônio liberador de tireotrofina), que é produzido no hipotálamo. Quando a função da tireoide declina, em teoria, o TSH deve aumentar para fazer a glândula tireoide produzir mais hormônios. Assim, um TSH elevado pode indicar baixo desempenho da tireoide. Níveis "normais" de TSH são considerados 0,4-4,2 microIU/l, mas qualquer valor acima de 2,0 é preocupante.

Na prática, porém, você pode ter função da tireoide subótima com um TSH normal. É por isso que aconselho verificar outros hormônios da tireoide:

T3 livre: É um hormônio ativo da tireoide, mas de vida curta, cujas moléculas desaparecem depois de apenas um dia (porém continuam sendo produzidas, é claro). Níveis ótimos estão entre 3,2 e 4,2, medidos em picogramas por mililitro (pg/ml).

T4 livre é basicamente o hormônio do armazenamento e dura cerca de uma semana. Níveis ótimos estão entre 1,3 e 1,8.

O T3 reverso inibe a ativação da tireoide. É por isso que uma das medições mais importantes da função da tireoide é a proporção de T3 livre para T3 reverso. Os níveis de T3 reverso aumentam com o estresse, reduzindo a eficácia do T3. A proporção entre o T3 livre e o T3 reverso deve ser de pelo menos 20.

Meta: TSH < 2,0 microIU/ml; T3 livre = 3,2-4,2 pg/ml; T3 reverso < 20 ng/dL; T3 livre × 100:T3 reverso > 20; T4 livre = 1,3-1,8 ng/dL.

Estrogênios e progesterona

O papel dos estrogênios — estradiol, estriol e estrona — e da progesterona na cognição permanece controverso. Mas há forte evidência de que haja esse papel. Como observado anteriormente, o estrogênio se liga ao seu receptor e ativa a enzima (chamada alfa secretase ou ADAM10) que quebra a APP, enviando a dupla de suporte sináptico, sAPPα e αCTF. Assim, o estrogênio é um componente crucial na prevenção da demência. Estudos da Clínica Mayo mostraram que mulheres que tiveram seus ovários removidos aos quarenta anos (às vezes por apresentar risco genético de câncer do ovário) sem terapia de reposição hormonal duplicaram o risco de desenvolver Alzheimer.[2] Não apenas os estrogênios e a progesterona são importantes, mas também a proporção de estradiol para progesterona, uma vez que a alta proporção está associada à "névoa mental" e à memória fraca.

Diane, uma advogada de 55 anos, sofrera uma perda de memória grave e progressiva durante quatro anos. Em várias ocasiões, deixou acidentalmente o forno aceso ao sair de casa, esqueceu de reuniões e marcou mais de uma reunião para o mesmo horário porque não se lembrava de já ter marcado uma anteriormente. Como não se lembrava de quase nada por mais do que alguns minutos, gravava conversas e fazia anotações copiosas em seu iPad (infelizmente, depois esqueceu a senha para desbloqueá-lo). Seu esforço para aprender espanhol para o trabalho acabou fracassando. Ficou incapaz de trabalhar. Muitas vezes perguntava aos filhos se haviam trazido determinado item que acreditava ter pedido para a casa, mas eles lhe diziam que ela não pedira. Parava com frequência no meio da frase e demorava para responder mesmo em conversas cotidianas. Um de seus filhos disse: "Saí de casa para fazer faculdade e quando voltei a pessoa que minha mãe era tinha sumido".

Quando Diane me procurou, sua homocisteína estava em 9,8, CRP normal em 0,16, vitamina D muito boa em 46, hemoglobina A1c boa em 5,3, estradiol normal em 275, progesterona baixa em 0,4 (e assim a proporção estradiol:progesterona superelevada, em 687,5), insulina normal em 2,7, T3 livre bom em 3,02, T4 livre em 1,32 e TSH no limite de ficar elevado, em 2,04.

Após cinco meses com o ReCODE, porém, ela começou a notar as melhorias. Com dez meses, quatro meses depois de ter otimizado sua proporção estradiol:progesterona, teve uma recuperação praticamente completa. Não precisava mais de seu iPad para fazer anotações, nem precisava gravar as conversas. Conseguiu voltar a trabalhar, aprendeu espanhol e começou a aprender uma nova especialidade legal. Não se perdia mais no meio das frases nem imaginava que tinha pedido a seus filhos para fazer algo que não pedira.

Meta: nível de estradiol = 50-250 pg/ml; progesterona = 1-20 ng/ml; proporção estradiol:progesterona = 10:100 (e otimizar para sintomas).

Testosterona

O hormônio esteroide sexual, que está presente tanto nas mulheres como nos homens, mas em concentrações mais altas nos homens, favorece a sobrevivência dos neurônios. Homens com concentrações mais baixas de testosterona correm maior risco de Alzheimer.

Meta: testosterona total = 500-1000 ng/dL; testosterona livre = 6,5-15 ng/dL.

Cortisol, pregnenolona e desidroepiandrosterona (DHEA)

O estresse, que parece onipresente em nosso mundo superconectado, ultraprodutivo e em constante competição, é um dos fatores de contribuição mais importantes no declínio cognitivo. Períodos breves de estresse que você supera não são tanto um problema se comparado ao estresse crônico que tantos de nós já experimentamos.

O estresse ativa o eixo HPA — hipotálamo, hipófise e glândulas adrenais — que mencionei anteriormente. O hipotálamo em nosso cérebro produz o fator liberador de cortisona (CRF, na sigla em inglês), que estimula a hipófise a liberar ACTH (hormônio adrenocorticotrófico) no sangue. O ACTH, por sua vez, faz as glândulas acima de nossos rins liberarem cortisol e outros hormônios relacionados ao estresse. Altos níveis de cortisol danificam os neurônios, especialmente no hipocampo, fazendo do estresse crônico um fator de contribuição importante para danos ao hipocampo e, portanto, para o declínio cognitivo — sobretudo da memória.

O estresse crônico pode levar a uma disfunção do eixo HPA — já foi chamado de fadiga adrenal, mas, na verdade, o eixo todo fica bagunçado. Quando isso acontece, as glândulas adrenais não produzem hormônios do estresse suficientes para lidar com estressores como infecções, toxinas ou falta de sono. Desse modo, a pessoa fica muito sensível a esses fatores, que podem exacerbar o declínio cognitivo. Além do mais, uma redução rápida no cortisol pode levar à perda de neurônios no hipocampo.

Pregnenolona é o hormônio esteroide principal do qual todos os demais — esteroides sexuais como estradiol e testosterona, e hormônios do estresse como cortisol e desidroepiandrosterona (DHEA) — são derivados. Em períodos de muito estresse, a pregnenolona é "drenada" para produzir os hormônios do estresse, sobrando pouquíssimo para produzir os hormônios sexuais em níveis ótimos . Esse "roubo de pregnenolona" é uma condição comum que resulta em níveis baixos tanto desse hormônio como de esteroides sexuais. É por isso que nosso interesse por sexo desaba quando estamos sob grande estresse. A pregnenolona ajuda a memória e protege os neurônios. Portanto, um nível insuficiente de pregnenolona é um fator de risco para o declínio cognitivo.

A DHEA, como a pregnenolona, é um "neuroesteroide" que ajuda na reação ao estresse e, geralmente, é medida como sulfato de DHEA. Cortisol, pregnenolona e sulfato de DHEA podem ser medidos simplesmente pelo soro sanguíneo ou pela saliva, e se forem encontradas anormalidades, testes subsequentes podem ser feitos através da coleta de urina ao longo de 24 horas. Entretanto, as avaliações do sangue são, na maioria dos casos, suficientes para determinar se há níveis subótimos para a cognição.

Meta: cortisol (manhã) = 10-18 mcg/dL; pregnenolona = 50-100 ng/dL; sulfato de DHEA = 350-430 mcg/dL em mulheres e 400-500 mcg/dL em homens.

DETECÇÃO DE METAIS – NÃO SÓ PARA AEROPORTOS

Vulcano e Atlas – a proporção cobre:zinco

Excesso de cobre e carência de zinco estão associados à demência. O professor George Brewer, da Universidade de Michigan, passou sua carreira estudando os efeitos do cobre e do zinco na função cognitiva e descobriu que a maioria de nós é deficiente em zinco, mas tem cobre em excesso. Isso é um problema predominante principalmente em países desenvolvidos, possivelmente por causa do encanamento de cobre e, em alguns casos, por causa do cobre nas vitaminas combinado com dietas pobres e baixa absorção de zinco (muitas vezes porque nosso estômago produz menos ácido, em especial quando envelhecemos ou tomamos inibidores de bomba de prótons para refluxo gástrico). Mais importante que isso, como observou o dr. Brewer, o envelhecimento está associado a baixos níveis de zinco, e a doença de Alzheimer a níveis de zinco ainda mais baixos. Além do mais, pacientes com o subtipo tóxico da doença de Alzheimer (tipo 3) muitas vezes apresentam níveis de zinco muito baixos – em geral a metade dos de uma pessoa saudável – e esses baixos níveis de zinco os deixam mais sensíveis a toxinas como mercúrio e a micotoxinas. Além disso, suplementos de zinco fortalecem a cognição,[3] como descobriu o dr. Brewer.

Como o cobre e o zinco competem de várias maneiras – por exemplo, um inibe a absorção do outro nos intestinos –, o excesso de cobre nos deixa com escassez de zinco. Ambos são cruciais para a saúde, então você não vai querer ter carência de nenhum deles. Porém, embora sejam ambos metais, eles são diferentes num aspecto fundamental: o zinco é como Atlas, o titã grego forte e estável, enquanto o cobre é como Vulcano, o deus do fogo. Isso acontece porque o íon de zinco (Zn^{++}) tem orbital atômico 3d preenchido — em outras palavras, o zinco é completo com elétrons e fica "cheio e feliz" —, ao passo que os íons de cobre possuem um orbital 3d incompleto, e assim ficam insatisfeitos. Portanto, o cobre lança elétrons prontamente para dentro e para fora das muitas proteínas que o contêm, sendo uma fonte de radicais livres (moléculas com elétrons não pareados, que são normalmente prejudiciais para o corpo e o cérebro). Por outro lado, o zinco, como parte de mais de trezentas proteínas diferentes, não tem capacidade de lançar elétrons da maneira que o cobre faz; portanto o zinco não produz radicais livres da forma que o cobre faz, e é assim indicado para desempenhar um papel estrutural forte e estável.

Segundo uma estimativa, por volta de 2 bilhões de pessoas — mais de um quarto da população mundial — têm deficiência de zinco. Essa é particularmente predominante em idosos, com consequências que levam à doença de Alzheimer. Por exemplo, como o zinco é crítico para síntese, armazenamento e liberação de insulina,[4] a deficiência de zinco reduz a sinalização feita pela insulina, característica crítica do Alzheimer. A deficiência de zinco também aumenta o nível de autoanticorpos, uma fonte de inflamação; aumenta o dano oxidativo e o envelhecimento; reduz os sinais dos hormônios e dos neurotransmissores e aumenta a sensibilidade a toxinas — todos efeitos característicos do Alzheimer ou que contribuem para a perda cognitiva mesmo na ausência de doença manifesta.

Seus níveis de cobre e zinco sanguíneos devem ser de aproximadamente 100 mcg/dL (microgramas por decilitro) e assim a proporção, 1:1. Proporções de 1,4 ou mais elevadas foram associadas à demência. Analogamente, embora a maioria do seu cobre seja ligada por proteínas como a ceruloplasmina, é proveitoso determinar seu cobre livre (o cobre não ligado por proteínas). Você pode calculá-lo facilmente: verifique seu cobre, depois subtraia três vezes sua ceruloplasmina. Por exemplo, se seu cobre é 120 e sua ceruloplasmina é 25, então seu cobre livre é aproximadamente 120 menos 75 = 45, que está elevado demais — deveria ser menos de 30.

Medir o zinco nas hemácias proporciona uma leitura mais precisa do que fazê-lo no soro. Portanto verifique também seu zinco nas hemácias, que deve ser de 12 a 14 mg/L.

Meta: proporção cobre:zinco = 0,8-1,2. Zinco = 90-110 mcg/dL (ou zinco nas hemácias = 12-14 mg/L).
Objetivo adicional, opcional: cobre menos 3x ceruloplasmina ≤ 30.

Magnésio nas hemácias e ayurveda

O magnésio é crucial para o funcionamento do cérebro. Se você tem Alzheimer, que geralmente devasta mais e começa afetando os hipocampos e o córtex entorrinal adjacente, regiões onde ocorre o maior estrago, há uma grande chance de que essas estruturas consolidantes da memória (um hipocampo do lado esquerdo do cérebro e outro do lado direito) estejam com deficiência de magnésio. Além do mais, para atingir o nível ótimo de magnésio para a função celular cerebral, como mostrou o dr. Guosong Liu, do MIT (hoje na Universidade Tsinghua), geralmente a suplementação de magnésio na dieta é necessária. Em um ensaio clínico, Liu e seus colegas descobriram que, quando o magnésio é levado ao cérebro em um par com um derivado do aminoácido treonina, a cognição melhora.[5]

Quando Guosong me visitou na UCLA, refletimos sobre a ironia das abordagens tomadas por cada um de nós. Ali estava Guosong, que crescera na China, desenvolvendo uma monoterapia molecular orientada — tática bastante ocidental. E ali estava eu, crescido nos Estados Unidos, desenvolvendo um protocolo programático de várias frentes, que estaria perfeitamente de acordo com a medicina chinesa tradicional ou com a medicina ayurvédica.

Como no caso do zinco, medir níveis de magnésio em suas hemácias, onde reside a maior parte dele, produz uma leitura mais acurada do que medi-lo no soro. Isso é chamado magnésio RBC (do inglês, *red blood cell*, hemácia). Ele deve ficar entre 5,2 e 6,5 mg/dL.

Meta: magnésio RBC = 5,2-6,5 mg/dL.

Selênio, o bombeiro (e glutationa, a água)

No panteão dos metais, o selênio é o bombeiro. Ele funciona com o peptídeo glutationa (a água) para exterminar os radicais livres, moléculas com elétrons desemparelhados que danificam as membranas celulares, o DNA, as proteínas e a estrutura e mecanismos celulares como um todo. Ao proteger e restaurar a saúde celular dessa maneira, a própria glutationa é desgastada e precisa ser sempre regenerada, assim como os bombeiros precisam de um suprimento constante de água. Baixos níveis de glutationa podem contribuir para inflamação, toxicidade e perda do suporte para as sinapses — e assim, para todos os três subtipos de Alzheimer. O selênio desempenha papel central na regeneração de glutationa quando ela é usada para limpar os radicais livres, então não é de se surpreender que reduções no selênio revelaram-se associadas ao declínio cognitivo.[6]

Carol, 59, vinha sofrendo de perda de memória e de dificuldade de concentração por quatro anos, quando foi avaliada em um centro médico importante. A demência é de família, e ela porta um ApoE4 e um ApoE3, apresentando alto risco de Alzheimer. Dois anos antes, um exame psicológico sugeriu déficit cognitivo leve amnésico, prenúncio comum do mal de Alzheimer. Sua cognição continuou a declinar, e uma MRI mostrou marcas de atrofia em seu hipocampo. Ela encolheu tanto que ficou menor do que 99% dos hipocampos de pessoas da sua idade. É um mau sinal para alguém com sintomas de Alzheimer.

A avaliação dela identificou micotoxinas na urina, inclusive uma que estava acima de vinte vezes mais alta do que o limite máximo normal. Como as micotoxinas são frequentemente sensíveis à glutationa, ela foi tratada com glutationa intravenosa, além do protocolo ReCODE padrão. Toda vez que recebia a glutationa IV, sua cognição melhorava durante o resto do dia, mas voltava a declinar na manhã seguinte. Entretanto, ao longo dos meses posteriores, seu marido e seu médico notaram melhoras claras e contínuas em sua cognição. Sua pontuação no MoCA foi de 14 (a média para um Alzheimer plenamente desenvolvido é 16,2) para 21 (ainda não era o normal, que é 26-30, mas era claramente melhor, e agora bem melhor do que o paciente médio de Alzheimer).

Meta: selênio sérico = 110-150 ng/ml; glutationa (GSH) = 5,0-5,5 micromols.

Metais pesados e o Chapeleiro Maluco

Metais pesados como mercúrio são neurotóxicos, e a maioria de nós não sabe que fomos expostos a ele. Lembra-se do Chapeleiro Maluco de *Alice no País das Maravilhas*? O personagem tem uma base histórica. Do século XVIII até boa parte do XX, os fabricantes de chapéus usavam uma forma de mercúrio para remover o pelo de coelhos e de outros animais pequenos e, no processo de fabricação do feltro, o mercúrio era liberado no ar. A "maluquice" deles, incluindo perda de memória, depressão, insônia, tremores, irritabilidade e fobia social extrema, era, na verdade, envenenamento por mercúrio. Embora poucos de nós fabriquemos chapéus hoje em dia, muito menos usando mercúrio para fazê-los, estamos expostos a esse metal pesado e a seus compostos quando comemos peixe com alta concentração do elemento. (Quanto maior o peixe e maior sua longevidade, mais mercúrio ele tem. Assim, atum, peixe-espada, peixe-relógio e cação são particularmente preocupantes, ao passo que os peixes SMASH (acrônimo em inglês para salmão, cavala, anchovas, sardinhas e arenque) são alimentos mais seguros.) Esse tipo é o mercúrio orgânico, geralmente metilmercúrio — mercúrio ligado a um grupo metil (um átomo de carbono e três de hidrogênio), que aparece quando micro-organismos agem sobre o mercúrio. A outra grande fonte de mercúrio são as obturações dentárias, as restaurações antiquadas que tantos de nós tivemos ou ainda temos. Esse é o mercúrio inorgânico. O metilmercúrio e o inorgânico podem ser identificados em exames de sangue e de urina; assim você vai saber se o mercúrio em seu organismo veio mais de obturações ou de peixe.

O mercúrio pode induzir à principal característica patológica do Alzheimer — placas beta-amiloides e emaranhados neurofibrilares. Como se isso não bastasse, o metilmercúrio também destrói as partes da glutationa que fazem a limpeza dos radicais livres.

Arsênico, chumbo e cádmio também podem afetar o funcionamento cerebral. Embora o arsênico tenha ganhado má fama por ser o veneno favorito de senhorinhas, uma fonte mais comum de exposição é a água subterrânea, principalmente no Oeste dos Estados Unidos, em Taiwan e em algumas áreas da China. O arsênico também está presente na carne de frango, mas bem menos em frango orgânico. Uma exposição crônica a níveis elevados de arsênico tem sido associada à função executiva debilitada (incluindo resolução de problemas, planejamento, capacidade organizacional e outras formas de pensamento de ordem superior), à acuidade mental reduzida e à deterioração das habilidades verbais, bem como depressão —[7] exatamente os déficits que aparecem no Alzheimer de tipo 3 (tóxico). O arsênico afeta ainda o eixo hipotálamo-pitustária-adrenal, que com frequência está envolvido no Alzheimer tipo 3. Uma observação prática para quando você for verificar seu arsênico: é melhor evitar peixe e frutos do mar por pelo menos três dias antes de colher sangue para verificar sua presença, uma vez que alimentos marinhos contêm alguns compostos de arsênico orgânicos e não tóxicos que resultam em falso positivo.

Os cientistas sabem há décadas que o chumbo prejudica a função cognitiva, diminuindo o QI de crianças expostas. A exposição ao chumbo — geralmente por tinta antiga e pela poeira nas cidades — também aumenta a formação do amiloide mais tarde na vida, como ficou demonstrado em estudos com roedores.[8] Em seres humanos, há evidência tanto epidemiológica como toxicológica de que o chumbo eleva o risco do declínio cognitivo ligado à idade.[9]

O cádmio é mais conhecido como carcinógeno do que como dementógeno, mas estudos com roedores sugerem que ele atua com o chumbo e o arsênico para acentuar as alterações pró-Alzheimer no cérebro.[10] Você pode se expor ao cádmio pela fumaça de cigarro ou por trabalhar com a fabricação de produtos químicos. Cádmio também é usado em tintas, sobretudo amarelas e vermelhas brilhantes — Monet usou amarelo de cádmio em suas pinturas de jardins —, embora, felizmente, as tintas atuais sejam quimicamente formuladas para que a toxicidade do cádmio seja bem menos nociva.

Há várias maneiras de verificar seu nível de mercúrio, mas a maioria dos métodos tem baixa sensibilidade. O mercúrio é em geral medido em seu sangue, mas como ele se deposita nos ossos, no cérebro e em outros tecidos, o nível sanguíneo não é um indicador muito confiável. Você pode sofrer intoxicação por mercúrio sem ter níveis elevados dele no sangue. Um exame de urina traz melhores resultados. O método-padrão costuma ser coletar a urina, geralmente depois de seis horas após ministrar um agente quelante, ou seja, um composto químico que se prende com força ao mercúrio e o extrai dos tecidos. Um exame muito sensível chamado Mercury Tri-Test, desenvolvido pela Quicksilver Scientific, mede o mercúrio no cabelo, na urina e no sangue sem a necessidade de quelação. Ele vai lhe dizer não só se você está com um nível tóxico de mercúrio, mas também se é orgânico (de peixes) ou inorgânico (de obturações dentárias). A Quicksilver oferece ainda um exame de sangue bem sensível para outros metais, incluindo cálcio, cromo, cobre, lítio, magnésio, molibdênio, selênio, zinco, alumínio, antimônio, arsênico, bário, cádmio, cobalto, chumbo, mercúrio, prata, estrôncio e titânio.

E já que estamos falando de metais, o alumínio pode causar doença de Alzheimer? Ninguém sabe. Essa era uma alegação comum há alguns anos, mas nenhum estudo subsequente a comprovou. Por outro lado, tampouco foi completamente descartada.

Meta: mercúrio, chumbo, arsênico e cádmio < 50º percentil (por Quicksilver); ou, se os níveis no sangue forem avaliados por um laboratório-padrão: mercúrio < 5 mcg/L; chumbo < 2 mcg/dL; arsênico < 7 mcg/L; cádmio < 2,5 mcg/L.

SONO E APNEIA DE SONO

Apneia de sono é extremamente comum, mas geralmente passa desapercebida e contribui para o declínio cognitivo. O deus grego do sono é Hipnos, filho de Nix (a noite) e Érebo (a escuridão) e pai dos deuses do sonho. O sono é uma das armas mais poderosas do amplo arsenal anti-Alzheimer. Contudo, em nossa sociedade hipercompetitiva, varar a noite ou desfrutar de apenas algumas horas de repouso por noite é considerado motivo de orgulho.

O sono afeta a cognição mediante uma série de mecanismos fundamentais:

1. Ele altera a anatomia celular em seu cérebro e garante uma limpeza. O espaço entre as células do cérebro, chamado espaço extracelular, se expande durante o sono, permitindo maior fluência de íons de cálcio e magnésio por ele. Da mesma maneira que a maré rebenta contra uma costa, acredita-se que isso elimine o entulho celular, incluindo o amiloide.
2. O sono também está associado à pouca formação do amiloide.
3. Não comemos quando estamos dormindo. O jejum melhora nossa sensibilidade à insulina.
4. Durante o sono, nossas células cerebrais ativam a autofagia, o processo de "comer a si mesmo" que recicla componentes celulares como

mitocôndrias danificadas e proteínas não enoveladas, melhorando a saúde celular. Sem a autofagia, suas células coletariam componentes disfuncionais — seria como usar pilhas gastas em todos seus aparelhos. Suas células necessitam de pilhas novas e de peças em boas condições, então você precisa dormir.

5. O sono também é a hora do conserto. O hormônio do crescimento aumenta durante o sono, consertando as células. Novas células estruturais do cérebro são produzidas enquanto dormimos, entre vários outros processos reparadores que ocorrem durante o sono.

Não admira que privação de sono prejudique a cognição. Além do mais, ela aumenta o risco de obesidade, diabetes e doenças cardiovasculares, fatores de risco para a doença de Alzheimer. Isso nos leva a um anseio por açúcar, gorduras prejudiciais e outros alimentos pouco saudáveis que nos deixam com um perfil metabólico indutor de Alzheimer.

Mesmo que você tente obter boas sete ou oito horas deitado de olhos fechados toda noite, se sofre de apneia, na qual respiração cessa periodicamente, deixando-o semidesperto, você não poderá desfrutar da qualidade de sono necessária para a restauração celular. Isso faz da apneia do sono um importante fator de contribuição para o declínio cognitivo. No entanto, estima-se que 75% dos pacientes com apneia do sono nunca foram diagnosticados, principalmente porque isso costumava exigir a pernoite em um centro de sono hospitalar, a um custo de cerca de 3 mil dólares. Felizmente, hoje é possível examinar a apneia do sono em casa, por algumas centenas de dólares, e existem dispositivos portáteis de vestir capazes de detectar a apneia do sono. Os que apresentam maior risco de apneia do sono, e que por isso devem ser avaliados se sofrem do problema, incluem pessoas que roncam, homens na meia-idade ou mais velhos, pessoas com sobrepeso, pessoas com pescoço curto e grosso e pessoas que sentem fadiga crônica durante o dia. Idealmente, porém, qualquer um que sofra de declínio cognitivo deve ser avaliado, uma vez que a apneia do sono (bem como outros transtornos do sono) é um fator de contribuição prontamente tratável. A avaliação vai gerar um IAH (índice de apneia-hipopneia), que é o número de vezes por hora que você parou ou quase parou de respirar. Algumas pessoas podem ter um IAH de cem, mas o comum é menos de cinco e o objetivo é zero.

Além da apneia do sono, se você descobrir que é negativo para esse problema, mas ainda assim vive adormecendo durante o dia, pergunte ao seu médico sobre a SRVAS — síndrome de resistência das vias aéreas superiores —, uma vez que o distúrbio pode imitar a apneia do sono, mas não é detectado pelos estudos da apneia. Seu médico pode encaminhá-lo para um exame diferente a fim de detectar SRVAS, como um estudo do sono com monitor de pressão esofágica ou um estudo sensível com oximetria de pulso.

Meta: IAH (índice de apneia-hipopneia) inferior a cinco eventos por hora (preferivelmente zero).

COLESTEROL E OUTROS LIPÍDIOS

Todos nos preocupamos com colesterol alto. O exame de colesterol se popularizou nas décadas de 1950 e 1960, junto com outras modas, como o twist, o bambolê, automóveis rabo de peixe e calças boca de sino. De alguma maneira, porém, enquanto essas outras modas tiveram o mesmo destino dos colares de conchas, a mania do colesterol manteve a vitalidade de um Dick Clark. (Para os mais novos, Dick Clark foi o apresentador de *American Bandstand* que continuou com um aspecto jovial mesmo depois de velho, e ficou conhecido como o Adolescente Mais Velho dos Estados Unidos.) Continuamos interessados em saber nosso nível de colesterol! Mas eis a surpresa: o bambolê tem muito mais a oferecer à sua saúde (afinal, é um excelente exercício) do que a medição do colesterol. Isso porque muitas pessoas com "colesterol alto" não têm problemas de doenças vasculares, e muitas com "colesterol normal" sofrem de alguma doença vascular significativa. As doenças vasculares contribuem para o declínio cognitivo porque elevam o risco de Alzheimer e podem causar demência vascular, que está em geral associada a vários pequenos derrames.

Surpreendentemente, talvez, o colesterol *baixo*, mais do que o alto, está associado ao declínio cognitivo. Quando o colesterol total cai para um nível inferior a 150, há mais chances de você sofrer atrofia, encolhimento cerebral. O colesterol é uma parte-chave das membranas celulares, incluindo as células cerebrais. O que *não* queremos é o colesterol *defeituoso* e suas partículas lipídicas — esses são os bandidos. Assim, medir o colesterol total para avaliar risco cardiovascular é como fazer o censo domiciliar de pessoas para estimar quanto criminosos existem: em algumas casas obviamente há muita gente, mas nenhum criminoso; enquanto em outras têm poucos moradores e a maioria é criminosa. Queremos medir a criminalidade diretamente, não inferir a partir do número total de pessoas: meça a LDL oxidada, a LDL pequena e densa ou o número de partículas de LDL junto com o grau de inflamação (LDL oxidada e o hs-CRP descrito anteriormente).

Meta: LDL-p (número de partículas de LDL) = 700-1000; ou sdLDL (LDL pequeno e denso) < 20 mg/dL ou < 20% da LDL; ou LDL oxidada < 60 U/l; colesterol total > 150 (sim, *mais do que* 150, não menos).

VITAMINA E

A vitamina E é um protetor importante de suas membranas celulares, um antioxidante com efeito anti-Alzheimer. O que chamamos de "vitamina E" é, na verdade, uma série de compostos com nomes como tocoferol e tocotrienol, que interagem com a membrana das células adiposas, protegendo-as de danos quando faz a limpeza dos radicais livres. É uma das poucas moléculas que um ensaio clínico revelou, como a monoterapia, ter o efeito de desacelerar o declínio cognitivo na doença de Alzheimer, embora modestamente.[11] Ainda que haja inúmeros tocoferóis e tocotrienóis na vitamina E, você pode saber muito bem de sua situação pedindo um exame laboratorial que identifique o alfa-tocoferol.

Meta: vitamina E (medida como alfa-tocoferol) = 12-20 mcg/ml.

VITAMINA B1 (TIAMINA)

A tiamina — vitamina B1 — é crucial para a formação de memória. A deficiência de tiamina está associada ao abuso de álcool e à perda de memória ligada à desnutrição, chamada síndrome de Wernicke-Korsakoff. Os níveis de tiamina também podem cair se você ingerir alimentos com enzimas que degradam a tiamina, como chá, café, álcool e peixe cru (embora essa seja uma causa incomum de deficiência de vitamina B1 grave). Se a tiamina desempenha um papel no declínio cognitivo associado ao mal de Alzheimer ou ao envelhecimento ainda não está claro; porém, é importante saber se os seus níveis de tiamina são suficientes para favorecer uma cognição saudável. A melhor maneira para isso é medir o pirofosfato de tiamina (TPP, na sigla em inglês) em suas hemácias.

Meta: tiamina sérica = 20-30 nmol/l ou pirofosfato de tiamina (TPP) nas hemácias = 100-150 ng/ml em um concentrado de hemácias.

PERMEABILIDADE GASTRINTESTINAL ("INTESTINO PERMEÁVEL")

Apenas há alguns anos o intestino permeável passou a ser reconhecido como um problema médico e se revelou bastante comum, contribuindo para inflamação e outras condições. A maioria de nós se preocupa em assegurar que nossas casas fiquem trancadas e seguras, prevenidas contra ladrões, animais invasores (já aconteceu de você chegar em casa e encontrar um guaxinim comendo a ração do gato? Ou encontrar uma serpente enrodilhada em algum cômodo?), vazamentos e outras intrusões indesejáveis. De modo similar, é essencial manter barreiras fortes em seu corpo, a começar por seu intestino.

Idealmente, as células que revestem seu aparelho gastrintestinal possuem junções de oclusão (um complexo proteico com ocludina que atua como calafetagem entre as células). Essas junções de oclusão conservam a comida do lado certo — dentro do seu intestino. Moléculas resultantes da digestão, como os aminoácidos, fruto das proteínas quebradas, são transportadas para as células da parede intestinal e dali para a corrente sanguínea, a qual carrega esses nutrientes para células do corpo todo.

Mas imagine que o aparelho gastrintestinal é permeável, como pode ocorrer por causa de sensibilidade ao glúten, a substâncias químicas perniciosas, como as presentes em pesticidas, refrigerantes ou álcool, açúcar, alimentos processados e conservantes; por causa de inflamações, estresse crônico, levedura e medicações como aspirina ou paracetamol. Nesse caso, não são apenas os aminoácidos, as moléculas de açúcar mais simples, como glicose ou frutose, e as vitaminas que chegam à corrente sanguínea. Fragmentos maiores também. Esses fragmentos são identificados pelo sistema imune como estranhos, provocando a inflamação. Como a inflamação é uma causa central do Alzheimer — sobretudo tipo 1 —, é crucial impedir que esses grandes fragmentos de proteína vazem para fora do intestino e entrem na corrente sanguínea.

Outro motivo para manter a casa bem fechada: a porosidade intestinal permite que outros invasores, como bactérias e leveduras, além dos fragmentos delas, penetrem em sua corrente sanguínea. Seu sistema imune reagirá de novo, às vezes causando danos colaterais aos seus próprios tecidos, porque, para as células imunes, eles se parecem com invasores. O resultado são doenças autoimunes, nas quais você apresenta inflamações moderadas porém persistentes e, na pior das hipóteses, doenças autoimunes, como esclerose múltipla, artrite reumatoide ou lúpus eritematoso. A inflamação crônica também pode contribuir para a doença de Alzheimer.

Vicki, de dezesseis anos, sempre fora muito saudável, até apresentar repetidas erupções de pele, artralgia (dor articular) e nós dos dedos inchados, problemas exacerbados pelo clima frio. Ela ganhou peso, ficou com a menstruação muito irregular e teve dificuldade em se concentrar nas conversas e nos trabalhos escolares. Foi avaliada por dois especialistas internacionalmente renomados em reumatologia e submeteu-se a uma biópsia para as erupções em suas mãos. O resultado mostrou que ela tinha vasculite — inflamação dos vasos sanguíneos. Seus exames deram positivo para lúpus e a informaram que tinha alto risco de desenvolver lúpus severo e crônico, e que não havia tratamento disponível.

Vicki consultou um médico integrativo, que descobriu que ela sofria de intestino permeável, sensibilidade a inúmeros alimentos, incluindo glúten e laticínios, hipotireoidismo, estradiol reduzido e resistência à insulina. Após passar vários meses em um programa de restrição alimentar, restabelecimento do intestino e do equilíbrio hormonal, todos seus sintomas recuaram: as erupções desapareceram, ela voltou ao seu peso normal, seu nível de estradiol foi estabilizado, a regularidade da menstruação regressou e sua concentração melhorou. Exames subsequentes para lúpus deram negativo. Mas toda vez que Vicki reintroduzia pequenas quantidades de glúten em sua dieta, voltava a desenvolver artralgia. Nove anos após o início dos sintomas, Vicki continua saudável, sem nenhuma evidência de lúpus.

O que o caso de uma jovem com intestino permeável que desenvolveu vasculite, artrite e redução do funcionamento hormonal — por causa da autoimunidade gerada pelo intestino permeável — tem a ver com a doença de Alzheimer? Tudo. Um dos fatores de contribuição mais importantes para o Alzheimer é a inflamação, e uma das maneiras mais comuns de sofrer inflamações sistêmicas é o intestino permeável.

Assim, é fundamental conhecer a permeabilidade de seu intestino. Há várias maneiras de fazer isso. Uma é por meio de um exame em que o paciente ingere dois açúcares diferentes, lactulose e manitol: o manitol atravessa a barreira do intestino normalmente, enquanto a lactulose não — a menos que haja permeabilidade. Depois de entrar na corrente sanguínea, um ou ambos os açúcares aparecem na urina. O manitol na urina informa que o intestino não perdeu a capacidade de absorção, mas se também houver lactulose, este é um indicativo de intestino permeável. Como alternativa, você pode avaliar a resposta imunológica que se tem quando o intestino é rompido por fragmentos que não deveriam atravessá-lo. O corpo produz anticorpos contra bactérias que entram na corrente sanguínea via intestino permeável, resultando em anticorpos para o LPS (lipopolissacarídeo) na superfície da bactéria. De modo similar, anticorpos para a proteína de função barreira, zonulina/ocludina, indicam intestino permeável. Isso pode ser medido por um exame de anticorpos chamado Cyrex Array 2. Uma vez que as sensibilidades alimentares podem causar intestino permeável, convém fazer exames para identificá-las, seja com Cyrex Array 3 e 4, seja com a eliminação de alimentos suspeitos de sua dieta seguida de sua reintrodução, um de cada vez, para observar se os sintomas como dores articulares, inchaço ou dor abdominal aparecem.

Meta: Cyrex Array 2 (ou outro medidor de permeabilidade do intestino) negativo.

PERMEABILIDADE DA BARREIRA SANGUE-CÉREBRO

Uma lista crescente de bactérias, vírus, fungos e outros micróbios patogênicos foi identificada no cérebro de pacientes com mal de Alzheimer. Espere aí, como assim? Micróbios no cérebro não indicam meningite ou encefalite?

Não é tão simples. Meningite e encefalite são infecções ativas com inflamação, como uma guerra ativa. A presença de níveis baixos de patógenos está mais para uma guerra fria, um lento desgaste e um funcionamento subótimo. Há algo como um impasse, em que nenhum lado começa a guerra de fato.

No caso de uma doença como Alzheimer, que não se acreditava infecciosa, encontrar patógenos no cérebro é ao mesmo tempo surpreendente e preocupante. Uma bactéria chamada *Porphyromonas gingivalis* (*P. gingivalis*) apareceu repetidamente em cérebros com Alzheimer, assim como algumas proteínas produzidas por esse micróbio.[12] De onde ela vem? Da sua boca! Outras bactérias orais também foram encontradas, incluindo *Fusobacterium nucleatum* e *Prevotella intermedia*. Assim como o vírus do *Herpes simplex* (vhs), que vive por anos nas células nervosas que abastecem seu rosto e seus lábios — suas células do gânglio trigeminal — e se manifestam em épocas de estresse ou quando você toma muito sol, causando feridas dolorosas. Ele também pode migrar pelo mesmo nervo, na direção contrária, e ir para o cérebro, produzindo uma reação leve, crônica e inflamatória — do tipo guerra fria — associada ao mal de Alzheimer.

Você se lembra da sífilis? Muitos de nós esquecemos dessa doença, que foi uma causa importante de demência antes de se ser facilmente diagnosticada por testes laboratoriais e ser tratada de forma eficaz com penicilina. A sífilis é causada pela *Treponema pallidum*, um tipo de bactéria chamada espiroqueta por causa de seu formato de saca-rolha. A *Treponema* pode viver no corpo por décadas e, por fim, infectar o cérebro, causando demência anos após a infecção inicial. Em certo sentido, o Alzheimer é a neurossífilis do século XXI, uma vez que envolve uma reação inflamatória crônica do cérebro. Entretanto, enquanto a sífilis é causada por um único organismo, a doença de Alzheimer apresenta uma inflamação que pode ser causada por muitos organismos diferentes, ou até pela assim chamada inflamação estéril — não de patógenos invasores, mas por motivos como dieta pobre.

A espiroqueta da doença de Lyme, *Borrelia burgdorferi*, também foi encontrada no cérebro de pacientes de Alzheimer. Transmitida pelo minúsculo *Ixodes*, carrapato do cervo que vive em todo o Leste e Oeste dos Estados Unidos, na Europa, na latitude mediana da Ásia e no Norte da África, a *Borrelia* penetra em seu corpo quando o carrapato do cervo ataca você, morde-o e injeta saliva com a espiroqueta. Um pouco mais da metade dos pacientes que desenvolvem doença de Lyme também são infectados por outros micróbios portados pelos carrapatos, incluindo *Ehrlichia* (que infecta os leucócitos), *Babesia* (parente do parasita da malária, que infecta as hemácias) e *Bartonella* (que infecta os vasos sanguíneos). O cérebro de muitos pacientes com Alzheimer também abriga fungos.

O cérebro com Alzheimer, como você pode ver, é um verdadeiro zoológico de microrganismos. Não há um único causador da doença, tal como a *Borrelia* causa a doença de Lyme e a *Treponema* causa sífilis. Pelo contrário, o Alzheimer, na verdade, reflete uma reação protetora contra muitas agressões infecciosas, inflamatórias ou tóxicas diferentes.

Mas como esses organismos entram no cérebro? Geralmente o cérebro é protegido pela barreira sangue-cérebro, porém essa barreira pode se romper. Assim como você pode desenvolver intestino permeável, pode desenvolver uma barreira sangue-cérebro permeável. Os micróbios também podem acessar o cérebro pelo nariz (como usuários de cocaína sabem muito bem), pelo intestino (o nervo vago que conecta o intestino ao tronco encefálico) e até pelo olho. Os dementógenos costumam chegar ao cérebro por todas essas vias suscetíveis. Bem no início do Alzheimer há evidência de anormalidades na barreira sangue-cérebro. Além do mais, inúmeros estudos revelaram que o acesso dos seios nasais ao cérebro também é um determinante crítico na doença de Alzheimer do tipo 3.

Pelos motivos expostos é importante saber a situação de sua barreira sangue-cérebro. O Cyrex Array 20, que avalia a reação da permeabilidade da barreira sangue-cérebro às proteínas, pode medir isso.

Meta: Cyrex Array 20 negativo.

SENSIBILIDADE A GLÚTEN E OUTRAS RELACIONADAS

A conexão intestino-cérebro é fundamental para a cognição. Embora apenas cerca de 5% das pessoas desenvolvam doença celíaca, que está associada à intolerância severa a glúten, a maioria de nós pode sofrer danos no aparelho gastrintestinal — e sobretudo nas junções de oclusão entre as células — por causa do glúten. Isso é discutido extensamente por meu amigo e colega, o dr.

David Perlmutter, em seu best-seller *A dieta da mente*. Como a sensibilidade ao glúten pode causar intestino permeável, que (como descrito anteriormente) pode disparar a inflamação crônica que leva ao Alzheimer, é importante avaliá-la. Uma das maneiras é medir os anticorpos de transglutaminase tecidual no soro sanguíneo em um hemograma-padrão. Outra é se submeter ao exame Cyrex Array 3, que avalia anticorpos para diferentes regiões das duas moléculas que compõem o glúten. Sensibilidade a centeio, cevada, gergelim, aveia ou arroz — que também podem causar intestino permeável — pode ser avaliada usando o Cyrex Array 4.

Slim, 74 anos, começou a perder a memória com 67 anos. Ele foi avaliado em dois dos principais centros médicos do país, e lhe disseram que provavelmente tinha Alzheimer. Embora sua avaliação não incluísse testes genéticos, avaliação inflamatória, mapeamento de amiloide, PET scan ou visualização volumétrica de MRI, ele começou a receber propagandas oferecendo-lhe participação em ensaios clínicos para drogas experimentais contra Alzheimer.

Conforme sua memória e sua cognição continuavam a declinar, Slim passou por nova avaliação. Sua MRI mostrou atrofia cerebral generalizada, apenas no 5º percentil do volume do hipocampo para sua idade. Seu Cyrex Array 2 indicou intestino permeável. O Array 20 também resultou positivo, indicando barreira sangue-cérebro permeável. O Array 5 revelou autoanticorpos: seu sistema imune reagia contra as próprias proteínas, incluindo as proteínas cerebrais MBP (proteína básica de mielina) e descarboxilase do ácido glutâmico. Após seguir o protocolo ReCODE por um ano, além de evitar glúten, seus exames indicaram que não apresentava mais permeabilidade no intestino nem na barreira sangue-cérebro, e seu declínio cognitivo progressivo cessou.

Meta: anticorpos de transglutaminase tecidual negativo ou Cyrex Array 3 e 4 negativos.

AUTOANTICORPOS

Se o seu sistema imune está em guerra com seu próprio cérebro, como o de Slim estava, é importante saber disso, uma vez que autoanticorpos — especialmente os que atacam as proteína cerebrais — são um fator importante de contribuição para o declínio cognitivo. O Cyrex Array 5 verifica uma série de autoanticorpos.

Mindy começou a ter depressão após realizar uma histerectomia aos cinquenta anos, apesar da terapia de reposição hormonal (que pode ou não ter sido adequada). Quatro anos depois, ela começou a ter dificuldade de encontrar as palavras, de dirigir e de seguir receitas e outras instruções. Ela se sentia desorientada e, depois que seu filho saiu de casa, cada vez mais deprimida. O marido de Mindy notou que seu humor e sua cognição melhoravam muito após vários dias de repouso, mas declinavam da mesma maneira com privação de sono, enfermidade viral e outros estressores. Seu MOCA foi de 19 (o normal é 26-30), o que indicava déficit significativo e compatível com a doença de Alzheimer. Uma avaliação neuropsicológica revelou que era incapaz de recordar o próprio histórico familiar (que, disseram seus parentes, não incluía demência), exibia dificuldade de fala, tinha fluência semântica pobre, confabulava (inventava respostas para mascarar o esquecimento) em testes de memória e perdera o olfato. Todos os sintomas apontavam para déficits nos lobos frontal, temporal e parietal do cérebro. Sua MRI foi considerada normal, mas a visualização volumétrica quantitativa não foi realizada. Seu PET resultou em anormalidade, com redução do uso de glicose nas regiões parietotemporal e frontal, característica do Alzheimer.

Exames revelaram níveis mais de 2 mil vezes acima do normal de um autoanticorpo contra sua proteína tireoide (tiroglobulina). Ela também apresentou C4a e TGF-β1 elevados, que são característicos da ativação do sistema imune inato e típicos para Alzheimer tipo 3. Seu genótipo ApoE foi 3/3. A SRIC (Síndrome da Resposta Inflamatória Crônica, que pode ser induzida por micotoxinas, doença de Lyme ou outros patógenos) de Mindy foi tratada com colestiramina (que se liga às toxinas no intestino) e PIV intranasal (peptídeo intestinal vasoativo, que ajuda os neurônios), junto com o protocolo ReCODE. Ao longo dos vários meses seguintes, sua melhora foi notável; ela foi capaz de ler e lembrar mais uma vez, seguir instruções, orientar-se e, no geral, funcionar bem melhor.

Meta: Cyrex Array 5 negativo.

TOXINAS, DOENÇA DE ALZHEIMER TIPO 3 E SRIC

Surpreendentemente, as toxinas se revelaram uma importante causa da doença de Alzheimer. O curso de toxicologia que fiz na faculdade não me preparou para compreender o mar de toxinas em que navegamos diariamente. Inalamos venenos, ingerimos toxinas, as absorvemos pela pele, produzimos toxinas endógenas como subprodutos de reação química, somos expostos a campos eletromagnéticos tóxicos e à radiação. Na maior parte do tempo não as percebemos, então não temos nem chance de evitá-las. Mas há uma evidência crescente de que várias delas são os dementógenos que mencionei anteriormente.

Há muitos anos, quando eu e meus colegas descobrimos a existência de um equilíbrio entre os sinais celulares associados à formação e à manutenção das sinapses e a reorganização e remodelagem das sinapses, estabelecemos uma maneira de testar qualquer substância química e verificar seus efeitos nesse equilíbrio químico. Em outras palavras, fizemos uma triagem tanto à procura de dementógenos como de seus opostos, os compostos que ajudariam na formação e na manutenção das sinapses. Executamos a triagem em todas as drogas aprovadas pela FDA, bem como em outras substâncias químicas que eram drogas potenciais, investigando tanto candidatos possivelmente valiosos que mudariam o equilíbrio na direção positiva — para maior formação e manutenção da memória — como possíveis dementógenos que mudavam o equilíbrio na direção negativa. Surpreendentemente, diversas estatinas, as drogas em geral prescritas para baixar o colesterol, pareciam fazer o prato da balança pender na direção errada: elas causaram o tipo de clivagem de APP que produz um componente do "quarteto destrutivo" indutor de morte celular.[13] Curiosamente, a estatina mais poderosa em fazer isso, a cerivastatina (antes vendida como Baycol, nos Estados Unidos), fora tirada do mercado em 2001, após ser ligada a mais de cinquenta mortes no mundo inteiro e a efeitos colaterais como a morte das fibras musculares.

Outro grupo de dementógenos encontrado inúmeras vezes em pacientes com Alzheimer do tipo 3 é o grupo das micotoxinas[14] produzidas por fungos como *Stachybotrys*, *Aspergillus*, *Penicillium* e *Chaetomium*. Como assim? Doença de Alzheimer causada por fungo? Infelizmente, existe cada vez mais evidência de que fungos contribuem para alguns casos — pelo menos cerca de 500 mil vítimas só nos Estados Unidos. Logo, é bom checar sua exposição a micotoxinas — como descreverei adiante — se você ou algum membro de sua família sofreu declínio cognitivo.

Ao longo das últimas duas décadas, o dr. Ritchie Shoemaker tem estudado os efeitos das micotoxinas em milhares de pacientes, como ele conta em seu livro de 2010, *Surviving Mold: Life in the Era of Dangerous Buildings* [*Sobrevivendo aos fungos: A vida na era das construções perigosas*]. O dr. Shoemaker descreveu uma síndrome que batizou de SRIC: síndrome da resposta inflamatória crônica. Os sintomas são muitos e variados — incluindo asma, fadiga crônica, fibromialgia (dor muscular, tecidual e óssea generalizada, além de maior sensibilidade), hemorragias nasais, erupções de pele, falta de ar, declínio cognitivo, dores de cabeça — e todos parecem estar relacionados à ativação crônica da parte evolutivamente mais antiga do sistema imune, o chamado sistema imune inato.

Funciona da seguinte maneira: imagine uma bomba que explodiu em um edifício na sua cidade. Antes de se obter quaisquer detalhes sobre os criminosos houve uma resposta de emergência imediata: mobilização de policiais, de bombeiros e de equipes médicas, toque de recolher e alertas para que se permaneça em casa até que novas informações estejam disponíveis. Então, quando as câmeras de segurança identificaram os causadores, a reação foi focar nos responsáveis pela explosão. É exatamente assim que funciona seu sistema imune inato. Primeiro ele envia células e sinais anti-infecção com múltiplas finalidades. Só mais tarde outra parte do sistema imune, chamada sistema imune adaptativo, produz anticorpos que atacam e destroem especificamente os micróbios causadores da infecção. Em geral, uma vez vencida a infecção, ambos os sistemas imunes recuam.

Mas o que aconteceria se as câmeras de segurança jamais identificassem os criminosos? O toque de recolher e o alerta vermelho geral não seriam suspensos. Isso é o que acontece com a SRIC. Muitas vezes, durante anos o sistema inato é ativado por micotoxinas ou outros invasores, mas o sistema adaptativo não os reconhece e não os destrói. O que determina se nossas câmeras de segurança funcionam? A genética. Em 75% de nós, as câmeras estão ligadas, então estamos em boa forma. Mas nos 25% restantes, as câmeras ficam desligadas na presença de micotoxinas (ou algum outro invasor microbiano, como a *Borrelia*, da doença de Lyme). Isso deixa o sistema imune inato eternamente ativado, produzindo uma inflamação constante que põe o cérebro a caminho do Alzheimer. Felizmente, podemos descobrir com facilidade se estamos nos 75% ou nos 25%, usando um teste sanguíneo genético para HLA-DR/DQ. Além do mais, podemos descobrir se nosso sistema imune inato está ativo usando exames de sangue simples para C4a, TGF-β1 e MSH. E também podemos realizar um exame de urina para detectar a presença das micotoxinas mais perigosas: tricotecenos, ocratoxina A, aflatoxina e gliotoxina.

Meta: C4A < 2830 ng/ml; TGF-β1 < 2380 pg/ml; MSH = 35-81 pg/ml; HLA-DR/DQ sem nenhuma propensão à SRIC; exame de micotoxina urinária negativo para tricotecenos, ocratoxina A, aflatoxina e derivado de gliotoxina.

FUNÇÃO MITOCONDRIAL

Como se fossem baterias minúsculas, as mitocôndrias fornecem a energia para nossas células funcionarem. Elas convertem a energia contida em nossos alimentos e o oxigênio que respiramos na molécula ATP, que por sua vez energiza nossas células. O nome *mitocôndria* vem do grego, "pequeno fio granular", e essas incríveis baterias são na verdade descendentes de bactérias que invadiram nossas células há 1 bilhão de anos, fazendo delas sua moradia permanente, para nossa vantagem.

Como muitas substâncias químicas danificam as mitocôndrias, é importante saber se você foi exposto a elas, sobretudo em quantidades significativas ou por um longo período de tempo. A lista inclui antibióticos (que matam bactérias e assim podem ser tóxicos para nossas mitocôndrias, uma vez que elas são descendentes de bactérias), estatinas, álcool, L-DOPA (indicada para tratar o mal de Parkinson), griseofulvina (indicada para infecções por fungos), paracetamol (Tylenol), anti-inflamatórios não esteroides (aspirina, ibuprofeno e drogas aparentadas), cocaína, metanfetamina ou AZT (azidotimidina, usada para infecções virais, incluindo HIV/aids). Além disso, o ApoE4 pode estar associado ao dano mitocondrial.

Não existe um exame de sangue simples para verificar o funcionamento mitocondrial, embora haja alguns exames indiretos, como o teste dos ácidos orgânicos. Os exames mitocondriais atualmente disponíveis estão mais voltados para descobrir deficiências mitocondriais em doenças da infância do que ao declínio cognitivo, o que faz do aperfeiçoamento dos métodos de se fazer esse exame urgentemente necessário. Enquanto isso não ocorre, a melhor maneira de investigar alterações no funcionamento mitocondrial advindas do declínio cognitivo é por testes de respiração, ressonância magnética nuclear, sequenciamento de DNA mitocondrial e biópsias dos músculos. Por ora, ao identificar possíveis fatores de contribuição para o declínio cognitivo, é importante saber se houve exposição aos agentes prejudiciais para as mitocôndrias listados anteriormente.

Meta: prevenir a exposição a agentes prejudiciais para as mitocôndrias.

ÍNDICE DE MASSA CORPORAL (IMC)

Um índice de massa corporal (IMC) pouco saudável eleva seu risco de declínio cognitivo. Você pode encontrar cálculos simples na internet ou fazer por conta própria. Basta dividir seu peso pelo quadrado da sua altura. Por exemplo, para 70 kg de peso e 1,70 metro de altura, IMC = $70 \div 1,70^2$. Então seu IMC = $70 \div 3, 4$, o que dá aproximadamente 24. Isso é muito bom: para uma cognição ótima, o IMC deve ficar entre 18 e 25. IMCs acima de 26 e, especialmente acima de 30, aumentam o risco de diabetes tipo 2, que por sua vez aumenta o risco da doença de Alzheimer. Pouco se sabe sobre o grau do risco de IMCs abaixo de 18, mas tais índices podem estar associados a nutrição e a status hormonais subótimos, então a meta é manter o IMC entre 18 e 25.

O IMC, porém, não é o melhor indicador do status metabólico. O status de gordura visceral — que você pode determinar com técnicas de imagens como o ultrassom ou o MRI — é um indicador mais preciso, sobretudo a presença de gordura no fígado. Pode-se determiná-lo com uma análise de composição corporal, e o ideal é uma pontuação Tanita de 1-12. Outro bom indicador do status metabólico é sua cintura: ela deve ser inferior a 89 centímetros para as mulheres ou 102 centímetros para os homens.

Meta: IMC (índice de massa corporal) = 18-25; cintura ‹ 89 centímetros (mulheres) ou ‹ 102 centímetros (homens).

GENÉTICA

A genética afeta seu risco de desenvolver mal de Alzheimer, mas a sina de tê-lo não está gravada em seu DNA. Pelo contrário, você está no controle de seu próprio destino muito mais do que pode imaginar. Para otimizar seu controle, você deverá saber seu status genético: para começar, uma dieta perfeita para você dependerá de o seu ApoE4 ser positivo ou negativo.

Muitos de nós ficamos com um pé atrás diante do teste genético. Pode ser assustador descobrir sobre o próprio DNA. Entretanto, tenha em mente que o teste genético pode ser empoderador, como no exemplo anterior do ApoE/ dieta. É possível sequenciar todo seu genoma por cerca de 1600 dólares. Você pode sequenciar seu exoma (a parte do genoma que codifica as proteínas) por cerca de seiscentos dólares. Pode simplesmente descobrir quantas cópias de ApoE4 você tem (0, 1 ou 2).

Ou também pode se submeter ao teste em uma empresa como a 23andMe, que avalia um grande número de SNPs (polimorfismos de nucleotídeo único, que são variações dentro dos seus genes). Enquanto escrevo isso, contudo, a 23andMe parou de oferecer interpretações dos genes ligados à saúde, incluindo do ApoE (eles ainda informam aspectos como os genes para cor do olho). Desse modo você vai precisar requisitar seu próprio arquivo, que lhe será enviado por e-mail em formato zip, depois mandar analisar por um serviço on-line como Promethease ou MTHFR Support. Além disso, cerca de 15% das vezes, os testes da 23andMe falham em determinar o status do ApoE. E o 23andMe não realiza testes para todas as variantes causadoras de doença em todos os genes relacionados ao Alzheimer.

P.S.: Em abril de 2017, a FDA aprovou dez testes de DNA da 23andMe, incluindo um para risco de Alzheimer na velhice, que avalia o status de ApoE.

Meta: Conhecer seu status de ApoE.
Objetivo opcional: Conhecer o status de todos os SNPs ligados à neuro-degeneração, como APP, PS1, PS2, CD33, TREM2, CR1 e NLRP1.

TESTES NEUROPSICOLÓGICOS QUANTITATIVOS

É fundamental saber como sua memória e outros aspectos da cognição, como organização, cálculo e fala estão. Há muitas maneiras de fazer isso. A mais simples é se submeter ao MOCA, que é disponibilizado gratuitamente na internet e leva apenas cerca de dez minutos para ser feito (http://dementia. ie/images/uploads/site-imges/MOCA-Test-English_7_1.pdf). Existem três versões; assim, você pode repeti-lo sem a preocupação de que alguma melhora venha de ter feito o mesmo teste antes. Uma pontuação normal no MOCA é de 26 a 30; 19 a 25 está associado a MCI (déficit cognitivo leve); 19 a 22, se acompanhado de dificuldades com atividades do dia a dia, em geral significa que o MCI se converteu em demência, seja pela doença de Alzheimer, seja por outra causa; pontuações inferiores a 19 indicam demência.

Existem outros testes simples, como o Miniexame do Estado Mental (MMSE, na sigla em inglês) ou o Self-Administered Gerocognitive Examination (SAGE), mas são menos sensíveis a alterações iniciais do que o MOCA, e assim mais úteis para pacientes afetados mais gravemente. Embora esses testes, incluindo MOCA, avaliem funções cognitivas múltiplas e então as regiões cerebrais, testes mais extensos, também disponíveis on-line, são mais sensíveis a alterações iniciais, fornecendo ainda uma análise mais detalhada do funcionamento cerebral. É o caso do CNS Vital Signs, BrainHQ, Dakim, Lumosity e Cogstate, os quais calculam seu percentil (isto é, que você está X% acima das pessoas de sua faixa etária) para múltiplas áreas da função.

Neuropsicólogos podem conduzir avaliações mais extensas, fornecendo um diagnóstico mais sensível e aprofundado dos múltiplos domínios da função cognitiva. Mas essas avaliações podem levar várias horas e ser estressantes, e por isso algumas pessoas optam por evitar o possível estresse prejudicial, utilizando algum teste mais breve, como os descritos aqui.

Meta: Obter uma linha de base do desempenho cognitivo como percentil por faixa etária ou como pontuação de MOCA (de um máximo perfeito de 30).

Objetivo opcional: Completar testes neuropsicológicos padrões e obter pontuações em percentil para múltiplos domínios cognitivos.

NEUROIMAGENS, LÍQUIDO CEFALORRAQUIDIANO E ELETROFISIOLOGIA

Qual é o aspecto do seu cérebro? Neuroimagens podem mostrar quais regiões encolheram, se isso de fato aconteceu, e quais utilizam menos energia e, portanto, estão menos ativas do que deveriam. A MRI com visualização volumétrica fornece dados brutos que programas como Neuroreader e NeuroQuant usam para calcular pontuações de percentil — mais uma vez, pontuação de que o volume de seu hipocampo, digamos, está X por cento acima para pessoas em sua faixa etária. O Neuroreader, por exemplo, calcula isso para 39 regiões cerebrais. Todos com sintomas de declínio cognitivo, independentemente do grau de precocidade, deveriam fazer uma MRI com visualização volumétrica. E todos sob alto risco — por exemplo, aqueles com histórico familiar ou genética preocupantes — deveriam levar isso em consideração. Para pessoas assintomáticas e sem alto risco, isso é opcional.

PET scans (tomografia por emissão de pósitrons) são em geral proveitosos quando há dúvida sobre o diagnóstico, como em casos que é difícil distinguir entre uma demência frontotemporal e a doença de Alzheimer. Nesta, a FDG--PET revela um padrão característico do metabolismo de glicose reduzido nas regiões temporal e parietal, e muitas vezes inclui o córtex cingulado posterior e o precuneus, que com frequência são prejudicados no Alzheimer.

PET scans de amiloide mostram o acúmulo dessa substância no cérebro. Mas como o acúmulo de amiloide pode ocorrer sem a doença de Alzheimer, e, ao contrário, o declínio cognitivo característico do Alzheimer pode ocorrer sem amiloide, ainda não está claro se essa abordagem é ou não útil para o diagnóstico. Na verdade, estudos em andamento visam determinar exatamente isso. Se, na ausência de sintomas, você receber PET scan positivo para amiloide, deve levar a prevenção a sério. Entretanto, o padrão de acúmulo do amiloide não está necessariamente correlacionado com a região do cérebro que exibe os sintomas: por exemplo, pode haver amiloide nos lobos frontais, que são responsáveis pelo comportamento, pela função executiva e muitas outras funções, mas o principal sintoma do paciente pode ser a perda de memória, que está relacionada à disfunção do lobo temporal. Por outro lado, um novo tipo de PET scan — PET scan de proteína tau — tende a revelar anormalidades correlacionadas mais estreitamente com os sintomas.

O líquido cefalorraquidiano (LCR, extraído de uma punção lombar) também é opcional, porém, mais uma vez, ajuda se o diagnóstico for duvidoso. Na doença de Alzheimer há uma redução característica na beta-amiloide 42 no LCR, e um aumento em tau total e fosfo-tau.

Uma EEG (eletroencefalografia), outro exame opcional, pode ser muito útil para determinar se há alguma evidência de atividade epilética. Embora convulsões ocorram em apenas cerca de 5% dos acometidos de Alzheimer, a EEG pode revelar atividade epiléptica insuspeita mesmo se o paciente não tiver contrações ou outros sinais externos de epilepsias (as assim chamadas epilepsias não convulsivas). Se esse for o caso, anticonvulsivos (medicações antiepilepsia) podem ser prescritos.

Meta: MRI cerebral com visualização volumétrica normal, sem revelar áreas de atrofia.

Objetivos opcionais: FDG-PET negativo, PET scan amiloide negativo, PET scan tau negativo e/ou EEG normal, sem atividade epiléptica ou morosidade cognitiva.

NOVOS EXAMES QUE EM BREVE ESTARÃO DISPONÍVEIS E SÃO FUNDAMENTAIS PARA A MEDIÇÃO DO DECLÍNIO COGNITIVO

1. Exossomas neurais

A nova área mais empolgante de exames para o mal de Alzheimer, risco de Alzheimer e resposta à terapia envolve os exossomas neurais, minúsculos fragmentos celulares e de materiais expulsos das células. Esse pode ser o santo graal neurológico: uma maneira simples de avaliar a química cerebral e os sinais neuronais com uma amostra de sangue. Mas como é possível? Como podemos descobrir sobre sinais cerebrais ao analisar o sangue? Bem, imagine que você é um investigador particular e quer descobrir o que está acontecendo dentro de uma mansão impenetrável. Você não pode entrar, mas precisa saber o que está acontecendo. Então o que faz? Vasculha o lixo, certo?

Acontece que o cérebro — a mansão quase inviolável em seu crânio — expele exossomas neurais, detritos e secreções das células em sua corrente sanguínea. Esses minúsculos fragmentos de células e de outros materiais são muito pequenos, tendo em média 1/70 da largura de uma hemácia. Existem muitos desses exossomas em seu sangue — bilhões em algumas gotas de sangue! Então isso é bem interessante: você pega uma amostra pequena, isola os exossomas neurais e determina vários parâmetros essenciais da bioquímica do cérebro, exatamente aqueles que precisa conhecer para determinar seu risco de declínio cognitivo, se você tem Alzheimer do tipo 1, 2 ou 3 e, o mais importante, se o programa de tratamento está funcionando ou precisa ser ajustado.

O professor Edward Goetzl e seus colegas da Universidade da Califórnia, em São Francisco, e os Institutos Nacionais de Saúde encontraram a assinatura da doença de Alzheimer em exossomas neurais, incluindo crescimento da beta--amiloide e da tau fosforilada. Também encontraram a assinatura da resistência à insulina nos exossomas neurais de pacientes com Alzheimer, descobrindo que ela pode aparecer até uma década antes do diagnóstico da doença. Essas descobertas são, possivelmente, apenas a ponta do iceberg do exossoma, uma vez que essa abordagem pode avaliar os caminhos do neurotransmissor, os sinais hormonais, os sinais dos fatores tróficos, os efeitos de vitaminas na função neural, os efeitos de traumas, o comprometimento vascular, as reações a terapias e muito mais assinaturas bioquímicas no cérebro. Assim você pode entender por que estou tão entusiasmado com essa abordagem.

Faço parte do conselho científico de uma nova empresa, a NanoSomiX, que trabalha com o professor Goetzl e avalia exossomas neurais. Quando esse teste estiver disponível, ele ajudará a identificar seu nível de exossoma neural de beta-amiloide 42 (o principal associado ao Alzheimer), de fosfo-tau, de catepsina D (uma protease que cresce em exossomas de pacientes com doença de Alzheimer), REST (que indica os níveis de suporte trófico) e proporção de fosforilação de IRS-1 (indicando resistência ou sensibilidade à insulina).

Meta: níveis de exossoma neural normais de beta-amiloide 42, fosfo-tau, catepsina D, REST e proporção de fosforilação de IRS-1.

2. Scan de retina

Outra nova abordagem empolgante para avaliar o risco de declínio cognitivo é o scan de retina. Embora possamos obter a imagem do amiloide no cérebro com um PET scan de amiloide, ele detecta apenas conjuntos relativamente grandes da substância. Não revela se o amiloide está nos vasos sanguíneos, nem se presta a investigar mudanças relativamente rápidas nas placas amiloides isoladas.

O fundo do olho, ou a retina, é uma extensão do cérebro e, portanto, reflete o que acontece ali dentro. Isso faz a avaliação da retina uma abordagem altamente promissora para a detecção de placas amiloides. É possível identificar muitas, em geral centenas, de placas bem pequenas, mapear a localização de cada uma e, após o tratamento, fazer novo exame para verificar se o número de placas diminuiu. Ao custo de centenas de dólares, em vez de milhares, o scan de retina é bem mais barato do que PET scans de amiloide. Ele também identifica placas bem menores que podem ser sinais mais precisos dos efeitos do tratamento; e ainda pode revelar se o amiloide afeta os vasos sanguíneos da retina (e, por extensão, provavelmente também o cérebro), além dos neurônios e das sinapses em si. Isso é importante porque, em casos raros, o amiloide nos vasos sanguíneos pode levar a uma hemorragia e, portanto, agentes anticoagulantes como óleo de peixe e aspirina devem ser assiduamente evitados.

A NeuroVision Imaging, fundada em 2010 pelo neurocirurgião dr. Keith Black, do Centro Médico Cedars-Sinai e pelo empresário Steven Verdooner, oferece scan de retina e equipamentos de imagem. Enquanto escrevo, a empresa conduz testes clínicos para saber se essa abordagem consegue detectar o início da doença de Alzheimer e se consegue acompanhar a reação ao tratamento.

Meta: mapeamento da retina negativo (ou variação normal) para placas amiloides.

3. Neurotrack e o lobo temporal medial (reconhecimento de objetos)

Um dos exames mais importantes para avaliar a perda de memória em roedores de laboratório é o teste de reconhecimento de objeto (TRO). Imagine sua surpresa ao acordar de manhã e ver um carro vermelho novo em folha na porta da sua casa. Você provavelmente gostaria de examiná-lo por algum tempo, olhá-lo, tocá-lo e sentar no banco, principalmente em razão da novidade e do ineditismo de encontrar algo inesperado em sua vida. Em comparação, você dedicaria muito menos atenção e tempo aos objetos familiares como seu carro antigo. Porém, se você não tivesse memória, não seria capaz de reconhecer o novo carro como sendo novo, porque tudo sempre pareceria novo. É assim com roedores. Aqueles dotados de boa memória passam um tempo extra com objetos inéditos, ao contrário dos que têm memória ruim. Logo, medir o reconhecimento de objeto inédito é a maneira como muitos laboratórios têm avaliado alterações cerebrais relacionadas ao Alzheimer em roedores, bem como possíveis terapias. Por exemplo, a pesquisa mostrou que um dano ao lobo temporal medial prejudica a capacidade de lembrar e reconhecer o que é novo no ambiente, e que isso aparece desde cedo na doença de Alzheimer.

Essa mesma preferência pela novidade baseada em memória pode ser percebida nos seres humanos. Em 2016, a Neurotrack lançou um exame de avaliação cognitiva visual e on-line, de cinco minutos, que detecta quais objetos e quais outros estímulos as pessoas reconhecem como inéditos. Assim ela identifica o déficit do hipocampo e em estruturas próximas, diagnosticando pessoas com disfunção nessa região que podem manifestar a patofisiologia do Alzheimer.

Meta: preferência normal por objetos inéditos.

OUTRAS CONSIDERAÇÕES

Características históricas e de estilo de vida

Por mais cruciais que sejam os exames laboratoriais para se identificar fatores genéticos e bioquímicos que possam contribuir para o declínio cognitivo, o histórico de vida também pode fornecer pistas significativas para suas causas. Assim, é importante saber se você, hoje ou em algum momento:

- sofreu trauma na cabeça. (Já levou uma pancada que o deixou inconsciente? Esteve em algum acidente de carro? Praticou esportes de contato?)
- submeteu-se à anestesia geral (e quantas vezes). A anestesia geral combina certa toxicidade dos anestésicos com o que é frequentemente uma oxigenação imperfeita, e isso pode afetar o funcionamento cerebral.
- tem obturações dentárias. Elas o expõem ao mercúrio inorgânico.
- come peixe com alto teor de mercúrio. Isso o expõe ao mercúrio orgânico.
- toma determinados medicamentos (especialmente com efeitos no cérebro, como benzodiazepinas como Valium, antidepressivos, remédios para a pressão sanguínea, estatinas, inibidores de bomba de prótons ou anti-histamínicos).
- usou drogas ilícitas.
- bebe álcool (e quanto).
- fuma cigarro.
- tem boa higiene bucal. A falta de higiene bucal pode contribuir para inflamações.
- tem implantes cirúrgicos (no quadril ou nos seios, por exemplo).
- tem doença de fígado, rim, pulmão ou coração.
- ronca. Isso sugere a possibilidade de apneia do sono.
- consome óleos prensados a quente (como azeite de dendê). Óleos com prensagem a quente perdem parte de sua vitamina E durante o processo de aquecimento e, desse modo, podem ser prejudiciais ao seu cérebro.
- consome alimentos ricos em gorduras trans ou carboidratos simples. Esses têm múltiplos efeitos, como danos vasculares e resistência à insulina.
- sofre de problemas crônicos nos seios da face. Isso pode ser um alerta para a exposição a fungos (mofo) e às micotoxinas com as quais estão relacionados.
- tem problemas gastrintestinais como inchaço ou diarreia recorrente. Isso pode ser um sinal de que você sofre de intestino permeável.

- tem mofo em casa, no carro ou no local de trabalho. A maioria não se dá conta de que a exposição a fungos é um fator de risco para o declínio cognitivo.
- come alimentos processados ou não orgânicos os quais geralmente contribuem para resistência à insulina e exposição a toxinas.
- foi mordido por carrapatos. Carrapatos são vetores de mais de setenta patógenos diferentes, como *Borrelia*, da doença de Lyme. A inflamação crônica associada a eles pode contribuir para o declínio cognitivo.
- toma inibidores da bomba de prótons para refluxo. Eles reduzem a acidez estomacal necessária para a digestão e, desse modo, reduzem a absorção de zinco e vitamina B12, entre outros nutrientes.
- usa maquiagem, spray de cabelo ou antitranspirantes. Eles estão ligados a exposição a tóxicos.
- transpira pouco (este é um caminho importante para a eliminação de toxinas).
- fica constipado (a evacuação intestinal também elimina toxinas).
- toma pouca água filtrada (a urina também remove toxinas).

Qualquer um desses fatores pode contribuir para seu declínio cognitivo. Quando há pelo menos 36 buracos possíveis em seu telhado — 36 fatores que levam as reações que destroem as sinapses a ter mais peso que os fatores que preservam ou geram sinapses —, é importante saber quais priorizar. Como os exames laboratoriais descritos anteriormente, seu histórico pessoal e seu médico podem ajudar.

FINANÇAS

Quão caros são esses exames? Dependendo do seu plano de saúde, podem pesar muito ou pouco no seu bolso. Por exemplo, muitos planos cobrem exames como hemoglobina A1c, homocisteína e CRP. Em geral, o sistema de saúde costuma focar mais na reação do que na prevenção, mas isso já começou a mudar e, portanto, grupos como Medicare poderão, no futuro, cobrir mais exames à medida que seus valores científico e clínico estiverem mais claramente estabelecidos. Seus custos, portanto, podem ser de algumas centenas de dólares ou mais de mil. Entretanto, considerando os efeitos pessoais e familiares do declínio cognitivo, para não mencionar os custos de uma casa de repouso para pessoas com Alzheimer em estágio avançado, acredito firmemente que prevenir e tratar o declínio cognitivo é um excelente investimento. Espero que à medida que mais pessoas façam esses exames e sigam o protocolo ReCODE, apresentando uma reversão do declínio cognitivo, mais os planos de saúde cobrirão esses exames cruciais.

RESUMO: A COGNOSCOPIA

Vamos resumir o que você precisa para sua cognoscopia, a qual recomendo para qualquer um a partir dos 45 anos. Sei que assusta um pouco ler sobre esses exames pela primeira vez, mas, na verdade, a lista é bem direta: a combinação de exames de sangue, testes genéticos, avaliações cognitivas on-line simples e MRI com uma avaliação automática computadorizada de volumes cerebrais fornece pistas fundamentais para as causas do declínio cognitivo ou de seus riscos. Basicamente, os elementos da cognoscopia revelam quais processos destruidores da sinapse podem operar no seu cérebro e quais processos de manutenção das sinapses podem não disparar todos os gatilhos, o que leva à perda de sinapse que, por sua vez, causa perda de memória e de capacidades cognitivas. Eles contrastam nitidamente com os exames laboratoriais feitos hoje em dia para o declínio cognitivo, nenhum dos quais de fato detecta sua causa ou causas subjacentes.

Tabela 2. Resumo dos exames principais e exames opcionais para o protocolo RECODE.

	Exames cruciais	Valores visados	Exames opcionais	Comentários
Genética	ApoE	Negativo para ApoE4	Genoma completo, exoma ou SNPS	Saliva ou sangue
Exames de sangue				
Inflamação vs. proteção celular	hs-CRP	< 0,9	IL-6, TNFα	
	Homocisteína	< 7		
	Vitaminas B6, B12 e ácido fólico	60-100 (B6) 500-1500 (B12) 10-25 (ácido fólico)		
	Vitaminas C, D, E	1,3-2,5 (C) 50-80 (D) 12-20 (E)		Vitamina D é medida como 25-hidroxicolecalciferol
	Proporção ômega- -6:ômega-3	0,5 a 3,0		
	Proporção A/G (albumina:globulina)	≥ 1,8 > 4,5 (albumina)		
	Insulina em jejum, glicose, hemoglobina A1c	≤ 4,5 (insulina em jejum) 70-90 (glicose em jejum) < 5,6 (A1c)	Estudos de exossoma neural (f-tau, βA42, REST, catepsina D e proporção de fosforilação de IRS-1)	
	Índice de Massa Corporal (IMC)	18-25		
	LDL-p ou sdLDL ou LDL oxidado	700-1000 (p) < 20 (sd) < 60 (ox)		
	Colesterol, HDL, triglicérides	> 150 (colesterol) > 50 (HDL) < 150 (TG)		
	Glutationa	5,0-5,5		
	Pirofosfato de tiamina RBC	100-150		
	Intestino permeável, barreira sangue- -cérebro permeável, sensibilidade a glúten, autoanticorpos	Negativo		

	Exames cruciais	Valores visados	Exames opcionais	Comentários
Suporte trófico	Vitamina D	50-80		
	Estradiol (E2), progesterona (P)	50-250 (E2) 1-20 (P)		
	Pregnenolona, cortisol, sulfato de DHEA	50-100 (preg) 10-18 (cort) 350-430 (DHEA, mulheres) 400-500 (DHEA, homens)		
	Testosterona, testosterona livre	500-1000 6,5-15 (livre)		
	T3 livre, T4 livre, T3 reverso, TSH	3,2-4,2 (T3 livre) 1,3-1,8 (T4 livre) < 20 (T3 reverso) < 2,0 (TSH) T3 livre:T3 reverso > 20		

	Exames cruciais	Valores visados	Exames opcionais	Comentários
Relacionados a toxinas	Mercúrio, chumbo, arsênico, cádmio	< 5, < 2, < 7, < 2,5, respectivamente	< 50º percentil (Quicksilver)	
	Proporção cobre:zinco	0,8-1,2	Zinco RBC; ceruloplasmina	
	C4a, TGF-β1, MSH	< 2830 (C4a) < 2380 (TGF-β1) 35-81 (MSH)	MMP9, VEGF, leptina, VIP, ADH, osmolalidade	Se anormal, acrescentar cultura de MARCCons e teste de Sensibilidade a Contraste Visual
	HLA-DR/DQ	Benigno, HLA-DR/DQ		

	Exames cruciais	Valores visados	Exames opcionais	Comentários
Metais (excluindo os metais pesados listados como toxinas)	Magnésio RBC	5,2-6,5		
	Cobre, zinco	90-110 (ambos)		
	Selênio	110-150		
	Potássio	4,5-5,5		
	Cálcio	8,5-10,5		

	Exames cruciais	Valores visados	Exames opcionais	Comentários
Desempenho cognitivo	CNS Vital Signs, BrainHQ ou equivalente	> 50º percentil para idade, melhorando com a prática	Reconhecimento de objeto inédito	

	Exames cruciais	Valores visados	Exames opcionais	Comentários
Mapeamentos	MRI com visualização volumétrica	Do hipocampo, percentis de volume do córtex estáveis (ou aumentando) por idade, > 25º percentil	Mapeamento da retina	Neuroreader ou NeuroQuant

Sono	Estudo do sono	AHI < 5/hr.		

Microbiomas	Intestino, oral, nasal	Sem patógenos		

8. ReCODE: Revertendo o declínio cognitivo

A mudança não acontecerá se esperarmos por alguma outra pessoa ou algum outro momento. Nós somos aqueles que esperávamos. Somos a mudança que desejamos.
Barack Obama

Após você ter identificado os fatores bioquímico, genético e outros que fazem a degeneração sináptica levar a melhor sobre a formação e a preservação sinápticas, o protocolo ReCODE pede que tratemos cada um deles.

Edward era um profissional brilhante com negócios de leste a oeste. Ele se reunia com seus contadores e somava colunas de números prontamente, de cabeça, antes que os contadores tivessem tempo de usar a calculadora. Ao se aproximar dos sessenta, porém, começou a ter problemas de memória. Um dia, na academia, entrou em pânico quando esqueceu a combinação de seu armário e o cadeado teve de ser quebrado. Sua memória continuou a declinar. Já não conseguia mais somar vários números rápido e de cabeça e tinha dificuldade de lembrar das pessoas que conhecera. Um PET scan revelou o padrão típico do mal de Alzheimer. Edward se submeteu a extensas avaliações neuropsicológicas quantitativas, que confirmaram os resultados da tomografia. Ele descobriu que era ApoE4 positivo, uma nova evidência de que sua demência progressiva se devia ao mal de Alzheimer. E seu quadro continuou a declinar. Segundo avaliações neuropsicológicas, a uma taxa que acelerou quando fez 67 anos, e dois anos depois um novo exame revelou tamanha perda de memória e disfunção cognitiva que o neuropsicólogo sugeriu que desacelerasse o trabalho e começasse a planejar os cuidados integrais de que em breve precisaria.

Sua esposa o trouxe para se consultar comigo, e ele iniciou o protocolo RECODE em dezembro de 2013. Depois de seis meses sua esposa me ligou: "Edward claramente melhorou, mas isso não foi o efeito mais marcante", disse. Em vez de piorar cada vez mais rápido, como acontecera nos dezoito meses antes de iniciar o protocolo, o primeiro efeito notável foi que o declínio cessara completamente. Meses mais tarde, ele começou a melhorar.

Sua esposa, seus colegas de trabalho e o próprio Edward notaram a melhoria clara. Em vez de fechar sua empresa, ele abriu uma terceira filial. Depois que Edward completou dois anos de protocolo, sugeri que passasse por nova avaliação neuropsicológica. Como se submetera a isso em 2003, 2007 e 2013, com más notícias em todas as ocasiões, ele relutou. Observou que o neuropsicólogo sempre se mostrara pessimista — tratava-se do mal de Alzheimer, afinal, então o neuropsicólogo o preparara para o pior. Além do mais, o neuropsicólogo não acreditava que algo pudesse ser feito: em trinta anos de prática, nunca vira alguém na situação de Edward melhorar. E havia outra consideração a ser feita. "Sei que estou melhorando e minha esposa e meus colegas de trabalho sabem que estou melhorando", disse Edward. "E se o neuropsicólogo me disser que estou enganado? Que é só um desejo meu?"

Suas preocupações tocavam num paradoxo importante chamado efeito do observador (um análogo do princípio da incerteza, de Heisenberg), em que a medição de algo (a capacidade mental de Edward) afeta a própria coisa sendo medida (idem). Seria de fato interessante para ele se submeter a exames neurológicos quantitativos mais uma vez? Por que se arriscar a lançar dúvida sobre seu progresso aparente?

Discutimos isso, e Edward reconheceu que, se houvesse de fato uma evidência de melhoria quantitativa e objetiva, considerando que sua doença de Alzheimer era bem documentada, seu caso seria útil para muitos outros. Ele concordou em fazer a avaliação, realizada pelo mesmo examinador que fez os testes em 2003, 2007 e 2013. (Utilizar o mesmo examinador aumenta a precisão e a confiabilidade desses exames longitudinais.) Ele o fez 22 meses depois de ter iniciado o programa do RECODE.

Minha esposa e eu estávamos viajando pelo litoral da Califórnia, indo de Los Angeles a São Francisco, quando meu celular tocou. Era o neuropsicólogo, me pedindo para analisar os resultados dos testes de Edward. Em seus trinta anos de prática, disse, nunca vira nada parecido: o Exame de Memória Verbal Califórnia (CVLT, do inglês *California Verbal Learning Test*) de Edward, que avalia as capacidades de memória verbal e é um exame reiteradamente anormal em pacientes de Alzheimer, melhorara do 3º percentil para o 84º. Sua demora em processar a memória auditiva melhorara do 13º percentil para o 79º. Sua memória de amplitude de dígitos em ordem inversa fora do 24º percentil para o 74º. Outros testes também mostraram melhorias. Entretanto, o neuropsicólogo estava mais interessado na velocidade de processamento de Edward, que passara do 93º percentil para o 98º. Perguntei-lhe por que ele se concentrara nessa melhoria mais modesta. O motivo, explicou, é que a velocidade de processamento é um sintoma limitante em outros processos sem relação com Alzheimer, como ferimentos traumáticos no cérebro e o próprio envelhecimento. Talvez o protocolo usado por Edward pudesse ajudar nessas e em outras situações além do mal de Alzheimer, disse ele.

Enquanto escrevo, Edward já está no terceiro ano de protocolo ReCODE. Continua trabalhando em tempo integral. Ele abriu aquele terceiro escritório. Seus sintomas desapareceram. "Eu me permito voltar a pensar no futuro de novo quando converso com meus netos", contou-me.

Como mencionei, as pessoas que já apresentam os sintomas do declínio cognitivo quase sempre apresentam de dez a 25 valores químicos sanguíneos subótimos. Por outro lado, as pessoas assintomáticas geralmente apresentam apenas de três a cinco. (Por favor, tenha isto em mente ao se submeter aos testes: como seu cérebro é resiliente, pode funcionar bem próximo do nível ótimo mesmo se alguns valores não forem ideais.) O mais importante é que cada um desses valores pode voltar a um valor saudável, até ótimo. Antes de explicar os detalhes de como fazer isso, permita-me observar os pontos conceituais fundamentais para o tratamento:

1. *Para cada anormalidade identificada, queremos ir além do simples "normal" para chegar ao ótimo.* Isso acontece porque precisamos fazer tudo que for possível para corrigir o desequilíbrio entre a preservação e a

destruição das sinapses, que é a raiz do declínio cognitivo e que, em seus estágios mais iniciais, oferece esse risco. Para dar um exemplo, um nível de homocisteína sérica de 12 micromols/litro é considerado "dentro dos limites normais". Mas estudos têm demonstrado que isso é claramente subótimo.[1] Analogamente, um nível de vitamina B12 de 300 picogramas por mililitro é "normal", mas está com frequência associado a sintomas de deficiência dessa vitamina. Queremos ter homocisteína de 6 μmol/L ou inferior, B12 de 500 pg/mL ou superior e, de modo semelhante, otimizar cada valor.

2. *Queremos tratar o máximo de anormalidades possível, não apenas uma.* Quanto mais dos cerca de 36 "buracos" no telhado pudermos tapar, maior a chance de evitar ou reverter o declínio cognitivo — muito melhor do que com uma terapia única.

3. *Em cada tratamento, a meta é lidar com a causa subjacente do problema em questão.* Por exemplo, se encontramos evidência de inflamação, queremos identificar a causa e eliminá-la, não simplesmente tratá-la, permitindo que sua causa subjacente progrida.

4. *O programa ReCODE é personalizado, baseado nos valores laboratoriais que consideramos anormais.* Como não há duas pessoas com valores iguais, uma abordagem-padrão para todos não faz sentido.

5. *Assim como em relação a outras enfermidades crônicas como osteoporose, câncer e doenças cardiovasculares, há um efeito de limiar.* Uma vez que uma quantidade suficiente de componentes da rede foi otimizada, o processo patogênico pode ser detido ou revertido. Logo, ainda que a maioria dos pacientes não siga todos os passos do protocolo, seguir passos suficientes para exceder o limiar — ou seja, atingir o ponto de virada da degeneração sináptica para a formação e preservação de sinapses — deve ser suficiente.

6. *O programa é iterativo.* Você não obtém uma prescrição sem mais nem menos e senta, presumindo que o problema está resolvido. O programa é dividido em fases, e você deve ajustá-lo para otimizá-lo para o seu caso, orientando-se pelos resultados obtidos.

7. *Os medicamentos são a sobremesa, não a entrada.* O protocolo ReCODE é uma plataforma para acrescentarmos remédios específicos. Um medicamento único sem o programa não trata as complexidades do

processo de um jeito bom e, portanto, não previne nem detém — e certamente não reverte — o declínio cognitivo. Medicamentos podem ser uma arma poderosa do arsenal, mas não são a primeira linha de tratamento e, para muitas pessoas que começam cedo, talvez nem sejam necessários.

8. *Quanto antes você começar o tratamento, maior as chances de reversão completa.* Quando pensamos em câncer, pensamos na dor, na devastação e, muitas vezes, na morte relativamente rápida. O Alzheimer, por sua vez, é uma doença furtiva que pode ter seus pequenos deslizes e "coisas da idade" ignorados por anos antes de nos darmos conta (tarde demais) de que realmente é Alzheimer. Agora que temos diagnósticos para detectar seus sinais anos antes dos sintomas significativos, bem como um programa para tratar a doença desde cedo, o objetivo é descobrir em que estágio você está o quanto antes — preferivelmente, no período pré-sintomático ou de déficit cognitivo subjetivo (que pode durar cerca de uma década), quando há risco conhecido de histórico familiar, genética (Apo4, por exemplo) ou bioquímica (por exemplo, pré-diabetes). *O que isso significa de fato é que praticamente ninguém deveria morrer de Alzheimer,* contanto que o diagnóstico seja feito logo no início, o programa de tratamento seja completo, a adesão seja boa e o acompanhamento da otimização continuada seja regular.

9. *Para quase todos os elementos do ReCODE há uma alternativa ou ponto de apoio, se você precisar. Então não perca a coragem!* Você pode fazer acontecer. Talvez ajude ter um técnico de saúde para auxiliar ou a adoção de seu protocolo por fases, começando com os passos mais fáceis. Mas, por favor, não esqueça que qualquer tratamento é preferível à demência progressiva característica da doença de Alzheimer.

Agora que você está por dentro dos conceitos básicos, vamos passar às especificidades de como prevenir e reverter o declínio cognitivo. Como essas instruções são personalizadas, algumas vão depender de seus valores de resultados laboratoriais, enquanto outras serão úteis para qualquer um.

HOMOCISTEÍNA

Se a sua homocisteína está acima de 6 micromols por litro, você pode baixá-la tomando vitamina B6, B12 e ácido fólico. Em um estudo, a homocisteína foi normalizada quando pacientes tomaram 20 miligramas de B6, 0,5 miligrama de B12 e 0,8 miligrama de ácido fólico. Mas, como em muitos de nós a bioquímica falha em transformar as vitaminas que ingerimos em forma ativa, é melhor tomar a versão ativada dessas vitaminas. Assim, se a sua homocisteína está acima de 6, comece tomando vitamina B6 na forma de piridoxal-5-fosfato (P5P), de 20 a 50 miligramas diários; vitamina B12 na forma de metilcobalamina (metil B12) e adenosilcobalamina, total de 1 miligrama diário; e ácido fólico na forma de metiltetrahidrofolato (metil-folato), começando com 0,8 miligrama (e no máximo 5 miligramas) diários.

Após três meses, volte a verificar sua homocisteína para ter certeza de que caiu realmente para 6 micromols ou menos por litro. Em casos raros em que não cair, simplesmente acrescente 500 miligramas diários de glicina betaína (também chamada trimetilglicina, disponível em cápsulas). Volte a checar a homocisteína três meses depois. Se continuar elevada, reduza a metionina em sua dieta (o aminoácido usado pelo corpo para produzir homocisteína), limitando o consumo de alimentos como frutos secos oleaginosos, carne bovina, cordeiro, queijo, peru, porco, peixe, frutos do mar, soja, ovos, laticínios* e feijão.

RESISTÊNCIA À INSULINA

Se a sua insulina em jejum está acima de 4,5 miliunidades internacionais por litro, sua hemoglobina A1c acima de 5,5% ou sua glicose em jejum acima de 93 miligramas por decilitro, você provavelmente tem resistência à insulina, que é indiscutivelmente o mais importante fator metabólico de contribuição para o desenvolvimento e a progressão do Alzheimer. Como descrito antes, muitos de nós se tornam resistentes à insulina por causa de dietas com excesso de carboidratos simples como açúcar, comida processada e cheia de xarope

---

* Sempre que menciono laticínios, refiro-me não apenas aos produtos do leite de vaca, mas também de leite de ovelha e de cabra.

de milho com alto teor de frutose, estilo de vida sedentário, trabalho e vida doméstica estressantes. Felizmente, existem muitas maneiras de combater a resistência à insulina. A solução é uma combinação eficaz de DESS (dieta, exercício, sono e stress reduzido) — algo tão importante para sua saúde cognitiva que você deveria chamar de DESStino —, junto com alguns suplementos simples e, como último recurso, medicação. Vamos começar pela dieta, uma parte surpreendentemente poderosa do programa global para reverter o declínio cognitivo.

Por que a comida é tão essencial para o funcionamento cerebral? Quando adolescente, eu me sentia perfeitamente bem comendo cheeseburger com fritas — por que não comer sempre o que me dá vontade? Eis por quê: uma das habilidades mais intrigantes do nosso corpo é mudar os parâmetros ideais para cada atividade diferente — sono e vigília, por exemplo. O sono é ótimo para restaurar e recarregar o corpo, mas a vigília é muito melhor para jogar basquete. De modo similar, há uma alternância fundamental entre o uso de carboidratos ou de gorduras como nossa principal fonte de energia. Nossos ancestrais geralmente queimavam gordura quando a caça ia bem e a carne era abundante, ao passo que queimavam carboidratos quando a fruta amadurecia no outono e quando colhiam verduras e tubérculos. A capacidade de alternar entre uma coisa e outra é chamada de flexibilidade metabólica. Agora imagine que você está aprisionado em um estado inferior que não é dormido nem acordado: vai ficar sem receber os benefícios plenos de ambos os estados. Certamente não se sairia muito bem no basquete, mas também não conseguiria restaurar e recarregar as energias tão bem quanto se dormisse de verdade. Isso é o que acontece quando sua flexibilidade metabólica fica comprometida, algo que é muito comum em pessoas com resistência à insulina — assim como na maioria das pessoas com doença de Alzheimer. Suas células não conseguem metabolizar adequadamente nem carboidratos nem gorduras.

Restaurar a sensibilidade à insulina e a flexibilidade metabólica são medidas cruciais para produzir fatores tróficos, reagir aos efeitos tróficos da insulina, minimizar inflamações, reduzir obesidade e armazenar lipídios, melhorando o status cardiovascular, otimizando os hormônios e as respostas hormonais e, desse modo, realçando a cognição. Logo, cheeseburgers e fritas estão na lista de dementógenos e devem estar em nossos pratos apenas raramente, quando muito. A seguir os detalhes da dieta ideal.

A DIETA ANTI-ALZHEIMER: CETOFLEX 12/3

Nenhum de nós quer comer coisas sem graça ou com gosto ruim! Felizmente, existem cardápios bem balanceados e deliciosos que ajudam a prevenir e reverter o declínio cognitivo. Vou focar nos pontos mais relevantes para a cognição. Como você vai ver, há certamente mais de uma maneira de conseguir — por exemplo, você pode seguir esses princípios como vegetariano ou onívoro e obter os mesmos benefícios.

1. *A primeira parte da dieta Cetoflex 12/3 refere-se à cetose*, o processo em seu fígado que, ao quebrar gordura, produz substâncias químicas específicas chamadas corpos cetônicos (acetoacetato, beta-hidroxibutirato e acetona). Isso ocorre quando você está ficando sem carboidratos, principal fonte de energia de seu corpo. Um nível de cetose moderado, como se descobriu, é o ideal para a função cognitiva: o beta-hidroxibutirato aumenta a produção da importante molécula de apoio aos neurônios e às sinapses chamada BDNF (fator neurotrófico derivado do cérebro), entre outros efeitos.

Para estimular a cetose, devemos combinar uma dieta com pouco carboidrato (reduzindo ao máximo carboidratos simples como açúcares, pão, batata, arroz branco, refrigerantes, álcool, doces, bolos e alimentos processados), exercício moderado (pelo menos 150 minutos por semana de caminhada vigorosa ou algo mais forte) e jejum por pelo menos doze horas entre sua última refeição da noite e sua primeira da manhã seguinte (mais sobre isso em um minuto). O consumo de gorduras como óleo MCT (triglicerídeos de cadeia média) ou gorduras insaturadas como azeite, abacate ou frutos secos oleaginosos também estimula a cetose para um nível moderado. Isso vai alterar seu metabolismo de queimador de carboidrato e resistente à insulina, fatores propícios à doença de Alzheimer, para queimador de gordura e sensível à insulina, que a previnem. Lembre-se: a cognição anda de mãos dadas com o metabolismo.

Quando você muda de uma alimentação predominantemente queimadora de carboidrato para uma predominantemente queimadora de gordura, pode ficar com desejo de carboidrato ou sentir letargia. Nesse caso, tomar óleo

MCT em cápsulas (contendo um grama de óleo) ou líquido (uma colher de chá) ajuda. Como alternativa, você pode tomar óleo de coco, que é sólido, numa colher (qualquer medida), três vezes ao dia. Tomar muito óleo de coco rápido demais pode causar diarreia, então é melhor começar com uma colher de chá e passar gradualmente à de sopa. Tanto o óleo MCT como o óleo de coco, aliados ao jejum, à dieta com pouco carboidrato e ao exercício, vão ajudá-lo a estimular a cetose. Mas ambos também apresentam desvantagens para indivíduos ApoE4 positivos, como discutirei em maior detalhe adiante. Assim, se você for ApoE4 positivo, pense no óleo MCT e no óleo de coco como apoios temporários para facilitar sua passagem ao modo queimador de gordura.

Como a cetose é um componente essencial do programa global, é favorável adquirir um medidor de cetonas, que quantifica a cetona beta-hidroxibutirato em seu sangue. Esses medidores custam cerca de 25 dólares (ver Apêndice B) e podem ser adquiridos on-line. (Cetonas também podem ser medidas na urina, um método menos preciso, ou com um bafômetro de cetona.) Sua meta deve ser entre 0,5 mM e 4mM de beta-hidroxibutirato.

2. *O flex da Cetoflex 12/3 refere-se a uma dieta flexitariana.* Esta é uma dieta majoritariamente baseada em hortaliças, com ênfase nos legumes, sobretudo naqueles sem amido. O ideal é incluir tanto legumes crus, servidos como salada, como cozidos, e incluir o máximo de cores possíveis, do verde-escuro ao amarelo e laranja brilhantes. Pode ser incluído um pouco de peixe, ave ou carne, mas lembre-se de que são "acompanhamentos", não o prato principal. Em termos ideais, você deve limitar seu consumo de carne a uma pequena quantidade diária. Uma regra informal é consumir um grama de proteína para cada quilo de seu peso. Por exemplo, se você pesa setenta quilos, deve consumir cerca de setenta gramas de proteína. Para comparação, 85 gramas de peixe compreendem cerca de vinte gramas de proteína. O que acontece se consumimos mais de um grama de proteína por quilograma de peso corporal? Bioquimicamente, ocorre certa conversão em carboidratos, e isso pode contribuir para a mesma resistência à insulina que tentamos reverter. Além do mais, a quantidade não é a única diretriz importante, a qualidade também deve ser levada em consideração: o tipo de peixe ou de carne faz diferença, como detalharei a seguir.

3. *A parte 12/3 da Cetoflex 12/3 refere-se ao tempo de jejum.* O jejum é um meio muito eficaz de induzir a cetose, aumentar a sensibilidade à insulina e, desse modo, melhorar a cognição. O *12* refere-se às doze horas entre o fim do jantar e a primeira refeição ou lanche do dia seguinte. Pessoas com o genótipo ApoE4 devem visar catorze a dezesseis horas, o que pode soar mais draconiano do que é: se você terminou de jantar às oito, deve esperar para tomar o café da manhã pelo menos até as dez. O três se refere a três horas como tempo mínimo entre o fim do jantar e a hora de dormir; assim, por exemplo, se você vai para a cama às onze, deve terminar a refeição da noite no máximo às oito e evitar petiscar depois. Isso impede que seu nível de insulina dispare antes de ir para a cama, algo que pode contribuir não só para a resistência a ela como também para a inibição de melatonina e o hormônio do crescimento, que ajuda no sono e na função imune, bem como na restauração das energias.

Outro benefício importante de jejuar de doze a dezesseis horas é que isso promove a autofagia, em que as células (incluindo do cérebro) reciclam componentes e destroem proteínas e mitocôndrias danificadas — o que é bom para a renovação. Jejuar também exaure os estoques de glicogênio (uma reserva de glicose) no fígado, o que é útil porque ajuda você a estimular a cetose. Finalmente, o jejum induz a cetose. A melhor maneira de interromper o jejum é água (sem gelo) com limão, utilizado como bebida detox. (O limão ajuda a desintoxicar a partir de diferentes mecanismos, como pelo estímulo de seu fígado e pelo fornecimento de vitamina C.)

4. *A Cetoflex 12/3 ajuda a prevenir o intestino permeável e otimiza seu microbioma.* Para a maioria das pessoas, isso significa evitar glúten, laticínios e outros alimentos aos quais somos sensíveis e que podem contribuir para intestino permeável, causando inflamação. Quando seu intestino estiver curado, otimize o microbioma usando probióticos e prebióticos.

Agora que você conhece os princípios por trás da Cetoflex 12/3, aqui estão os detalhes:

1. *Faça de alimentos com um índice glicêmico inferior a 35 a maior parte de sua dieta.* Eles não elevam sua glicose e, portanto, não exigem uma liberação significativa de insulina. Você pode encontrar uma lista com o índice glicêmico de vários alimentos em <http://www.health.harvard.edu/diseases-and-conditions/glycemic-index-and-glycemic-load-for-100-foods>.[2] A maior parte de sua dieta deve ser composta de legumes: orgânicos ("Dirty Dozen & Clean 15" é um site para orientar a prioridade de seleção — <http://www.fullyraw.com/dirty-dozen-clean-15>), da estação, locais e não GMO (não geneticamente modificados).

2. *Troque suco de fruta pela própria fruta (que inclui fibras).* Sucos de fruta são ótimos, mas não os adoce demais (pois isso favorece a resistência à insulina). Para cortar o açúcar, você pode acrescentar verduras como couve ou espinafre. Uma vez que frutas tropicais como manga e mamão papaia apresentam o índice glicêmico mais elevado, opte por frutas com índice glicêmico mais baixo, como frutas vermelhas. As melhores opções são frutas silvestres coloridas, limão, tomate e abacate (sim, tomate é, estritamente falando, uma fruta). Como frutas inteiras (e não sucos) são bastante ricas e densas em nutrientes e em fibras, elas *podem* ser usadas como sobremesa ao fim de uma refeição contendo gordura. Nossos ancestrais remotos consumiam frutas no fim do verão, engordando para o inverno. Evite frutas tropicais em razão de seu alto índice glicêmico.

3. *Evite o "Triângulo das Berfoodas".* O trocadilho com *food* é infame, eu sei, mas por analogia ao Triângulo das Bermudas, um lugar perigoso para barcos e aviões, o Triângulo das *Berfoodas* é composto por um trio de alimentos especialmente prejudiciais: carboidratos simples, gorduras saturadas e falta de fibra (tanto solúvel como insolúvel). Pense em cheeseburger, fritas e refrigerante. A carência de fibra leva a uma absorção mais elevada de carboidratos, que suscitam a inflamação e elevam os níveis de insulina. Assim, se você tem planos de ingerir carboidratos, coma couve (ou qualquer outra fonte de fibra) primeiro! Comer fibra é um jeito poderoso de reduzir o açúcar no sangue — a absorção de carboidrato é interrompida, contribuindo para a otimização do microbioma. Quanto às gorduras saturadas, como observado anteriormente, elas são maravilhosas para ajudar a induzir a cetose,

porém, quando combinadas a carboidratos simples e à escassez de fibra, constituem a tempestade perfeita, gerando doenças cardiovasculares, resistência à insulina e demência.

4. *Evite glúten e laticínios ao máximo.* Embora apenas 5% da população americana manifeste sensibilidade ao glúten, como a que causa doença celíaca, o glúten pode prejudicar a parede intestinal da maioria de nós, gerando permeabilidade e inflamação crônica, entre outros problemas. Quanto aos laticínios, muitos conseguem "lidar" com a inflamação que eles causam (e, afinal, o que é melhor do que pizza?). Mas intestino permeável e inflamações são dois dos 36 buracos no telhado que queremos tapar — dois fatores que alteram o equilíbrio entre preservação e destruição das sinapses em prol da segunda. Não queremos deixar um único buraco sem remendo. O Cyrex Array 3 pode mostrar se você tem sensibilidade ao glúten. Quando procurar alternativas livres de glúten, apenas tome cuidado para não escolher uma com farinha de arroz ou outros ingredientes com alto índice glicêmico. Você não vai querer trocar intestino permeável por diabetes.

5. *Reduza as toxinas comendo hortaliças detox específicas.* Por toxinas me refiro às centenas a que somos expostos diariamente: metais pesados, agentes prejudiciais ao sistema endócrino como BpA (bisfenol A), biotoxinas como tricotecenos etc. As moléculas de certas plantas comestíveis utilizam inúmeros mecanismos para sequestrar e eliminar as toxinas de nosso corpo pela urina, pelo suor e pelas fezes. Essas plantas detox incluem coentro, vegetais crucíferos (couve-flor, brócolis, vários tipos de repolho, couve, rabanete, couve-de-bruxelas, nabo, agrião, couve-rábano, couve-nabo, rúcula, raíz-forte, maca peruana, grelos, rabanete branco, wasabi, repolho-chinês), abacate, alcachofra, beterraba, dente-de-leão, alho, gengibre, toranja, limão, azeite e alga.

6. *Inclua gorduras saudáveis em sua dieta, como as do abacate, dos frutos secos oleaginosos, das sementes, do azeite e de óleo MCT.* Uma abordagem, usada com sucesso por alguns membros do site ApoE4.info, é usar óleo MCT até você restaurar sua sensibilidade à insulina. Assim, como o óleo MCT é gordura saturada e, desse modo, integra a lista do "comer menos" para os portadores do ApoE4, mude para ácidos graxos poli-insaturados, como os do azeite de oliva e outros óleos prensados a

frio, ou ácidos graxos monoinsaturados, como os presentes em frutos secos oleaginosos.

7. *Troque alimentos processados por alimentos naturais.* Uma regra simples: se há lista de ingredientes na embalagem, é processado. Como o escritor Michael Pollan observou, se a sua avó não reconhece determinada coisa como alimento, você provavelmente não deveria comer. O processamento introduz muitas moléculas prejudiciais, de xarope de milho com alto teor de frutose a corantes carcinogênicos e neurotoxinas como acrilamida. Hortaliças frescas, locais, sustentáveis e orgânicas evitam essas toxinas.

8. *Peixe é opcional.* A Cetoflex 12/3 é, afinal, uma dieta flexitariana. Tenha em mente apenas que peixe traz vantagens e desvantagens. Pelo lado positivo, é uma excelente fonte de ácidos graxos ômega-3 e outros compostos benéficos, além de fonte de proteína. Pelo lado negativo, alguns peixes contêm altos níveis de mercúrio e outros compostos tóxicos. Evite espécies de boca grande e longevas como cação, peixe-espada e atum, uma vez que são os de teor mais elevado de mercúrio, em prol dos SMASH (salmão, cavala, anchovas, sardinhas e arenque). Sempre que possível, consuma peixes pescados diretamente na natureza, não de piscicultura, pois eles oferecem uma proporção melhor de ômega-3 para ômega-6 e menos toxinas.

9. *A carne é um "acompanhamento", não o prato principal.* Homens precisam de cerca de cinquenta a setenta gramas de proteína diários, e mulheres, cerca de quarenta a sessenta (como observado anteriormente, um grama de proteína por quilo de peso é o bastante e, na verdade, alguns preferem reduzir essa recomendação para 0,8 grama por quilo). Se você ingerir muito acima disso, pode contribuir para o excesso de carboidrato, mediante um processo chamado transaminação. Lembre-se: podemos obter nossa proteína com outros alimentos além de carne, como feijão, soja, ovos e frutos secos oleaginosos. Se você gosta de carne, tente optar por frango de criação extensiva e boi de pasto, porque preservam uma boa proporção de ômega-3 (anti-inflamatória) para ômega-6 (pró-inflamatória), e dessa maneira reduzem seu caráter inflamatório. Consuma quantidades pequenas (por volta de sessenta a noventa gramas — porção "acompanhamento" — algumas noites por semana). Os ovos de galinha também devem ser os de criação extensiva,

não intensiva ou industrial, porque preservam uma proporção saudável de ômega-3 para ômega-6.

10. *Inclua probióticos e prebióticos em sua dieta.* Após curar seu intestino (descrito a seguir), você precisa otimizar as bactérias, o que inclui alimentar a bactéria correta (probióticos) com a comida de bactéria correta (prebióticos). Você pode conseguir tanto probióticos como prebióticos em cápsulas, mas fontes primárias são ainda melhores. Para os probióticos, isso inclui comidas fermentadas como kimchi, chucrute, picles, missoshiro e kombucha. Iogurte também contém probióticos, mas como também contém açúcar (tanto da lactose como muitas vezes da adição de açúcar) e é obviamente um laticínio, melhor evitar.

Geralmente é útil incluir em sua dieta uma levedura chamada *Saccharomyces boulardi*, que funciona como probiótico, sobretudo se você está com diarreia. Em vez de destruir os micróbios (por exemplo, tomando antibióticos), queremos otimizar o microbioma — no intestino, na pele, nos seios nasais e em toda parte. A *Saccharomyces boulardi*, encontrada em cápsulas ou em pó, é particularmente útil se você tem outra levedura, como *Candida*, que é parte da disbiose intestinal, levando a sintomas como inchaço e distúrbios gástricos. Analogamente, sempre que você realiza tratamento com antibióticos, é importante fazer um acompanhamento com probióticos e prebióticos para repovoar seu microbioma.

Para os prebióticos, a ideia é simples: escolha o alimento certo para a bactéria que você quer sustentar (como *Lactobacillus* e *Bifidobacterium*) e evite alimentos para a bactéria que você quer manter fora do intestino (tal como alguns firmicutes, que têm sido associados a doenças crônicas como diabetes, doença inflamatória intestinal e síndrome metabólica). Alimentos prebióticos incluem jícama, cebola, alho, alho-poró cru, alcachofra-girassol crua e folhas de dente-de-leão.

11. *Enzimas digestivas são úteis.* Se você segue o programa Cetoflex 12/3 e sua dieta é fundamentalmente vegetariana, dificilmente sofrerá de refluxo gastroesofágico. Mas se sofre desse mal, se os seus resultados laboratoriais indicam inflamação, se vive sob estresse crônico, se tem ácido estomacal reduzido ou se está com mais de cinquenta anos, mui-

tas vezes é bom tomar enzimas digestivas — disponíveis em cápsulas — junto com as refeições. Também é útil incluir enzimas digestivas quando mudamos de uma dieta rica em carboidrato para uma rica em gorduras boas, uma vez que elas nos ajudam a metabolizar a gordura.

12. *Otimize sua nutrição e sua proteção cognitiva com suplementos*. Recomendo o seguinte hábito para qualquer um com declínio cognitivo ou risco de declínio cognitivo, a menos que seus valores laboratoriais sejam os ideais para cada parâmetro:

- Vitamina B1, 50 mg (como observado antes, a vitamina B1 é importante para formação da memória).
- Ácido pantotênico, 100-200 mg (principalmente se ter foco ou ficar alerta for um problema).
- A combinação B6/B12/ácido fólico como descrita anteriormente para aqueles cuja homocisteína está acima de 6.
- Vitamina C, 1 g, para aqueles com níveis de vitamina C subótimos ou com proporção cobre:zinco acima de 1:2.
- Vitamina D, a princípio com 2500 IU por dia (ou use a regra das 100x descrita anteriormente), até os níveis séricos atingirem valores de 50 a 80.
- Vitamina E como mix de tocoferóis e tocotrienóis 400-800 IU, para aqueles com níveis de vitamina E inferiores a 13.
- Vitamina K2 como MK7 100 mcg, para aqueles que tomam vitamina D.
- Resveratrol 100 mg, para todos.
- Ribosídeo de nicotinamida, 100 mg, para todos.
- Citicolina, 250 mg duas vezes ao dia, para favorecer o crescimento e a manutenção das sinapses.
- ALCAR (acetil-L-carnitina), 500 mg, para aumentar os fatores de crescimento nervoso, especialmente para aqueles com alguma contribuição ao Alzheimer de tipo 2.
- Ubiquinol, 100 mg, para favorecer a função mitocondrial de todos.
- Poliquinolina quinona (PQQ), 10 a 20 mg, para aumentar a quantidade mitocondrial de todos.
- Ácidos graxos ômega-3 (mais sobre eles adiante, na seção de inflamação).

- Extrato de grão de café integral (WCFE), 100 mg uma ou duas vezes por dia por três meses, depois retirar aos poucos ao longo de um mês. Isso aumenta o BDNF (fator neurotrófico derivado do cérebro) e é particularmente importante para aqueles com doença de Alzheimer tipo 2 (atrófica).

13. *Ervas específicas que favorecem o funcionamento sináptico*. Recomendo as seguintes, disponíveis em cápsulas de extrato ou as próprias ervas, diariamente, a menos que haja indicação contrária:

- Ashwagandha, 500 mg, duas vezes ao dia com as refeições. Essa erva ajuda na redução de amiloide, bem como a lidar com o estresse.
- *Bacopa monnieri*, 250 mg, duas vezes ao dia com as refeições, para melhorar a função colinérgica, um dos principais sistemas neuro-transmissores do cérebro (ashwagandha e bacopa também podem ser ministradas em gotas nasais, um tratamento chamado de Nasya Karma; se você preferi-lo em vez de ingerir cápsulas, pingue três gotas em cada narina, diariamente).
- Gotu kola, 500 mg, duas vezes ao dia com as refeições, para aumentar a concentração e deixar mais alerta.
- *Hericium erinaceus* (conhecido nos EUA como cogumelo juba de leão), 500 mg uma ou duas vezes ao dia, para aumentar o fator de crescimento nervoso, sobretudo entre pessoas com doença de Alzheimer tipo 2.
- Rhodiola, 200 mg uma ou duas vezes ao dia, para quem sofre de ansiedade e estresse.
- Shankhpushpi (também conhecida como *skullcap*), duas ou três colheres de chá ou duas cápsulas por dia, para incrementar a ramificação dos neurônios no hipocampo.
- Para aqueles com mal de Alzheimer tipo 3 (tóxico), MCI ou SCI, a *Tinospora cordifolia* (guduchi) ajuda a fortalecer o sistema imune. A erva deve ser tomada em uma dosagem de 300 mg com as refeições, duas a três vezes ao dia. Além de fortalecer a imunidade, os portadores do tipo 3 devem considerar o uso de guggul, que remove as toxinas do intestino (um pouco parecido com carvão). É geralmente ingerida em cápsulas com extrato de guggul, 350 a 750 mg diários.
- Para aqueles com doença de Alzheimer tipo 1 (inflamatória), MCI ou SCI, ou com sintomas intestinais, triphala — uma combinação

de amalaki, haritaki e bibhitaki — ajuda a reduzir a inflamação. O recomendável é tomar de estômago vazio, seja em cápsulas ou em chá feito a partir do pó.

14. *Evite danificar seu alimento quando você o cozinhar.* O objetivo é que a comida tenha um sabor agradável e que não haja a perda de nutrientes e a produção de AGEs (produtos finais da glicação avançada). AGEs são glicotoxinas criadas por uma reação entre açúcares e proteínas ou lipídios. Níveis elevados de AGE geram estresse oxidativo, inflamações e muitas patologias que costumam acompanhar o diabetes e outras doenças crônicas.

Calor úmido, tempo de cozimento mais curto, temperaturas mais baixas, usar ingredientes ácidos como limão e vinagre e as escolhas alimentares (vegetais crus não têm AGEs; animais crus têm AGEs) são métodos que reduzem os AGEs. Grelhar, fritar e assar produzem AGEs.

O que você deve fazer se está seguindo a dieta Cetoflex 12/3 e praticando exercícios, porém sua insulina em jejum permanece acima de 4,5, sua hemoglobina A1c permanece acima de 5,5%; ou sua glicose em jejum permanece acima de 90? Sem problema: diversos suplementos vendidos sem necessidade de receita médica visam tratar cada um desses distúrbios. Eles devem ser introduzidos um de cada vez, depois acompanhados para determinar seus efeitos no controle da glicose e na sensibilidade à insulina. Por exemplo:

- A sensibilidade à insulina é afetada pelos níveis de zinco. Assim, se a sua está abaixo de 100, tente de 20 a 50 mg de picolinato de zinco diariamente, depois volte a verificar sua glicose após dois meses.
- Hemoglobina A1c elevada reflete baixo controle de glicose, que é afetada pelo baixo nível de magnésio. Se o seu magnésio RBC é inferior a 5,2, tente glicinato de magnésio (500 mg por dia) ou magnésio treonato (2 g por dia).
- A canela se revelou um modo maravilhoso de melhorar o controle glicêmico. Você precisa de apenas ¼ de colher de chá por dia, polvilhada sobre a comida, ou em cápsulas de 1 grama. A canela também melhora o perfil lipídico de pessoas com diabetes tipo 2.[3]
- Ácido alfa-lipoico é um antioxidante. A maioria das pessoas usa de 60 a 100 mg diários.

- Picolinato de cromo também reduz a glicose no sangue. 400 microgramas a 1 miligrama diários é a dosagem típica.
- Berberina reduz a glicose sanguínea e geralmente se ingere de 300 a 500 miligramas, três vezes ao dia.
- Seu médico também pode prescrever metformina para reduzir a glicose no sangue.

AS VÁRIAS VANTAGENS DO EXERCÍCIO REGULAR

Você já escutou a frase "o sedentarismo é o novo tabagismo"? Passamos a vida sentados diante de computadores, em salas de aula, no cinema, no carro, em reuniões, no sofá vendo TV ou jogando no nosso celular. Ficaremos sentados até a morte! A pesquisa mostrou não só que se exercitar é benéfico, mas também que sentar é prejudicial à saúde cognitiva e física (especialmente cardiovascular). Os benefícios mais relevantes para a cognição trazidos pelo exercício são:

1. Reduzir a resistência à insulina, que, como você agora sabe, desempenha papel fundamental para o Alzheimer.
2. Aumentar a cetose, que, entre outros efeitos, aumenta a produção da molécula BDNF, favorável aos neurônios.
3. Aumentar o tamanho do hipocampo, uma região crucial para a memória e que encolhe com a doença de Alzheimer.
4. Melhorar o funcionamento vascular, que é fundamental para a saúde dos neurônios e das sinapses.
5. Reduzir o estresse, um gatilho-chave da inflamação que contribui para o Alzheimer.
6. Melhorar o sono, outra necessidade da saúde cognitiva.
7. Ampliar a sobrevivência de neurônios recém-nascidos que são criados no processo cerebral chamado neurogênese.
8. Melhorar o humor.

Qual é o exercício ideal para a cognição? Combine exercícios aeróbicos, como correr, caminhar, aulas de spinning ou de dança, com treinamento com pesos, de preferência pelo menos de quatro a cinco dias por semana, por 45 a sessenta minutos cada dia. Malhe sem pressa, faça alongamentos e tome cuidado com as articulações! Claro que ao reduzir a inflamação graças ao protocolo suas articulações devem ficar muito bem.

Algumas pessoas gostam de ter um personal trainer, outras, um coach de saúde, enquanto outras preferem ainda se exercitar por conta própria. Não há problema. Se você está com dificuldade para começar, peça ajuda a um personal trainer, a um membro da família ou a um amigo.

SONO: UMA PROMESSA CUMPRIDA

É um sinal de coragem trabalhar até tarde da noite. Quando eu fazia estágio e residência em medicina, e depois neurologia, muitos anos atrás, passei cinco anos inteiros sem uma noite de sono decente, ficando regularmente acordado mais de 48 horas seguidas. Minhas reações ficaram lentas, meu discernimento prejudicado, minha capacidade de aprendizado e memória padeceram, minha adrenalina aumentou, o nível do meu estresse nunca cedia e eu pegava no sono literalmente num piscar de olhos, às vezes até ao avaliar um paciente. Quando terminei minha residência, após algumas semanas de vida "normal", senti como se uma névoa tivesse começado a se dissipar: meu raciocínio tornou-se mais lúcido outra vez. Assim é com o declínio cognitivo: para evitá-lo ou revertê-lo, dormir bem é indispensável.

Alguns anos atrás, conversei com uma neurologista comportamental especializada em avaliação e pesquisa clínica da doença de Alzheimer. Ela disse que é um mistério por que alguns pacientes com MCI parecem melhorar enquanto muitos outros desenvolvem mal de Alzheimer. Quando perguntei se percebia alguma diferença entre os que continuavam a piorar e os que melhoravam, ela pensou por alguns momentos e disse: "Sim, os que dormem bem à noite são os que costumam melhorar".

Humm, talvez não seja tão misterioso assim.

Eis aqui como otimizar seu sono, e então fortalecer o funcionamento cerebral:

1. *Se a sua avaliação identificou apneia do sono, é crucial tratar o problema.* Para algumas pessoas, um simples aparelho odontológico é eficaz. Ou-

tros podem precisar de um equipamento de CPAP (pressão de vias aéreas positiva e contínua). Seja como for, oxigenação apropriada e pressão de vias aéreas durante o sono são muito importantes, não apenas para a cognição, mas também para a saúde cardiovascular, pois previnem o refluxo gastroesofágico (GERD, na sigla em inglês) e reduzem as chances de obesidade e doença pulmonar, entre outros benefícios.

2. *Tente obter o mais perto possível de oito horas de sono toda noite, sem o uso de comprimidos para dormir (que podem comprometer a função cognitiva).* Seu cérebro geralmente produz melatonina à noite, mas só se o ambiente estiver escuro — qualquer exposição à luz desliga sua produção de melatonina. À medida que envelhecemos, nossa produção de melatonina diminui. Muitas pessoas descobrem que dormem melhor e acordam mais revigoradas se tomam quantidades fisiológicas (ou seja, quantidades comparáveis ao que o cérebro produziria) de melatonina na hora de dormir — algo entre 0,3 e 0,5 mg. Se você necessita mais do que isso, pode tomar até 20 mg no máximo. Com a dose apropriada, deve acordar renovado e talvez notar que está sonhando mais. Se tomar em excesso, pode dormir bem por algumas horas, mas então acordar no meio da noite, sendo incapaz de pegar no sono outra vez. Nesse caso, simplesmente reduza a dose. É uma boa ideia tirar "férias" ocasionais da melatonina (por exemplo, pule uma noite por semana). Isso permite a seu corpo continuar a produzi-la por conta própria.

A melatonina não é uma pílula para dormir, então você não vai sentir o efeito sedativo que sentiria com benzodiazepinas como o Xanax, que tem sido associado ao risco de declínio cognitivo. Com a melatonina você provoca um sono fisiológico, revigorante, enquanto com as pílulas para dormir simplesmente desliga a voltagem e droga o cérebro.

Uma das queixas mais comuns das pessoas com problemas de sono, e um fator de contribuição para o declínio cognitivo ou o risco de declínio, é acordar no meio da noite. Isso tem muitas causas possíveis, incluindo menopausa e desequilíbrio hormonal (sobretudo progesterona baixa), depressão, estresse ou refluxo gastroesofágico. Se você se pega ruminando — pensar fixamente em alguma coisa ou não conseguir parar de repassar problemas em sua mente —, talvez obtenha alívio ao ingerir triptofano (Trp) na hora de dormir (500 mg). Em vez disso, você pode ingerir 5-hidroxitriptofano (100 ou 200 mg), já que o 5-HTP entra no cérebro mais prontamente do que o Trp. Se você já toma um antidepressivo SSRI (inibidor seletivo de recaptação de serotonina) como Prozac ou Zoloft, ou suas formas genéricas, deve evitar tanto Trp como 5-HTP. A combinação de antidepressivo com Trp ou 5-HTP pode levar a uma síndrome de serotonina, que é marcada por febre, agitação, suores e diarreia. Ela acontece quando o antidepressivo impede a absorção do neurotransmissor serotonina das sinapses, deixando-o ali e estimulando os neurônios. A produção de serotonina aumenta em razão da maior disponibilidade de seu precursor, triptofano. Esse "transbordamento" é como tampar todos os ralos antes de uma tempestade: uma combinação perigosa que causa inundação — no caso do seu cérebro, inundando as sinapses com serotonina.

Outra causa comum para acordar no meio da noite é a redução de progesterona, que pode afetar tanto as mulheres como os homens. Durante a perimenopausa, é comum que os níveis de progesterona caiam em relação aos níveis de estradiol, resultando em uma proporção de estradiol para progesterona alta demais. Como a progesterona tem um efeito relaxante, a perda dela está associada à ansiedade, sono ruim e muitas vezes "névoa mental". Se os seus exames revelam que seus níveis de progesterona estão subótimos, pergunte ao seu médico sobre progesterona oral bioidêntica, a começar por 100 mg antes de deitar. "Bioidêntica" significa que o hormônio tem exatamente a mesma estrutura molecular que o que seu corpo produz. Nos homens, níveis de progesterona baixos são muitas vezes associados à baixa testosterona, pois a progesterona é uma precursora da testosterona. Como a baixa testosterona é também um fator de risco para o declínio cognitivo, os homens devem otimizar seus níveis de testosterona em coordenação com o médico.

É pouco provável que você tenha refluxo gastroesofágico (GERD) se seguir a dieta Cetoflex 12/3, mas se você tem GERD, é importante evitar IBPs, inibidores da bomba de próton, como Lansoprazol. Você precisa que seu ácido estomacal permita a suas enzimas quebrar o alimento para que ele seja absorvido adequadamente — junto com zinco, magnésio, vitamina B12 e outros compostos essenciais. Além do mais, se o seu corpo produzir ácido estomacal adequadamente, isso deve, na verdade, inibir o GERD, uma vez que o ácido leva o esfíncter esofágico inferior a fechar, impedindo o refluxo.

Se você acorda por causa do estresse, considere meditar ou usar uma gravação como a Neural Agility ("meditação anabolizada"). Ouvir esse programa provoca frequências cerebrais associadas ao relaxamento e à plasticidade sináptica acentuada, que é a base fisiológica para a formação de novas memórias. Para adotar essa abordagem, você simplesmente deve relaxar toda noite (em geral, cinco noites por semana), deitar, diminuir a luz, usar um par de fones e ouvir o programa usando um iPhone, iPod, computador ou outro dispositivo por meia hora. Nos primeiros dias, você poderá sentir um estímulo modesto, parecido ao de cafeína, mas isso deve dar lugar rapidamente a um efeito mais relaxante.

Se você tivesse me dito há uma década que como cientista biomédico eu recomendaria meditação, eu teria dado risada. Mas não posso argumentar contra a pesquisa que mostra que praticantes regulares de meditação, na verdade, apresentam maior volume do hipocampo, assim como outros benefícios, como níveis de estresse reduzidos.

3. *Pratique a higiene do sono bom.*

- Mantenha o quarto o mais escuro possível (a luz reduz a melatonina que seu cérebro geralmente produz durante o sono), usando uma máscara de dormir, se necessário.
- Deixe o ambiente o mais silencioso possível. Desligue os aparelhos eletrônicos e fique longe de campos eletromagnéticos, que são produzidos por televisores, gravadores de vídeo e outros eletrônicos.
- Diminua o ritmo antes de deitar — passar da pressão do trabalho diretamente para a cama é pedir por problemas para adormecer!
- Vá para a cama antes da meia-noite, se possível. Tentativas de dormir mais de manhã para compensar o fato de ter ficado acordado até tarde na noite anterior são frequentemente atrapalhadas por ruídos (telefone, trânsito etc.), luz e outras coisas.
- Evite se exercitar algumas horas antes de ir para a cama, uma vez que o exercício faz sua adrenalina subir e prejudica o sono.
- Exercite-se logo cedo no dia; assim, o pico de adrenalina sossega antes de você ir dormir.
- Evite luz branca, nosso tipo de luz-padrão (principalmente as novas luzes de LED), à noite. Use filtros para sua lâmpada de leitura ou para seu computador, se deseja ler em um dispositivo antes de dormir.

- Evite estimulantes como cafeína após o início da tarde.
- Mantenha a TV fora do quarto.
- Evite refeições pesadas à noite.
- Mantenha-se hidratado, mas não beba muita água perto da hora de dormir para não ter de levantar no meio da noite para ir ao banheiro.

OS SURPREENDENTES EFEITOS DO ESTRESSE

Estresse significa forçar o sistema a um nível além do qual ele deveria operar. O ser humano não evoluiu para levar a vida que a maioria de nós leva — dietas carregadas de açúcar, madrugadas com luzes incandescentes, ansiedade constante com o trabalho, sono ruim, nutrição ruim e exposição a centenas de substâncias químicas tóxicas, para citar só alguns estressores que agridem o cérebro e o corpo. Evoluímos para lidar com estresse intermitente, não constante.

O estresse aumenta os níveis de cortisol que, em altos níveis, é tóxico para nosso cérebro — em particular, para o hipocampo, que consolida as memórias e é uma das primeiras estruturas a ser atacada pelo mal de Alzheimer. O estresse também aumenta uma série de fatores de risco do declínio cognitivo e do mal de Alzheimer, incluindo níveis de glicose no sangue, gordura corporal, obesidade, desejo por carboidrato, intestino permeável e suas inflamações subsequentes, permeabilidade da barreira sangue-cérebro, liberação de cálcio e hiperestímulo dos neurônios e doenças cardiovasculares. Ele também agride fatores que protegem contra o Alzheimer — os fatores propícios às sinapses, que lutam para não ser superados pelos fatores prejudiciais às sinapses, como a neurogênese e o crescimento e manutenção das espinhas dendríticas associadas à formação das memórias.

Na maioria dos casos de declínio cognitivo o estresse é uma das causas, mas no Alzheimer de tipo 3 (tóxico), MCI ou SCI, ele é especialmente marcante. Para esses indivíduos, o estresse prejudica a cognição com uma rapidez particular. O início do declínio cognitivo nesses pacientes muitas vezes coincide com um período de grande estresse.

Um advogado workaholic de 56 anos pegou o caso mais difícil de sua carreira e trabalhou nele sem pausa por dois anos, com frequentes noites maldormidas. Antes disso, sofrera de depressão por muitos anos. Ele ganhou o caso, mas logo depois começou a ter dificuldades para encontrar a palavra certa quando falava ou escrevia, e também para fazer cálculos. Tornou-se uma pessoa passiva e morosa. Seu PET scan sugeriu Alzheimer enfaticamente. Ele era ApoE2/3, não ApoE4. Todos seus exames de laboratório apontavam para mal de Alzheimer tipo 3: tanto TGF-β1 como C4a maiores, por exemplo, e havia vestígios de micotoxinas em seu nariz e garganta.

Por isso é fundamental incluir redução do estresse no programa de otimização cognitiva. A melhor maneira de fazê-lo vai variar de pessoa para pessoa. Para muita gente, meditação e ioga são redutores de estresse poderosos, pois baixam o cortisol, protegem o hipocampo de atrofia e aumentam a espessura do córtex cerebral.

A maneira mais simples — mas surpreendentemente raras vezes utilizada — de reduzir o estresse é respirar pelo diafragma (respirar com a barriga, não com o peito) de forma profunda e lenta. Relaxe!

Se você se sente hiperativo após se exercitar, diminua o esforço — talvez trinta em vez de 45 minutos, ou uma corrida mais leve na esteira. Você ainda quer aumentar seu batimento cardíaco e fazer musculação, mas se estiver se estressando com um treinamento de maratona, a diminuição pode ajudar a baixar seu cortisol.

Se você é viciado em cafeína, cortá-la pode ajudar a baixar seu estresse. O mesmo vale para o álcool. Massagens, risada, música, movimento — essas são maneiras maravilhosas de reduzir o estresse.

TREINAMENTO DO CÉREBRO

A ideia de que exercícios mentais — geralmente computadorizados — podem melhorar a função cognitiva é controversa, e alguns cientistas já criticaram alegações exageradas e sem comprovação. Mas não vamos jogar o bebê fora junto com a água do banho. Centenas de artigos científicos têm mostrado importantes efeitos cognitivos do treinamento cerebral. Por exemplo, um programa de treinamento para velocidade de processamento chamado Double Decision [Dupla Decisão] reduziu o risco de demência em quase 50% após dez anos do treinamento, o que é muito mais do que qualquer medicação jamais conseguiu.

Muitas empresas oferecem treinamento cerebral on-line, entre elas: Posit Science, Lumosity, Dakim e Cogstate. O principal especialista nesse campo é o professor Mike Merzenich, fundador da Posit Science, que produz o BrainHQ. Em 2016, Mike ganhou o prestigioso prêmio Kavli Prize de neurociência por seu trabalho revolucionário na área da neuroplasticidade. Tenho escutado as palestras brilhantes de Mike desde a década de 1980, e é indiscutível que, nesse campo, seu grupo está anos à frente de todos os outros, com mais de 130 artigos que demonstram os benefícios do BrainHQ.

O grupo do BrainHQ otimizou os programas, então você só precisa de dez a vinte minutos por dia, cinco dias por semana, para perceber a melhora. Uma opção é se planejar para sessões de trinta minutos, três vezes por semana. Comece com Hawkeye e Double Decision e depois acrescente jogos para a memória e outros para a velocidade de processamento, mas não se deixe desencorajar! Os programas são feitos para continuar a desafiá-lo; então, assim que você começa a se sair bem, eles ficam mais difíceis. Relaxe e, se for estressante demais, simplesmente diminua o tempo.

INFLAMAÇÃO

A inflamação é uma das principais causas do declínio cognitivo e contribui diretamente para os mecanismos da doença de Alzheimer. Eliminar a inflamação é, portanto, crucial para reverter o declínio cognitivo. Tendo seus exames laboratoriais determinado *por que* a inflamação está presente, recomendo uma abordagem em três frentes para reduzi-la.

1. *Resolva a inflamação.* Um modo eficaz de fazer isso é ingerir suplementos chamados mediadores especializados pró-resolução (SPMs, na sigla em inglês), como em um produto chamado SPM Active. Os SPMs, com nomes como resolvinas, protetinas e maresinas, são produzidos pelo corpo no local da inflamação e atuam como agonistas de resolução. Eles auxiliam a resposta imune a completar sua reação à infecção ou a outra ameaça causadora de inflamação, voltando ao patamar saudável, não inflamatório. Se o corpo não faz isso por conta própria, o SPM Active pode fornecer os agonistas da resolução que faltam. Você pode

ingerir de duas a seis cápsulas por dia, durante um mês. Nesse período, é importante remover a(s) causa(s) subjacente(s) da inflamação, como hábitos alimentares ruins e infecções crônicas.

2. *Iniba nova inflamação*. Anti-inflamatórios como ômega-3 e cúrcuma ajudam a prevenir nova inflamação. Recomendo um grama diário do ômega-3 DHA (ácido docosa-hexaenoico), de óleo de peixe, krill ou algas, e a mesma quantidade de cúrcuma, para tomar de estômago vazio ou com gorduras. Há muitos outros anti-inflamatórios, como gengibre, canela, pregnenolona, cravo-da-índia, tomilho, e também alimentos anti--inflamatórios como folhas verdes, beterrabas e brócolis. O protocolo ReCODE não inclui anti-inflamatórios não esteroides como ibuprofeno porque eles podem prejudicar o intestino e os rins.

3. *Remova todas as fontes inflamatórias*. Não adianta muito tratar a inflamação se, ao mesmo tempo, você continua a provocá-la. Então é fundamental se prevenir contra a exposição a agentes inflamatórios. Pode haver mais de uma fonte, incluindo intestino permeável, dieta com alto nível de carboidratos simples ou de gorduras trans e infecções crônicas como a doença de Lyme, vírus como o *Herpes simplex* ou fungos como *Aspergillus* ou *Penicillium*. Higiene bucal ruim também pode causar inflamação crônica; como observado anteriormente, bactérias orais como *P. gingivalis* foram encontradas no cérebro de pacientes de Alzheimer.

Se os marcadores inflamatórios permanecerem elevados após a remoção desses possíveis fatores de contribuição óbvios, então você deve passar por uma avaliação mais completa. Ela deve verificar a presença de autoanticorpos, como os causadores da artrite reumatoide, doença de Lyme crônica, infecções causadas por carrapatos, como *Babesia* ou *Bartonella*, e outras condições médicas não diagnosticadas.

CURANDO O INTESTINO

Há diversas maneiras de curar o intestino. Existem livros e sites inteiros sobre o assunto, mas resumirei os pontos-chave.

Curar o intestino é essencial para a maioria de nós, uma vez que o intestino permeável é tão comum. Se o seu Cyrex Array 2 for positivo ou se você tem sensibilidade a alguns alimentos, inchaço abdominal, constipação ou intestino solto, provavelmente sofre de intestino permeável, e isso significa que a integridade de sua parede intestinal foi comprometida. Curar seu intestino reduz a inflamação sistêmica, melhora a absorção de nutrientes, fortalece a resposta imune e auxilia o microbioma, aumentando assim seus produtos, tais como alguns hormônios e neurotransmissores. É uma tática fundamental para prevenir e reverter o declínio cognitivo.

O primeiro passo para curar a parede do intestino é compreender as causas da agressão, depois eliminá-las ou minimizá-las. Eis aqui uma lista dos possíveis gatilhos:

- Açúcar.
- Alergia/sensibilidade a glúten (ou outros grãos alergênicos), laticínios ou outros alimentos.
- Alergia/sensibilidade a substâncias químicas como as encontradas em alimentos processados (refrigerantes, adoçantes artificiais, conservantes, corantes, aglutinantes etc.).
- Herbicidas (como glifosato).
- Pesticidas.
- Alimentos GMO (organismos geneticamente modificados).
- Álcool.
- Antibióticos — orais ou em alimentos provenientes de animais vindos de CAFOs (do inglês, *concentrated animal feeding operations*, operações de alimentação concentrada de animais).
- Anti-inflamatórios — como aspirina ou outros NSAIDs (anti-inflamatórios não esteroides, como ibuprofeno) ou esteroides.
- Estresse.

Além de eliminar ou minimizar essas possíveis agressões ao intestino, há medidas complementares para a cura intestinal. Um método é o caldo de ossos,[4] que é seguro e fisiológico. Na verdade, diversas culturas ancestrais e tradicionais que consomem uma quantidade mínima de carne — como o povo das ilhas Ryukyu, conhecido por sua longevidade — usam ossos de animais assiduamente, pois são uma fonte de cartilagem, tendões e tutano que libera colágeno, inúmeros aminoácidos como glutamina e glicina, minerais e vitaminas que selam o intestino e desse modo fortalecem a barreira intestinal.

Muitas dessas culturas deixam uma panela fervendo o dia inteiro, e usam o caldo como base para sopas, guisados e outros pratos. Certos grupos defendem a ingestão de caldo por um período que vai de um dia a três semanas e elimina, para depois reintroduzir, outros alimentos, um de cada vez. Outros usam caldo como suplemento à dieta Cetoflex 12/3 (ver o protocolo de Julie no capítulo 9).

Você pode comprar caldo de ossos feito com animais de criação extensiva e orgânica, com pescados naturais ou fazer o seu próprio. Existem vários sites excelentes que discutem métodos para comprar ou fazer seu próprio caldo, como ‹http://scdlifestyle.com, https://www.kettleandfire.com› e ‹https://chriskresser.com/?s=bone+broth›.

Se você não encontrar nenhum caldo de sua preferência, há alternativas, assim como para a maioria dos elementos do ReCODE. Algumas pessoas tomam cápsulas de colostrum, L-glutamina ou zinco carnosina, que ajudam a sanar o intestino. Outra opção é seguir uma dieta que utiliza carboidratos específicos para permitir a cura intestinal, chamada dieta SCD: ‹https://draxe.com/scd-diet›.[5]

Independentemente de você se tratar com caldo, colostrum, L-glutamina ou dieta SCD, após três ou quatro semanas seu intestino deve estar curado. Submeta-se a novo exame de intestino permeável com o Cyrex Array ou outro método para assegurar que está mesmo com a saúde intestinal restabelecida. Se estiver, pode passar a incluir probióticos e prebióticos em sua dieta. (Se você tomar probióticos enquanto seu intestino estiver permeável, correrá o risco de fragmentos de bactéria penetrarem em sua corrente sanguínea, aumentando a inflamação.) Tratar seu intestino é como cuidar da limpeza e manutenção de seu aquário, eliminando uma trinca (reparo das paredes do intestino), o que lhe permite introduzir o peixe (os probióticos) e a comida de peixe (os prebióticos).

Como observado na seção anterior sobre nutrição, a melhor maneira de fazer isso é pela alimentação. Basicamente, você obtém seus probióticos (bactérias) de comidas fermentadas, como chucrute e kimchi, e seus prebióticos de alimentos ricos em fibras, como jícama, cebola, alho-poró e alho. Se pretende tomar uma cápsula de probiótico para complementar esses alimentos, o ideal é um probiótico que contenha um total de 30 bilhões de UFC (unidade de formação de colônias, que representa o número de bactérias vivas) a 50 bilhões de UFC. O dr. David Perlmutter, neurologista e autor de *Amigos da mente*, recomenda a inclusão das cinco espécies principais de bactérias listadas na Tabela 3.

Tão logo você tiver otimizado sua flora intestinal, deve presenciar o fim do inchaço abdominal, da constipação ou da diarreia, e assim uma importante fonte de inflamação terá sido removida. Você também eliminará toxinas com mais eficiência e, o mais importante, terá dado um grande passo para a melhora da cognição.

Tabela 3. As cinco principais espécies de bactérias recomendadas para probiótica[6]

Espécie	Efeitos	Fonte(s)
Lactobaccillus plantarum	Regula a imunidade, reduz a inflamação intestinal; conserva nutrientes.	Kimchi, chucrute, outras hortaliças fermentadas
Lactobacillus acidophilus	Aumenta a imunidade, reduz infecções de levedura, melhora o colesterol.	Laticínios fermentados
Lactobacillus brevis	Aumenta o BDNF, melhora o sistema imune.	Chucrute, picles
Bifidobacterium lactis	Reduz patógenos presentes em alimentos (p.ex., salmonela), aumenta a imunidade, melhora a digestão.	Laticínios fermentados
Bifidobacterium longum	Reduz patógenos, melhora o colesterol.	Hortaliças e laticínios fermentados

Agora que seu intestino está curado e sua flora intestinal foi otimizada, é hora de tratar outro microbioma — no que diz respeito ao declínio cognitivo — possivelmente ainda mais importante: o microbioma em seu nariz e nos seios paranasais. Como qualquer usuário de cocaína pode lhe dizer, o caminho mais rápido para chegar ao cérebro é pelo nariz. Os micróbios também perceberam isso,[7] e estamos descobrindo muitos exemplos em que o nariz, a garganta e os seios paranasais são afetados por rinossinusite crônica (inflamação do nariz e dos seios paranasais). Várias vezes, os culpados são espécies de fungos e/ou bactérias como MARCoNS (bactérias estafilocócicas que formam camadas protetoras chamadas biofilmes e são resistentes a muitos antibióticos).

Biofilmes são "iglus de bactérias" que protegem as bactérias dos antibióticos, tornando-as bem mais difíceis de se erradicar.

Não é apenas o microbioma nasal e dos seios paranasais que tem acesso ao cérebro. O mesmo vale para os produtos secretados pelos micróbios capazes de destruir as moléculas cerebrais que sustentam os neurônios e sinapses. Logo, se os seus exames laboratoriais indicam um aumento de C4a (trata-se de um componente do seu sistema imune que aumenta com a exposição a biotoxinas), se você apresenta sintomas sugestivos de Alzheimer do tipo 3 ou se tem problemas crônicos nos seios da face, é importante tratar o microbioma dos seios da face e de sua nasofaringe. O tratamento é simples e gradual. Para mais informações consulte o site do dr. R. Shoemaker, <http://www.survivingmold.com>, ou submeta-se à avaliação de um médico certificado no protocolo do dr. Shoemaker, conforme a relação em seu site.

1. *Primeiro, se patógenos como* MARCoNS (*estafilococos múltiplos resistentes a antibióticos e negativos para coagulase*) *ou fungos estão presentes, eles devem ser tratados.* Para MARCONS, um spray nasal chamado BEG — Bactroban (mupirocina) 0,2%, EDTA (ácido etilenodiamino tetra-acético) dissódico 1% e gentamicina 3% — é eficaz. Ele pode ser combinado com SinuClenz e Xlear para reduzir a queimação e ajudar na cura. Você pode tratar espécies de fungos com itraconazol, um antifúngico, ou com o otimizador de imunidade guduchi (*Tinospora cordifolia*).

2. *Restaure seu microbioma ideal.* Há produtos no mercado exatamente para isso — probióticos para o nariz e para os seios paranasais, incluindo ProbioMax ENT e Restore. (O Restore foi desenvolvido originalmente para a saúde intestinal, mas agora também tem uma fórmula nasal.) Se não conseguir encontrá-los, uma alternativa para restaurar seu microbioma nasal é passar sumo de kimchi com um cotonete no nariz. O ponto é o mesmo da recuperação da flora intestinal: micróbios protetores previnem o reaparecimento de micróbios prejudiciais como MARCONS.

3. *Remova a(s) fonte(s) de patógenos.* Se há fungos em sua casa, carro, local de trabalho ou qualquer outro lugar onde você passa muito tempo, é preciso removê-los. Um grupo como o Mycometrics (https://www.mycometrics.com) pode fazer uma avaliação do local e lhe fornecer o

que é chamado de pontuação ERMI (índice de fungo relativo da Environmental Protection Agency), que fornece uma quantificação do fungo. Se a pontuação for 2 ou mais, você deve contratar uma empresa especializada em remoção de fungos. Isso obviamente não é exequível se o fungo estiver em seu local de trabalho. Nesse caso você teria de falar com os responsáveis. Como era de se esperar, essa é uma parte controversa, mas há uma quantidade cada vez maior e bem documentada de enfermidades ligadas a fungos, incluindo declínio cognitivo, tanto por exposição no local de trabalho como no lar.

EQUILÍBRIO HORMONAL

Alcançar seus níveis hormonais ideais é uma das partes mais eficazes e fundamentais do ReCODE, mas também uma das mais controversas e difíceis de otimizar, por vários motivos. Antes de mais nada, o uso da reposição hormonal (HRT, na sigla em inglês) para mulheres pós-menopausa ainda é motivo de discussão acalorada. Alguns especialistas argumentam contra a reposição para praticamente qualquer mulher, enquanto outros afirmam que o tratamento deveria ser considerado apenas nos cinco primeiros anos após a menopausa, enquanto outros ainda defendem que deve ser considerado para mulheres com Alzheimer, MCI ou SCI, mesmo no caso de septuagenárias, octogenárias e nonagenárias. Assim, é importante consultar um especialista em reposição hormonal bioidêntica, preferivelmente com experiência em declínio cognitivo. Mais uma vez, o motivo para minha ênfase em hormônios bioidênticos é que eles têm a mesma estrutura molecular dos que são produzidos pelo seu corpo, ou seja, apresentam maior probabilidade de gerar os mesmos benefícios e menor probabilidade de gerar efeitos colaterais indesejados. Os estrogênios bioidênticos são 17 beta-estradiol, estrona e estriol. Estrogênios não bioidênticos, por exemplo, estão presentes na urina de éguas gestantes, que é a fonte do medicamento Premarin.

Assim como os níveis de vitaminas e de outros compostos, conforme discutido na seção sobre os conceitos de tratamento, "dentro dos limites normais" pode ter pouca relação com os verdadeiros valores ideais. Isso, é claro, é especialmente importante ao otimizarmos a função cognitiva e revertermos o declínio cognitivo. Logo, a meta não é deixar você "dentro dos limites normais", mas antes deixá-lo com o valor ideal de cada hormônio.

Um terceiro problema é que os níveis hormonais medidos não nos informam como o hormônio está funcionando em seu corpo, mas apenas sua quantidade. Para que você se beneficie de determinado hormônio, ele precisa chegar ao receptor, prender-se a ele, viajar junto do receptor até o núcleo e acionar vários genes que produzem proteínas diferentes, que terão efeitos coordenados em seu metabolismo. Perceba quantas etapas existem entre os níveis de hormônio medidos e os efeitos reais de cada um deles! É por isso que deve ser feita uma avaliação de cima a baixo — ou seja, olhar para os níveis hormonais como uma medição no alto e os sintomas como uma medição embaixo. Por exemplo, para avaliar o status da tireoide, você pode obter uma boa análise de seu funcionamento real ao checar a temperatura corporal basal pela manhã, ou usar Thyroflex para medir a precisão de um de seus reflexos. Se a sua temperatura não for no mínimo 36,5°C, o funcionamento de sua tireoide provavelmente está subótimo. Além do mais, se existem sintomas relacionados à tireoide como ganho de peso, letargia, constipação ou perda de cabelo, o funcionamento da tireoide provavelmente está subótimo.

Um quarto desafio é não considerar o desempenho dos hormônios apenas individualmente, mas também em conjunto, uma vez que eles afetam uns aos outros. Assim, não devemos olhar para o trabalho da tireoide isoladamente, mas em suas interações com outros sistemas hormonais, como as glândulas adrenais e os esteroides sexuais. Otimizar tudo isso permite que o sistema inteiro funcione de sua melhor maneira, e isso inclui propiciar uma boa cognição.

A fim de prevenir ou reverter o declínio cognitivo, é crucial trabalhar com seu médico para otimizar os níveis hormonais:

1. *Tireoide.* Como observado há pouco, o funcionamento da tireoide é subótimo em muitas pessoas com declínio cognitivo. O principal hormônio ativo da tireoide é o T3, mas o tratamento usual é T4 (levotiroxina, Synthroid), que pode ou não ser convertido eficientemente em T3. Logo, é preferível tomar a combinação de T3 e T4 encontrada em extratos de tireoide como Armour Thyroid, NP Thyroid, Nature-Throid ou fórmulas similares. Se preferir usar sintéticos, você talvez tenha de combinar levotiroxina com liotironina (Cytomel). Acom-

panhar seus sintomas e seus exames auxilia a aprimorar a dosagem. Além do mais, como produzir seu próprio hormônio de tireoide exige iodo, se os seus níveis hormonais ou desempenho da tireoide estão subótimos, verifique seu nível de iodo. Se estiver baixo, tome iodo em comprimidos (um por dia) ou use uma fonte de iodo, como *kelp* (alga laminariale).

2. *Estradiol e progesterona (para mulheres)*. Estradiol (e, em menor medida, estrogênios relacionados, estrona e estriol) e progesterona têm efeitos potentes no corpo todo, incluindo no cérebro. É por esse motivo que o tratamento com esses dois hormônios é controverso. Por um lado, o estradiol e a progesterona protegem o cérebro, têm efeitos cognitivos benéficos e influenciam diretamente o equilíbrio molecular que induz a doença de Alzheimer. Assim, esse é o motivo para o estrogênio ter sido avaliado como possível terapia para a doença de Alzheimer (não surpreende que ele não tenha se revelado útil sozinho). Por outro lado, o estradiol também pode, sobretudo sem o contrapeso da progesterona, elevar o risco de câncer uterino e de mama. Portanto, se os seus níveis desses hormônios estão baixos, consulte um especialista nessa área que tenha experiência em tratar o declínio cognitivo e o risco de declínio cognitivo.

Há diversos pontos importantes a ser discutidos com seu médico:

- Existe um consenso cada vez maior de que hormônios bioidênticos — aqueles idênticos aos produzidos por seu corpo — são preferíveis a imitações como Premarin.
- Não há consenso sobre quanto tempo após a menopausa é apropriado tratar uma mulher que está declinando cognitivamente, ou sob risco de.
- Médicos diferentes empregam diferentes valores-alvo para estrogênios, e o valor ideal para a reversão do declínio cognitivo como parte de um programa global é uma incógnita. Alguns defendem que a meta vai de 80 a 200 pg/ml (80 é o limiar de prevenção da osteoporose), enquanto outros sugerem que 30 pg/ml pode ser suficiente. Há desacordo também quanto a medir o estradiol na saliva, em amostras de urina de 24 horas ou por outros métodos.

- Quanto à progesterona, comece com 100 mg ou 200 mg de um bioidêntico como Prometrium, na hora de dormir. O objetivo vai de 1 a 20 ng/ml, mas monitore seus sintomas (como oscilações de humor e letargia), que podem indicar excesso nos seus níveis de progesterona, para otimizar sua proporção de estradiol para progesterona.

Use o estradiol bioidêntico (ou a combinação estradiol-estriol) por via transdérmica ou transvaginal, uma vez que a administração oral pode prejudicar o fígado. E não deixe de monitorar sua resposta cognitiva, assim como seus níveis hormonais e quaisquer efeitos colaterais. Como sabemos que o HRT aumenta o risco de câncer de mama, esteja em dia com a mamografia (a uma frequência apropriada para sua idade) e com os exames ginecológicos.

Por motivos que ainda não estão bem claros, é especialmente importante que mulheres com SCI, MCI ou Alzheimer de tipo 3 aprimorem seus níveis hormonais. Na verdade, muitos pacientes do tipo 3 observam o início de suas alterações cognitivas na menopausa ou na perimenopausa. Logo, se você apresenta característica de Alzheimer tipo 3, por favor fale sobre HRT bioidêntico com seu médico.

3. *Testosterona é outro participante fundamental da dança sináptica e os seus níveis ideais auxiliam a manutenção dela.* Se você sofre de declínio cognitivo ou apresenta risco elevado, consultar seu médico sobre a otimização dos níveis de testosterona é uma boa ideia.

Para os homens: isso é especialmente necessário se o seu nível de testosterona está abaixo de 300 ng/dL, ou se o de testosterona livre está abaixo de 6 pg/ml (para homens; para mulheres, os níveis visados são bem inferiores, claro, devendo apresentar níveis totais entre 30 e 70). Como outros hormônios, trata-se de uma molécula poderosa, com efeitos no cérebro e em todo o corpo. Assim: (1) Trabalhe com seu médico para manter o nível ideal, aplicando testosterona em gel ou em creme se ele estiver muito baixo, ou qualquer suplemento pronto que estiver disponível para aumento da testosterona. (2) Monitore os efeitos colaterais acompanhando, por exemplo, seu PSA (antígeno específico da próstata) para evitar câncer de próstata, sua contagem de cálcio ou exames de esteira ergométrica para prevenir doenças cardiovasculares. (3)

Monitore sua resposta cognitiva e use a mínima dose eficaz. (4) Não interrompa a testosterona de uma hora para outra. Se quiser descontinuar o uso, vá diminuindo a suplementação lentamente, ao longo de alguns meses, uma vez que a disparidade súbita entre os níveis do hormônio e a quantidade de receptores de testosterona é prejudicial, causando perda sináptica e declínio cognitivo associado.

Mulheres também podem se beneficiar com a otimização da testosterona, embora com metas menores, como observado há pouco.

4. *Funcionamento adrenal — cortisol, pregnenolona e DHEA.* Quando você está estressado, a atividade de suas glândulas adrenais acelera, e elas produzem algo como uma faca de dois gumes. Pelo lado positivo, a reação ao estresse é uma proteção contra patógenos e outras ameaças; pelo lado negativo, níveis de cortisol elevados danificam os neurônios do hipocampo. Você deseja ter a solução Cachinhos Dourados: níveis nem muito altos, nem muito baixos, e sim ideais de hormônios adrenais. Uma vez que a pregnenolona é o esteroide principal, do qual estrogênios, testosterona e cortisol (entre outros) são derivados, se você está sob estresse, pode "roubar" a pregnenolona para gerar cortisol, reduzindo sua capacidade de produzir estradiol ou testosterona. Esse "roubo de pregnenolona" é bastante comum. Ele pode ser tratado com suplementos de pregnenolona que não precisam de receita, a começar por 10 mg diários e depois 25 mg, ou o que puder elevar seus níveis de pregnenolona a uma faixa entre 50 e 100 ng/dL.

Se o seu cortisol matinal estiver baixo (inferior a 8 mcg/dL), você deve se submeter a uma avaliação posterior, uma vez que isso pode ser um sinal de que você reage mal ao estresse. Analogamente, se o seu cortisol matinal está alto (mais de 18 mcg/dL), você deve se submeter a nova avaliação para determinar se há estressores importantes que foram ignorados, como uma possível infecção.

Por dois anos, Lisa, 52 anos, queixara-se de problemas de memória e dificuldade para encontrar as palavras. Acidentalmente, deixou o fogão aceso, causando um incêndio. Ela tinha um forte histórico de Alzheimer na família. Uma avaliação neuropsicológica sugeriu um diagnóstico de MCI amnésica, e sua pontuação MOCA foi de 25/30, também compatível com MCI. Ela exibia inúmeros níveis hormonais subótimos. Seu médico mandou-a para o endocrinologista, que infelizmente pisou na bola:

1. Ele não verificou a temperatura corporal basal de Lisa, nem perguntou a respeito; tampouco usou o Thyroflex; assim não fazia ideia real do funcionamento de sua tireoide.

2. O T3 livre de Lisa estava muito baixo, em 1,8, mas seu T4 livre estava bom, em 1,3. Seu TSH estava muito elevado, em 5. Essa combinação significa que ela não estava convertendo o T4 (precursor do T3) em T3 de maneira eficaz, um problema comum, e o TSH elevado revelava que seu corpo reconhecia o mau funcionamento da tireoide. O endócrino simplesmente aumentou seu T4 e não acrescentou T3, o que mostra que ele não compreendeu o problema: como ela não estava convertendo T4 em T3, e o T3 é requisitado como hormônio ativo da tireoide, simplesmente aumentar o T4 não era a solução.

3. Sua pregnenolona estava muito baixa, mas ele disse que era "apenas um pró-hormônio" e, portanto, sem necessidade de tratamento. Na verdade, a pregnenolona tem efeitos importantes na função cerebral.

4. Ele não otimizou seu estradiol ou progesterona, indicando que não compreendia os efeitos absolutamente fundamentais do estradiol e da progesterona na cognição.

HOMEOSTASE DE METAIS

O dogma medicinal prega que o mal de Alzheimer não é causado por metais como mercúrio, infecções, hipotireoidismo, baixos níveis de vitamina D ou, ao que parece, qualquer outra coisa. Como expliquei no capítulo 4, porém, existem evidências claras de que o declínio cognitivo, incluindo o Alzheimer, é causado por um desequilíbrio entre os processos de preservação e de destruição das sinapses, e que dezenas de fatores podem diminuir a primeira e acelerar a segunda, em muitos casos influenciando direta ou indiretamente a APP (proteína precursora de amiloide). Existem evidências de que a APP reage a metais como ferro, cobre e zinco.

Beth, setenta anos, queixou-se de perda de memória. Ela manifestou déficit na memória de curto prazo, dificuldade de encontrar palavras e de compreensão, bem como de lidar com dispositivos tecnológicos, como seu iPhone, além de ficar confusa ao tentar encontrar caminhos mesmo em lugares familiares. Seu genótipo ApoE era ApoE3/4, seu FDG-PET scan apresentou marcas de hipometabolismo nos lobos temporal e parietal, que caracterizam Alzheimer, seu PET de amiloide deu positivo (também compatível com Alzheimer) e sua MRI mostrou apenas 18% do volume do hipocampo ideal para sua idade. Seus níveis de mercúrio orgânico e inorgânico estavam elevados, com 95% de mercúrio total. Sua excreção de mercúrio estava evidentemente abaixo do normal, um possível fator de contribuição para a toxicidade por mercúrio.

Na faculdade de medicina aprendemos a distinguir o Alzheimer de "causas reversíveis de demência". Porém essa ideia é fundamentalmente errada, porque as causas reversíveis de demência são em si possíveis fatores de contribuição àqueles processos a que nos referimos como doença de Alzheimer. Beth (paciente anterior), Karl (do capítulo 6) e muitos outros apresentam sintomas e neuroimagens que refletem Alzheimer genuíno, e o mercúrio é um fator de contribuição. Não é esse o caso da maioria dos pacientes de Alzheimer, mas é o de uma minoria importante. Por isso é crucial não deixar escapar os sinais de toxicidade por mercúrio, em especial por eles serem imediatamente tratáveis.

Se o seu mercúrio (sobretudo mercúrio inorgânico) está alto, convém retirar suas obturações com um dentista biológico — ou seja, treinado para removê-las sem expô-lo a altos níveis de mercúrio no processo. O melhor é fazer isso devagar, uma ou duas obturações por consulta, até terem sido todas removidas. Também é importante eliminar o mercúrio de seu organismo. Um método eficaz, desenvolvido pela Quicksilver, é mais suave que a quelação pesada: ele utiliza tratamentos por pulsos, que ativam um gene chamado Nrf2, ajudando seu corpo a eliminar mercúrio, chumbo, arsênico, ferro e outros metais potencialmente tóxicos.

Se sua proporção de cobre para zinco está elevada (ambos devem estar por volta de 100 mcg/dL, e assim a proporção deve ser aproximadamente 1), você deve tomar providências para elevar seus níveis de zinco e baixar seus níveis de cobre, a fim de obter uma proporção abaixo de 1,3:1. O professor George Brewer, cuja pesquisa mencionei no capítulo 7, demonstrou que tratar deficiência de zinco e excesso de cobre leva à melhora cognitiva. Ele recomenda o seguinte:

1. Picolinato de zinco, de 25 mg a 50 mg (mas não mais do que 50 mg), diariamente, para fortalecer o zinco.
2. Ácido antioxidante alfa-lipoico, 30 mg a 60 mg, diariamente, para prevenir o dano oxidativo associado ao aumento de cobre.
3. Vitamina C, de 1 g a 3 g diariamente, para quelar e remover cobre.
4. Piridoxina (vitamina B6), 100 mg diárias para promover a desintoxicação.
5. Manganês, de 15 mg a 30 mg, diariamente, para promover efeitos enzimáticos antioxidantes.
6. Redução do estresse.
7. Evitar vitaminas com alto conteúdo de cobre.

Além disso, verifique seus marcadores inflamatórios (como hs-CRP), uma vez que a inflamação crônica contribui tanto para uma alta proporção entre cobre e zinco como para o declínio cognitivo.

TOXINAS

A desintoxicação pode ser a parte mais difícil do ReCODE, uma vez que existem muitas toxinas capazes de contribuir para o declínio cognitivo. Felizmente, há muitas terapias disponíveis quando se trata de desintoxicação, a começar pela alimentação.

Carol, uma enfermeira de 59 anos, foi avaliada para declínio cognitivo anualmente em um renomado centro de Alzheimer, durante quatro anos. Sua avaliação neuropsicológica inicial sugeria MCI, sua MRI revelou atrofia severa do hipocampo abaixo de 1% do ideal para sua idade e seu genótipo ApoE era ApoE3/4. Ela foi tratada com memantina, mas continuou a piorar, desenvolvendo doença de Alzheimer. Tornou-se uma pessoa calada e com reações lentas, sem interesse em ler ou se envolver em conversas.

Quando seu marido a trouxe para me ver, expliquei-lhe que seu quadro era Alzheimer do tipo 3 (baseado em sua idade no começo da doença, no complexo sintomático e nos exames laboratoriais) e, portanto, com altas chances de a exposição tóxica ser a causa. Exames mostraram níveis muito altos de micotoxinas em sua urina, bem como doença de Lyme (e exames subsequentes mostraram a coinfecção comum da Lyme, *Babesia*). Ela também tinha níveis altos de IgG, indicando hipersensibilidade a *Cladosporium herbarum*, *Penicillium notatum* e fezes de pombo. Sua cultura para MARCONS deu positiva. Sua pontuação ERMI (trata-se de uma pontuação para fungo; a média para todos os lares é zero) foi de 6,7, indicando altos níveis de fungo tóxico.

Carol iniciou o protocolo ReCODE. Para tratar as micotoxinas, recebeu glutationa intravenosa duas vezes por semana. A cada administração, mostrava uma melhora evidente, mas regredia pela manhã. Também recebeu colestiramina e VIP intranasal, como parte do Protocolo Shoemaker de exposição a micotoxinas. Ela mudou de residência, mas infelizmente a pontuação ERMI do local foi de 7; começou a passar mais tempo ao ar livre e num trailer. Também adquiriu um filtro de HEPA móvel para usar quando estivesse dentro de casa. Começou a melhorar. Após seis meses, seu marido escreveu: "Carol está bem melhor. Tem sido capaz de acompanhar conversas e dar respostas bem apropriadas. O mais notável foi a volta de sua personalidade e da interação social. Ela trabalhou com CMES (educação médica contínua) e foi capaz de interpretar e de encontrar respostas melhor do que em muito tempo. Ficou tão empolgada com isso que continuou por horas".

Para ter uma pista sobre sua exposição a altos níveis de substâncias tóxicas, comece com seu histórico:

- Você já se submeteu à anestesia geral? Se sim, quantas vezes?
- Come peixe com alto teor de mercúrio, como atum, peixe-espada ou cação? Com que frequência?
- Há mofo em sua casa, seu carro ou no seu local de trabalho?
- Você come alimentos processados ou não orgânicos?
- Foi mordido por carrapato?
- Toma alguma medicação?
- Toma inibidores de bomba de próton (IBPs) para refluxo gastroesofágico?
- Que quantidade de álcool costuma consumir?
- Usa maquiagem, spray de cabelo ou antitranspirante?

- Com que frequência sua? (O suor é uma via importante para a eliminação de toxinas.)
- Sofre de constipação? (A evacuação é outra via importante para a eliminação de toxinas.)
- Toma ao menos um litro de água filtrada diariamente? (A urina é uma terceira via importante.)

Um homem me contatou para falar sobre sua esposa de 52 anos, que vinha sofrendo de declínio cognitivo havia dois anos, começando na menopausa. Haviam lhe prescrito sertralina (Zoloft) para possível depressão. Ela tinha dificuldade em preencher cheques, pagar contas e completar frases. Seu PET scan sugeriu muitos indícios de doença de Alzheimer. Quando questionado sobre exposição a bolor, o marido disse: "Não... bom, a não ser pelo bolor preto no porão, mas imagino que isso não seja um problema".

Se você está intoxicado por metais — especialmente altos níveis de mercúrio ou uma proporção elevada de cobre para zinco —, há diversas maneiras de tratar o problema, como a quelação. Um método mais suave, porém igualmente eficaz, como observado na discussão sobre homeostase de metais, é o da Quicksilver, chamado Detox Qube.

Se você está intoxicado por toxinas derivadas de bolor ou outros micróbios — biotoxinas —, como indicado pelos testes e valores descritos anteriormente, os tratamentos ideais são um pouco complicados e específicos para cada exposição. Portanto, é útil trabalhar com um médico — idealmente, um médico que tenha experiência no tratamento de enfermidades associadas a biotoxinas, como as certificadas no protocolo Shoemaker[8] ou médicos funcionais com experiência em enfermidades por biotoxinas.[9]

1. Primeiro, se os exames no capítulo 7 mostram que você abriga patógenos como MARCONS ou algumas espécies de fungo, seu médico deve tratá-lo como descrito na discussão anterior sobre o microbioma dos seios paranasais.

Há diversas maneiras de desativar e excretar biotoxinas associadas a patógenos e aumentar a cognição em Alzheimer tipo 3, MCI ou SCI:

- Glutationa intravenosa, que é um antioxidante e uma antitoxina poderosos, pode trazer rápida melhora ao status mental, mas geralmente dura apenas algumas horas. Apesar disso, ingerir infusões duas vezes por semana pode levar a ganhos permanentes na cognição. Como alternativa, você pode aumentar a glutationa com glutationa lipossomal, glutationa nebulizada ou cápsulas de N-acetilcisteína.
- VIP intranasal (peptídeo intestinal vasoativo) oferece suporte trófico para o cérebro. Em geral é administrado quando não há culturas de MARCONS. Essas administrações são frequentemente associadas à melhora cognitiva.
- Certos alimentos favorecem a desintoxicação. Eles incluem coentro, vegetais crucíferos (couve-flor, brócolis, vários tipos de repolho, couve, rabanete, couve-de-bruxelas, nabo, agrião, couve-rábado, couve-nabo, rúcula, raíz-forte, maca peruana, grelos, rabanete branco, wasabi, repolho-chinês), abacate, alcachofra, beterraba, dente-de-leão, alho, gengibre, toranja, limão, azeite e alga.
- Você pode aumentar a rapidez com que se desintoxica ligando as toxinas em seu intestino com colestiramina, Welchol ou guggul (ou, especialmente para metais, *Chlorella*); favoreça também a eliminação pelo suor em uma sauna seguida de ducha com sabão não emoliente (por exemplo, Castile); e através da urina seguida de hidratação com água filtrada.
- Pacientes com enfermidades associadas a biotoxinas melhoram mais quando seus protocolos incluem otimização de hormônios bioidênticos.

2. Segundo, após o tratamento, restabeleça seu microbioma ideal seguindo os passos listados anteriormente para probióticos para o nariz e seios da face.
3. Terceiro, remova a(s) fonte(s) de patógenos. Se uma inspeção visual ou uma pontuação ERMI indica a presença de mofo em sua casa, em seu carro ou em seu local de trabalho, há várias opções possíveis. Uma é passar mais tempo ao ar livre, embora obviamente haja um limite para isso, a menos que você queira passar o resto da vida acampando. Como alternativa, você pode adquirir um filtro HEPA móvel, como da IQAir. Recomendo o excelente livro sobre toxinas do dr. Ritchie Shoemaker, *Surviving Mold* [Sobrevivendo aos fungos], para dicas de como fazer isso.[10]

9. Sucesso e as redes sociais: o cotidiano de duas pessoas

Sucesso é a altura que atingimos após voltarmos do fundo do poço.
George S. Patton

Julie, uma das muitas pessoas que têm obtido ótimos resultados com o ReCODE, fez a gentileza de me contar seu cotidiano. Ela está no programa há cinco anos, então ele foi evoluindo à medida que vários fatores de risco foram tratados, e hoje é bem extenso. Mas não deixe que isso o desencoraje. Como já afirmei, o protocolo de cada um é único, desenhado para sua própria situação, e você pode adotar os passos do programa um de cada vez.

Julie ficara chocada ao descobrir que era homozigótica para ApoE4 e, com apenas 49 anos, já desenvolvera problemas cognitivos significativos, perdendo-se em lugares familiares, apresentando dificuldade para reconhecer rostos e perdendo sua memória. Até seu teste genético, por causa de sua idade, ela nem considerara a possibilidade da doença de Alzheimer. Até que, infelizmente, uma prima desenvolveu Alzheimer grave, começando ainda mais cedo. Julie procurou um neurologista especializado na doença e, após esperar meses por uma consulta, finalmente conseguiu vê-lo. Explicou seu status genético e sintomático, pedindo-lhe para ajudá-la a evitar o declínio posterior e, se possível, restabelecer sua memória e cognição à condição de antes. Bruscamente, ele disse "Boa sorte com isso", sem oferecer a menor ajuda (infelizmente nós, neurologistas, como grupo, não somos conhecidos por boas maneiras). Julie logo descobriu que não estava sozinha. Há cerca de 7 milhões de americanos portadores de duas cópias do alelo ApoE4 e mais de 99% não sabe disso. Outros 75 milhões de estadunidenses têm uma única cópia do ApoE4. Como você pode imaginar, descobrir seu status de ApoE após começar a declinar cognitivamente é terrível.

A avaliação de Julie mostrou que ela estava no 35º percentil para sua idade quando começou o tratamento. Porém, após vários meses no programa, ela notou uma melhoria significativa e sua avaliação subiu para o 98º percentil da capacidade cognitiva. Agora já são cinco anos (contados diariamente). Julie se tornou extremamente atenta para alterações em sua capacidade de pensar e lembrar, e passou a observar o que parece auxiliá-la ou incomodá-la. Ouvi isso várias vezes de pessoas que se saíram muito bem.

Eis aqui o cotidiano de Julie, a quem agradecemos por compartilhá-lo com todo mundo.

- Eu acordo, de preferência sem despertador (nem sempre é possível!), após sete ou oito horas de sono.
- Não como nada de manhã e só tomo uma xícara de café orgânico, sem creme, com uma quantidade muito pequena de stevia 100% puro. É uma necessidade para mim. Desfruto de enormes benefícios cognitivos e do bom humor com uma pequena quantidade de café.
- Se sinto muita fome (é raro), tomo uma cápsula de óleo MCT (triglicerídeos de cadeia média) de 1000 mg, no período da manhã, para me ajudar a entrar em cetose. [Ela usa um medidor de cetonas (detalhes no Apêndice B) e tenta manter o nível sanguíneo delas na faixa de 0,5 mmol/L a 2 mmol/L. O medidor de cetonas afere o beta-hidroxibutirato, um dos três compostos chamados de corpos cetônicos. A cetose moderada é induzida por jejum, por exercícios e dieta bem pobre em carboidratos e rica em gorduras boas.]
- Sigo a prática ayurvédica de bochecho com óleo (de coco) por cinco minutos, depois escovo os dentes com pasta sem flúor [o bochecho com óleo é feito há séculos; ele reduz as bactérias que causam apodrecimento, embranquece os dentes e fortalece a flora bucal].
- Evito toxinas em meus cosméticos. Uso protetor solar e desodorante sem alumínio. Parei de usar esmalte de unha e, em vez disso, uso óleo de

coco. Em um esforço para usar os produtos mais seguros, verifico todos os cosméticos que uso no banco de dados do Environmental Working Group's Skin Deep: <http://www.ewg.org/skindeep>.

- Tomo óleo de peixe (que inclui DHA 1000 mg) e cúrcuma antes de me exercitar, algo que faço para aumentar o BDNF [fator neurotrófico derivado do cérebro, que fortalece os neurônios e tem efeito anti-Alzheimer].

- Caminho/corro por cinquenta ou sessenta minutos todos os dias — mesmo quando o tempo está ruim, usando roupa apropriada. Acho todas as condições climáticas revigorantes: quente, frio, úmido, nevando ou ventando. Quando desafio a mim mesma, me torno mais forte. Passar momentos na natureza também é muito salutar e fundamental para mim.

- Quando caminho, geralmente escuto música meditativa.

- Às vezes, eu me desafio com tarefas cognitivas enquanto caminho. Tento repetir o alfabeto de trás para a frente, faço contagens regressivas a partir de cem, de nove em nove, oito em oito, sete em sete etc.

- Antes de quebrar o jejum oficialmente, tomo um copo de água em temperatura ambiente com limão e/ou gengibre para desintoxicar.

- Faço a primeira refeição após o meio-dia, encerrando um jejum de quinze a dezesseis horas.

- A minha primeira refeição típica consiste de dois ovos de criação extensiva (ricos em ômega-3) com um prato cheio de hortaliças coloridas, locais, orgânicas, sem amido. Brócolis, espinafre, couve e hortaliças fermentadas estão entre minhas principais escolhas. Também incluo alguns pedaços de batata-doce e cenoura crua para fornecer a vitamina A. Uso azeite de oliva extravirgem rico em polifenol a gosto para comer minha salada, junto com alga seca para o iodo e sal rosa do Himalaia, ervas frescas e temperos.

- Passo fio dental e escovo os dentes outra vez (repito isso após cada refeição).

- Tomo o restante dos meus suplementos "matinais", que incluem vitamina D3 e K2 (sou bem cuidadosa ao tomar essas duas com fontes alimentares de vitamina A e gordura para aumentar a solubilidade e a biodisponibilidade). Também tomo ALCAR (acetil-L-carnitina), citicolina, ubiquinol, PQQ (quinona poliquinolina), gengibre e uma pequena dose dividida de NAC (N-acetilcisteína) e ácido alfa-lipoico (repito esses dois à tarde). Além disso, tomo vitamina B1 (tiamina) para ajudar com a homeostase de glicose e metilcobalamina, metilfolato e P5P (piridoxal-5-fosfato) para manter a homocisteína baixa. Também tomo um probiótico VSL#3.

- Quando estou no trabalho, lembro de levantar da minha mesa e caminhar por volta de dez a quinze minutos, de hora em hora. Quando trabalho de casa, tenho uma boa oportunidade de cuidar do serviço doméstico — lavar roupa, varrer a casa, lavar a louça, podar o jardim, rastelar folhas etc. Aprendi a enxergar o serviço doméstico sob uma luz positiva, pois ele me possibilita ser mais ativa. Ser grata pelo trabalho também me ajuda a manter uma atitude positiva.

- Faço aulas de ioga duas vezes por semana, que é muito útil para fortalecer, me equilibrar e me manter centrada. Tento praticar diariamente.

- Tomo chá verde japonês orgânico e uma xícara de caldo de ossos (sem gordura) durante o dia, mas procuro não beliscar.

- Calculo estrategicamente o horário de meu resveratrol e de minha suplementação NAD para super-regular o SirT1, a fim de obter o melhor benefício. Certas evidências sugerem que eles podem interferir nos benefícios do exercício quando ingeridos mais ou menos ao mesmo tempo. Por experiência pessoal, descobri que interferem no sono se ingeridos antes de dormir. Estabeleci o horário no começo da tarde (várias horas após o exercício), quando ainda posso me beneficiar da energia extra.

- Em geral faço uma pausa do trabalho no meio da tarde e me desafio com uma sessão de vinte minutos de treinamento para o cérebro. Uso Lumosity e BrainHQ. Alternar entre ambos é bom para não cansar. Procuro manter o exercício divertido e sem estresse. Minha meta é tentar alcançar ou ultrapassar a pontuação do dia anterior.

- Gosto de meditar após o treinamento do cérebro. Esvaziar a mente por apenas quinze minutos é inestimável.

- Faço minha segunda refeição entre cinco e seis da tarde. O jantar normalmente consiste de pescado natural (salmão *Alaskan sockeye* é o meu favorito) acompanhado de uma salada com verduras mistas, repolho roxo, abacate, frutos secos oleaginosos, sementes e uma ampla variedade de legumes sem amido. Uso sal rosa do Himalaia, *kelp* granulado e ervas frescas e temperos, além de vinagre balsâmico de alta qualidade, limão e bastante azeite de oliva extravirgem, também de alta qualidade. Às vezes tomo uma pequena quantidade (dois dedos) de vinho tinto seco, como cabernet.

- Após o jantar, gosto de sair para caminhar outra vez, com meu marido ou alguma amiga, socializando com os vizinhos ao longo do trajeto. Também gosto de passear de caiaque em nosso lago após o jantar.
- Várias vezes por semana como sobremesa. Gosto de nozes orgânicas e fatias de amêndoa com flocos de coco e *berries* orgânicos salpicados com kefir (de vaca A2) sem açúcar, com algumas gotas de stevia 100% para adoçar. Outra sobremesa pode ser um quadrado de chocolate amargo (86% ou mais de cacau).
- Paro de comer às sete e tento ir para a cama às dez. Ponho meus óculos bloqueadores de luz incandescente, várias horas antes de dormir. Tento reduzir a iluminação, me abstenho de exercícios, de trabalho muito estimulante ou de conversa a essa hora. Também uso um programa no meu laptop, celular e tablet que bloqueia a luz.
- Tomo meus suplementos noturnos cerca de uma hora antes de dormir. Entre eles, citrato de magnésio (magnésio treonato é sedativo demais para mim), ashwagandha e melatonina. Também tomo uma pequena dose de NAC (N-acetilcisteína) e ácido alfa-lipoico junto com um probiótico diferente — MegaSporeBiotic.
- Uso testosterona e estrogênio tópicos à noite (junto com um adesivo de estrogênio transdérmico duas vezes por semana) e tomo uma dose oral de progesterona toda tarde.
- Como meu marido é piloto de aviação comercial e muitas vezes trabalha em horários inusitados, às vezes durmo em um quarto separado quando ele precisa acordar muito cedo ou chega em casa no meio da noite.
- Escureço completamente o quarto antes de dormir. Qualquer fonte de luz pode interferir na produção de melatonina. Todos os dispositivos eletrônicos em meu quarto têm escudos de radiação e são ajustados em modo avião antes de dormir. Também mantenho o quarto fresco e passo óleo essencial de lavanda ou alecrim nos lençóis para ajudar a relaxar e promover um sono saudável.

Por favor, não se preocupe — ninguém vai sabatiná-lo sobre isso! Além do mais, é importante perceber que cada protocolo é personalizado, então esse pode não ser o ideal para você. E lembre-se que não é preciso começar todos os elementos de seu protocolo de uma vez. Além disso, ele não vai interferir em nenhuma medicação que você esteja tomando para o declínio cognitivo. Na verdade, se ele tem algum efeito, este é tornar a medicação mais efetiva. O segredo, porém, é iniciá-lo o mais cedo possível, de preferência assim que os sintomas surgirem, ou assim que você descobrir que tem risco de declínio cognitivo, seja por teste genético, histórico familiar, hemograma ou neuroimagem.

Eis aqui, para comparação, o programa atual de Kelly, que também mostrou uma melhora notável após sofrer desorientação, perda de memória e dificuldade para trabalhar. No entanto, como você poderá ver, Kelly consome vários componentes que estão em quantidade subótima mas não inclui diversos outros componentes recomendados (e tem se mostrado um pouco teimosa sobre considerar as melhorias sugeridas em seu protocolo!). O principal não é que ela faça tudo perfeitamente — ela ainda não chegou lá —, mas que acompanhe sua própria cognição, e se e quando essa piorar, ela volte a otimizá-la. Claro, acredito que Kelly estaria melhor ainda se otimizasse seu programa imediatamente, mas ainda não consegui convencê-la disso, e ela tem se saído muito bem!

Aqui está o regime de Kelly:

- Sete a oito horas de sono toda noite, tomando 3 mg de melatonina antes de dormir, além de 500 mg de triptofano (que reduz as ruminações, se você acorda no meio da noite). Ela usa o monitor de sono de seu celular para medir quanto de sono tem à noite.
- Jejum de doze horas toda noite.
- Exercícios aeróbicos por trinta ou 45 minutos diários, seis vezes por semana.
- Ioga de sessenta a noventa minutos, cinco vezes por semana.
- Meditação transcendental de vinte a trinta minutos, duas vezes ao dia.
- Dieta livre de glúten, com baixo teor glicêmico, principalmente vegetariana. Ela toma café e, ocasionalmente, vinho tinto.
- Kelly faz terapia de reposição hormonal, mas não bioidêntica: 2,5 mg medroxiprogesterona via oral, todos os dias, e 2 mg de estradiol via oral (estradiol deve ser tomado via transvaginal, não oral, em razão do risco de intoxicação hepática, além de os níveis de absorção transvaginal ser melhores).

- 88 mcg de levotiroxina (T4) todos os dias, e uma dose extra aos sábados. (Isso funciona contanto que a conversão de T4 em T3 ativo seja eficiente. Para muitas pessoas, porém, apenas tomar o T4 relativamente inativo não é ideal.)
- 3000 IU de óleo de peixe todo dia.
- 2000 IU de vitamina D3 todo dia. (Qualquer dose acima de 1000 IU deve ser acompanhada de 100 mcg a 250 mcg de vitamina K2.)
- Uma multivitamina diária.
- 500 mg de citicolina diários.
- 2100 mg de cúrcuma diários. (Devem ser ingeridos de estômago vazio ou com gorduras boas, para absorção.)
- 250 mg de *Bacopa monnieri*, diariamente (melhor se ingerido duas vezes ao dia).
- 1000 mg de ashwagandha, diariamente.
- Probióticos e três colheres de sopa de levedura nutricional

Kelly não faz nenhum treinamento cerebral ou de força, realiza uma terapia de reposição hormonal subótima (oral, não transvaginal, com estradiol bioidêntico), talvez faça um tratamento de tireoide subótimo, não toma iodo (em algumas pessoas, a tireoide baixa é apenas deficiência de iodo) e não se submeteu a uma avaliação para ativação do sistema imune inato, então não sabe se isso contribui ou não para suas alterações cognitivas. Ela não ingere resveratrol nem magnésio treonato, não realiza exame para determinar se está em cetose moderada e não toma óleo MCT. Porém isso que vem fazendo funciona muito bem para ela e, contanto que continue monitorando seu status e otimize o programa se e quando sua melhora parar, não há problema.

Como você pode perceber pelo fato de que Kelly está indo bem sem seguir todos os aspectos individuais do ReCODE, fazer um pouco é melhor do que nada, mas fazer tudo é melhor do que só um pouco.

Mencionei que Julie é homozigótica para ApoE4 — ou seja, ela porta dois alelos dessa variação genética, o risco genético mais relevante para o mal de Alzheimer, e desse modo corre risco dez vezes maior do que a população geral de desenvolver a doença. Ela fundou a rede social ApoE4.info, para pessoas do mundo inteiro que descobriram, por meio de teste genético, ser portadoras do gene ApoE4 (heterozigóticos ou homozigóticos — ou seja, com um alelo ou dois). Todos eles já ouviram falar do dogma de que nada pode postergar, prevenir ou reverter o Alzheimer, e muitos se sentiam desesperados e sozinhos. Eles começaram a conversar on-line há vários anos, e depois o ApoE4.info foi fundado.

No site, as pessoas compartilham e discutem pesquisas, comunicam-se com especialistas, comparam conselhos e estratégias e até conduzem o que chamam de "experimentos n = 1" — ou seja, experimentam algo primeiro (o 1) e depois compartilham com os demais o modo como algo, como biomarcadores de rastreamento e o uso de determinados protocolos, por exemplo, funcionaram para eles. Acima de tudo, compartilham qualquer mínima informação que possa, ainda que contrária à opinião dos médicos, ser útil. Os membros, que postam anonimamente usando apelidos, ajudam uns aos outros a ler e a interpretar a extensa literatura médica sobre Alzheimer e ApoE4.

Quando Arquimedes, no século III a.C., disse "Deem-me uma alavanca e um ponto de apoio e moverei o mundo", provavelmente não imaginava que a versão do século XXI de sua alavanca hipotética seria construída com silício, elétrons e a rede sináptica coletiva de bilhões de sistemas nervosos. Apesar disso, acho que concordaria que as redes sociais realmente movem a Terra. E eu percebi que posso fazer as pessoas se mexerem para assumir o controle de seu destino cognitivo de maneiras que talvez nunca utilizassem, caso não fizessem parte de uma rede social.

Em maio de 2015, os membros do ApoE4.info se encontraram pessoalmente pela primeira vez, no Instituto Buck de Pesquisa em Envelhecimento. Muitos já usavam o protocolo que eu havia publicado vários meses antes. Após algumas palestras, sentamos em torno de uma grande mesa em uma sala envidraçada perto da entrada, e os membros contaram suas histórias: a dor e a tristeza ao consultar os médicos, a confiança absoluta com que especialistas declararam que não havia tratamento eficaz para o Alzheimer, o desespero dos familiares, o desamparo dos pacientes e possíveis pacientes (a maioria dos portadores de ApoE4 não exibia sinal de perda cognitiva). Foi um dos eventos mais inesquecíveis que já testemunhei, mordaz mas esperançoso conforme as pessoas se identificavam pelo apelido: "Sou a Go Girl" ou "Sou o Lost at C". Outros exclamavam, "Ah, *você* é Go Girl!" ou "Ah, *você* é o Lost at C!", após terem lido inúmeras publicações dos outros usuários. Lágrimas rolaram, as ideias se abalaram. Mas pela primeira vez a esperança brotou quando as pessoas compartilharam suas histórias de melhoria.

Os membros do grupo voltaram a se reunir em agosto de 2016, no Simpósio de Saúde Ancestral, em Boulder, no Colorado. Eu também compareci, e a ocasião foi emocionante e inspiradora. Quase todos os seiscentos membros do ApoE4.info cumpriam alguma variação do RECODE. Mais uma vez, compartilharam histórias pessoais; mais uma vez, descreveram sua falta de esperança ao descobrir seu status de ApoE4. Um dos membros, uma cientista acadêmica, contou ao grupo que se inscrevera no site poucos meses antes, escutara muitas histórias de sucesso e, assim, ficou bastante otimista quanto aos seus problemas. Ela não estava mais desesperada nem aterrorizada em relação ao seu futuro. Disse que conhecia inúmeras pessoas que haviam se saído bem no programa e, portanto, esperava muito que ficasse bem.

Estávamos no quinto andar do edifício memorial da Universidade de Colorado. Era um lindo sábado de agosto. Respirei fundo e fechei os olhos por um momento. Ali estava uma mulher sem medo do mal de Alzheimer, não porque fosse desinformada, despreocupada, desapegada ou resignada, mas porque era analítica e inteligente. Ela tinha consciência do sucesso de inúmeras pessoas no ApoE4.info e da similaridade de sua genética com a deles, e então ficou devida e compreensivelmente otimista.

Nossa preocupação número um à medida que envelhecemos é a perda da capacidade cognitiva; para os que sofrem disso, a progressão para a demência severa fora até hoje um destino irrefreável, sem nada além de péssimas novidades vindas dos especialistas. As redes sociais, com suas avaliações, comparações e análises contínuas, junto com a abordagem programática personalizada, os conjuntos de dados mais amplos e o otimismo coletivo definitivo contribuíram para começar a mudar a história da medicina. Esse momento foi registrado em minhas sinapses, e eu jamais o esquecerei.

As redes sociais são a chave para um mundo livre de demência. Comparar observações, juntar informação, identificar problemas e melhorias reiteradas, detectar problemas insuspeitos, compartilhar histórias de sucesso, encorajar a prevenção, empoderar pacientes e indivíduos pré-sintomáticos — tudo isso é catalisado pelas redes sociais. O que as várias centenas de membros do ApoE4. info fizeram pode e deve crescer para centenas de milhões de pessoas no mundo todo que se beneficiariam da conectividade e do ativismo semelhantes.

P.S.: Hoje recebi notícias de Julie, que me contou que o site ApoE4.info agora tem cerca de oitocentos membros, e que "cerca de 99%" praticam alguma variação do protocolo, tendo ouvido várias histórias de melhoria. Essa ligação foi a melhor coisa do dia!

Parte Quatro

A maximização do sucesso

10. Juntando tudo: você *consegue*

O segredo de progredir é começar.
Mark Twain

Este capítulo resume o protocolo ReCODE, retomando os pontos essenciais para facilitar seu uso o máximo possível e oferecendo uma tabela para que você possa consultar. Como você vai ver, é bastante simples. Todos os detalhes científicos, todos os exames laboratoriais e todas as nuances de tratamento detalhados nos capítulos anteriores resumem-se a cinco problemas básicos, provocadores do declínio cognitivo em quase todo mundo. Não há nada que não possa ser tratado de forma eficaz:

1. Resistência à insulina
2. Inflamação/infecções
3. Otimização de hormônios, de nutrientes e de fatores tróficos
4. Toxinas (químicas, biológicas e físicas)
5. Restauração e proteção de sinapses perdidas (ou disfuncionais)

RECODE: Plano Básico

Intervenção	Notas
Dieta: Ketoflex 12/3.	Objetivo cetose 0,5-4 mmol/L.
Exercício: aeróbico e fortalecimento, 30-60 minutos, cinco a seis vezes por semana.	Aumente devagar, proteja seu coração.
Sono: 7-8 horas; melatonina 0,5-3 mg; Trp se ruminações, higiene de sono.	Elimine apneia do sono.
Redução de estresse: meditação ou Neural Agility; ioga; música; respiração pelo diafragma.	
Treinamento do cérebro: 30 minutos três vezes por semana ou 10-20 minutos de cinco a seis vezes por semana.	
Óleo MCT 1-3 vezes por dia.	Quando a sensibilidade à insulina estiver restaurada, largar MCT e aumentar azeite extravirgem, ácidos graxos monoinsaturados e ácidos graxos poliinsaturados.
Cúrcuma 1 g duas vezes por dia (ou açafrão).	De estômago vazio ou com gorduras boas.
Ashwagandha 500 mg duas vezes ao dia.	Com refeições.
Bacopa monnieri 250-500 mg duas vezes ao dia.	Com refeições.
Gotu kola 500 mg duas vezes ao dia.	Para alerta e concentração.
Outras ervas indicadas.	Ver texto ref. a indicações de rhodiola, hericium, shankhpushpi, triphala, guduchi, guggul.
Magnésio treonato 2 g por dia.	Pode ter efeito sedativo, então tome à noite.
Ubiquinol 100 mg	
PQQ 10-20 mg	
Resveratrol 100 mg	
Ribosídeo de nicotinamida 100 mg	
Ômega-3: DHA 1 g, EPA 0,5-1 g	
Glutationa lipossomal 250 mg duas vezes ao dia	
Probióticos e prebióticos	Se tiver intestino permeável, curá-lo primeiro.
Vitamina D e vitamina K2 (MK7)	Objetivo nível de vitamina D de 50-80.
Mix de tocoferóis e tocotrienóis 800 IU	Objetivo do nível de vitamina E de 12-20
HRT bioidêntico	Otimiza níveis hormonais, incluindo hormônios da tireoide, adrenais e sexuais.
SPM (mediadores pró-resolução especializados), uma vez por mês	Se hs-CRP > 1.0.
Metilcobalamina 1 mg, metilfolato 0,8-5 mg, P5P 20-50 mg	Se homocisteína > 6; se B12 < 500.
Ácido alfa-lipoico 100 mg, N-acetilcisteína 500 mg, canela ¼ colher de sopa, berberina 300-500 mg três vezes ao dia ou metformina	Se em jejum a insulina > 4,5 ou a glicose em jejum > 90 ou hemoglobina A1c > 5,5.

Intervenção	Notas
Picolinato de zinco 25-50 mg, ácido alfa-lipoico 100 mg, N-acetilcisteína 500 mg, P5P 50 mg, Mn 15 mg, vitamina C 1-4 g	Se zinco < 80 ou proporção entre cobre e zinco > 1:3.
SAM-e 200-1600 mg ou ácido fólico 5 mg	Se houver depressão.
Considere huperzina A 200 mcg	Após três meses de protocolo, se a memória for o problema principal e não estiver ingerindo donepezila.
Avaliação e tratamento de SRIC (colestiramina, VIP intranasal etc.)	Se avaliação indica tipo 3 (C4a alto, TGF-β1 alto, MSH baixo etc.).
Protocolo de desintoxicação	Se metais ou biotoxinas forem identificados.
Antibióticos ou antivirais específicos	Se infecções forem identificadas.
Descontinuar ou diminuir medicações que interferem no funcionamento cognitivo.	Por exemplo, estatinas, IBPS, benzodiazepinas etc.

O resumo é simples, mas a implementação é a chave — você consegue!

Quando cada vez mais pessoas adotaram o ReCODE, pude perceber quais práticas estavam associadas aos casos mais bem-sucedidos. Algumas são óbvias, enquanto outras, nem tanto.

1. *Quanto antes você começar, maiores são suas chances de reversão completa e de proteção.* Uma mulher me contou que não estava pronta para iniciar o protocolo. "Meus sintomas ainda estão bem no começo", disse ela, "mas quando eu estiver em um estágio mais avançado, entro em contato para começar." Não, não, mil vezes não!!! Quanto antes você começar, melhor, uma vez que o processo patofisiológico subjacente à doença de Alzheimer dura décadas. O que pode parecer "cedo" em relação aos sintomas, geralmente *não é* cedo a respeito do atual andamento da doença. O ideal é adotar o protocolo como prevenção. Todo mundo sabe que, ao chegar aos cinquenta anos, deve-se fazer uma colonoscopia. Bem, quando chegar aos 45, ou o mais rápido possível depois disso, considere por favor a "cognoscopia" que descrevi no capítulo 7. Verificar sua genética, sua bioquímica, sua cognição e realizar neuroimagens (isso é opcional se você não apresenta sintomas) é relativamente e cada vez mais simples. Se você decidir não se prevenir, é fundamental ser avaliado e tratado tão logo possível, se e quando o declínio cognitivo começar. Até o momento, todo indivíduo

com déficit cognitivo subjetivo (SCI) melhorou com o protocolo, então não comece mais tarde do que isso.

2. *"Viva seu protocolo" por pelo menos seis meses.* Mudar o comportamento não é fácil, então não seja duro demais consigo se levar algum tempo para implementar a dieta e os regimes de sono e de exercício descritos anteriormente. Torna-se mais fácil após um ou dois meses iniciais. Então aguente firme! Você realmente precisa aderir ao protocolo que trate da *sua* situação por volta de seis meses para ver os resultados positivos. Fazer um pouco aqui e ali e ignorar a maior parte raramente ajuda.

Laura estava com setenta e poucos anos quando começou a perder memória. Sua mãe desenvolvera um caso grave de demência também nessa idade. A avaliação de Laura revelou inúmeras anormalidades metabólicas, incluindo níveis hormonais subótimos, homocisteína elevada e vitamina B12 baixa. Tudo era imediatamente tratável, e após vários meses no RECODE ela ficou visivelmente mais animada e alerta. Porém começou a regredir: ela havia descontinuado várias partes do protocolo. Quando discuti isso com Laura e sua família, ela ofereceu desculpas e explicações. Disse que gostava de doce e que não podia viver sem, simplesmente não queria se exercitar e não queria mudar de dieta. Um coach de saúde passou horas com ela, mas ela apenas não queria adotar o protocolo, apesar dos resultados positivos iniciais. Sua família foi incapaz de fazê-la mudar de ideia e sua mente continuou a piorar.

Sim, mudar de dieta é difícil, sobretudo porque a maioria das pessoas não acredita que a dieta tenha tamanha influência na cognição e no risco de demência, apesar de as pesquisas crescentes — por exemplo, sobre a dieta mediterrânea — mostrarem o contrário. (Quando começamos a enviar coaches de saúde para visitar as pessoas que usavam o protocolo, descobrimos que todas trapaceavam na dieta!) Inúmeras mudanças de comportamento são importantes para fortalecer sua cognição, e cada uma delas tem seu próprio papel a desempenhar, então seja paciente consigo mesmo. Percebemos que técnicos de saúde são muito importantes para fazer com que as pessoas realizem as mudanças necessárias, assim como o apoio de cônjuges, familiares e médicos.

3. *Identifique o que está errado: não faça tratamento às cegas.* Muitas vezes me perguntam o que é mais importante no protocolo: A nutrição? Os hormônios? Tratar a inflamação? O quê? Eis a resposta: obter uma avaliação completa, como explicado no capítulo 7. Só então você e seu médico podem identificar o que é que contribui para seu declínio cognitivo. Além do mais, se a sua cognição não melhorar com o ReCODE após alguns meses, você precisará identificar o que está impedindo seu progresso. Geralmente, de dez a 25 valores laboratoriais estão subótimos. Saber quais são eles permite que você foque nos elementos específicos do ReCODE. Conhecê-los também inspiram você a não fazer as coisas pela metade ou trapacear — assim espero!

4. *Continue otimizando.* Uma das principais diferenças entre o ReCODE e as monoterapias padronizadas (comprimidos) é que você continua a melhorar. Várias vezes notamos que fazer ajustes finos no protocolo, com base nos exames de laboratório e na reação do paciente, acarreta melhora cognitiva contínua. Isso é especialmente verdadeiro para aqueles que conhecem muito bem seu status cognitivo. Claro que você pode acompanhar seu status com testes neuropsicológicos quantitativos on-line, incluindo BrainHQ, Lumosity, Dakim ou Cogstate, entre outros. Mesmo depois de você ter melhorado, faça exames para ver se algum deles está fora do valor de referência e teste sua cognição a cada período de quatro a seis meses para saber como você está se saindo. É uma maratona, não uma simples corrida, então continue se aprimorando. Você vai se surpreender com a melhoria contínua em seu funcionamento cognitivo.

5. *Seja meticuloso em relação aos valores de seus exames.* Há um limiar que você precisa cruzar para que os processos sinaptoblásticos (preservar sinapses, produzir e manter as memórias) superem os sinaptoclásticos (destruir sinapses e perder memórias e função cognitiva). Quando você é avaliado e os possíveis fatores de contribuição para o declínio cognitivo são identificados, você não sabe quantos terão de ser otimizados para levá-lo além do limite após o qual os processos sinaptoclásticos não superam mais os sinaptoblásticos. Ainda não existe um método direto de identificar o local exato desse limiar, porque ele provavelmente deve ser diferente em cada pessoa. Então, por ora, é importante tratar do máximo de valores subótimos possível.

Diane começou a perder memória na época da perimenopausa, e o problema se agravou bastante após a menopausa. Ela respondeu muito bem ao RECODE. Depois de um ano, porém, notou que sua memória começara a piorar outra vez, então passou a manter um diário de quando sua memória falhava. Apesar desse retrocesso, Diane não voltou imediatamente para uma reavaliação. Quando o fez, descobriu que seu nível de estradiol caíra de mais de 100 picogramas por mililitro para 0. O que aconteceu foi que seu médico mudara a formulação do estradiol de transvaginal (absorção excelente) para transdermal (muitas vezes baixa absorção). Seus problemas de memória apareceram menos de um mês após essa mudança.

Às vezes o limite é excedido quando hormônios específicos são otimizados, às vezes quando o sono é aprimorado, outras vezes quando se acrescenta glutationa intravenosa, ou ainda quando se reduz o estresse ou se atinge a cetose moderada. O segredo é ficar atento aos detalhes. Quando você acertar a mão, seus parâmetros metabólicos mostrarão o ajuste, proporcionando uma oportunidade melhor para o sucesso cognitivo.

6. *Faça o que for possível — você não tem necessariamente que seguir todas as partes do protocolo.* A boa notícia é que, uma vez que o limiar entre a preservação e a destruição das sinapses for superado, você estará em boa forma. A paciente zero obteve resultados soberbos seguindo doze de 36 recomendações. Isso não significa que uma paleta limitada funcionará para todo mundo. Sempre que houver fatores de contribuição para o declínio cognitivo, você estará sob risco, então tente não pular nenhum elemento do protocolo. Entretanto, tratar os fatores mais importantes acaba sendo suficientemente bom para muita gente.

7. *A cada ajuste de seu protocolo, tente observar ao longo dos dias e das semanas seguintes se a cognição melhora, piora ou é indiferente.* Ter resultados após determinado período não quer necessariamente dizer que o tempo seja uma causa, mas cada vez mais acontece de pessoas cujos metabolismo, resultados de exames e outros medidores reagiram a várias partes do protocolo personalizado verem excelente melhora cognitiva no longo prazo. Além disso, lembre-se que o declínio cognitivo — na verdade, a neurodegeneração em geral — é progressivo: ou seja, só piora.

Falta de progressão — em outras palavras, permanecer igual, ainda que igual seja menos do que ideal — é, portanto, geralmente o primeiro sinal de que você está no caminho certo. Mesmo ganhos modestos são um ótimo sinal, pois isso significa que você interrompeu o declínio, deixou o pior para trás e está na direção certa.

8. *Não deixe que o perfeito seja inimigo do bom.* Enquanto você apresentar valores altos para insulina em jejum e para resistência à insulina, inflamação crônica, depleção hormonal ou para exposição a dementógenos, seu status cognitivo dificilmente vai melhorar. Seu cérebro continuará a produzir amiloide como uma reação de proteção a essas ameaças e o amiloide desencadeará o quarteto destrutivo das sinapses. Entretanto, à medida que todos esses parâmetros metabólicos e tóxicos passam a melhorar, e não há mais nenhum motivo para seu cérebro produzir amiloide, você deve começar a notar a melhora cognitiva — mesmo se seus resultados de exame estiverem abaixo do ideal. Veja a seguir como um paciente, que apresentou 24 anormalidades metabólicas e tóxicas, se saiu em dez meses de ReCODE.

66M ApoE4/3	2014	2015 (10 meses de ReCODE)
Insulina em jejum	32	8
Hs-CRP	9,9	3
Homocisteína	15	8
Vitamina D3	21	40
Sintomas	Sofrendo	Trabalhando em tempo integral

Não só a cognição melhorou, mas também a MRI desse paciente mostrou clara evidência disso. Como você pode ver, isso aconteceu junto com a melhora metabólica, ainda que ele não tivesse atingido os níveis ideais: por exemplo, sua insulina em jejum diminuiu de 32 para 8, ao passo que o ideal é 4,5 ou inferior. Similarmente, seu hs-CRP, um indicador crucial de inflamação, caiu de 9,9 para 3, mas o ideal seria abaixo de 1,0. Sua homocisteína caiu de 15 para 8, enquanto a meta é 7. Assim, acompanhe seus números para ter mais chances de conquistar a saúde cognitiva, mas não se deixe desencorajar caso não acerte o alvo logo de primeira: em termos metabólicos, apenas estar na direção certa significa também estar na direção certa da cognição.

9. *Registre seu status cognitivo, assim você saberá em que pé está, quando há melhora e quando as coisas precisam de ajuste.* Da mesma forma como seus exames laboratoriais são indispensáveis para pôr você na direção certa de seu protocolo terapêutico, seu status funcional é inestimável para acompanhar sua melhora ou a falta dela. Isso pode ser feito com testes neuropsicológicos quantitativos padronizados ou testes on-line como BrainHQ, Lumosity, Dakim, Cogstate ou outros de empresas de treinamento cerebral. Se você não notar melhora ao longo do tempo (meses), precisa modificar seu protocolo, buscar outros fatores que possivelmente estão contribuindo para as alterações cognitivas, ou as duas coisas.

Você pode documentar seu status estrutural usando MRI com visualização volumétrica, como os oferecidos por Neuroreader ou NeuroQuant (atualmente, menos de cem dólares, sendo em geral coberto pelos planos de saúde). A visualização volumétrica faz da MRI uma ferramenta muito poderosa para estimar a atrofia em várias regiões do cérebro.

10. *Tire proveito das redes sociais.* Geralmente é útil discutir seus sintomas, problemas, dúvidas e preocupações com pessoas em circunstâncias similares. Isso pode ser feito pessoalmente ou pela internet, entrando em grupos como o ApoE4.info.

11. *Cuidado para não remover a terapia antes da hora.* Os organismos não foram feitos para funcionar como torneiras, que abrimos e fechamos de uma hora para outra. Se você pretende descontinuar a terapia de reposição hormonal, a donepezila, o hormônio da tireoide ou qualquer outra terapia, faça-o extremamente devagar. No caso da donepezila, por exemplo, a interrupção súbita pode agravar o declínio cognitivo.

12. *Atenha-se ao programa.* O RECODE oferece muitos benefícios, não apenas para a cognição, mas também para o metabolismo, controle de glicose, peso e desintoxicação. Quando os primeiros pacientes apresentaram melhora, minha esperança era de que eles fossem levar anos para piorar novamente, caso descontinuassem o programa. Em outras palavras, o processo subjacente levara anos para se desenvolver, e, assim, depois que os pacientes melhorassem, eu esperava que

também levaria anos para os sintomas reaparecerem depois de terem desaparecido. Infelizmente, esse não foi o caso. Pessoas que pararam e voltaram diversas vezes apresentaram declínio cognitivo em duas semanas. Retomar o protocolo reinicia o processo de melhora, mas o faz a partir de uma linha de base aquém do que seria sem a interrupção.

Não sabemos por que a cognição piora tão rapidamente quando você larga o programa. Mas eis uma possibilidade: quando um país envia tropas para uma região problemática, e a batalha ou guerra termina, ele em geral deixa uma força policial no local, fazendo com que quaisquer problemas futuros possam ser erradicados rapidamente. Assim é com o sistema imune: mesmo depois de você começar o ReCODE, ele parece deixar no local tropas amiloides para combater micróbios, metais ou toxinas, ainda que o ReCODE elimine os alvos que seus soldados combatiam. O sistema imune parece guardar o amiloide em um forte biológico (as placas amiloides) de maneira que não danifiquem as células cerebrais, mas estejam imediatamente disponíveis se houver necessidade. A "necessidade" pode surgir quando você interrompe o ReCODE e, dessa maneira, permite que os fatores que danificam as sinapses voltem a se mobilizar. Resultado: as placas liberam moléculas de amiloide para combater a suposta ameaça novamente — e o amiloide, como bem sabemos, destrói as sinapses.

Seja qual for o mecanismo subjacente, é importante ater-se ao programa, e continuar a ajustá-lo e a otimizá-lo ao longo dos meses e anos.

13. *Você não precisa começar o programa inteiro de uma vez; pode ir por fases.* É fácil se sentir assoberbado ao tentar iniciar um programa extenso de uma vez, então não se preocupe! Seu coach de saúde, médico ou familiares podem ajudá-lo, acrescentando um elemento depois do outro. Se você quiser começar melhorando a qualidade do seu sono e aumentando a atividade física, postergue as mudanças na dieta por algumas semanas, sem problemas. Se quiser começar as mudanças na dieta adotando o jejum de doze horas (período da noite), mas postergando a otimização hormonal, tudo bem também. Apenas tome o cuidado para, eventualmente — o ideal é fazer isso dentro de três e seis meses —, adotar o máximo de elementos possível. Garanto que vai ficar mais fácil com o tempo.

Levando em conta essas chaves do sucesso, há certos padrões naqueles que respondem melhor ao tratamento. Eles geralmente são:

- *Pessoas que estão sob risco por causa de seu status de ApoE, mas que ainda não apresentam os sintomas.* Levará anos até termos certeza sobre a eficiência do RECODE na prevenção, mas até o momento não vimos ninguém passar de assintomático a sintomático durante o programa.
- *Pessoas com déficit cognitivo subjetivo.* Analogamente, até agora, ninguém com SCI deixou de melhorar com o protocolo.
- *Pessoas com déficit cognitivo leve inicial.* Em seus primeiros estágios, de pontuações no MOCA de 24 ou mais, há mais chances de melhora. Mesmo pessoas com pontuação muito baixa, como 1, nível que está associado ao Alzheimer avançado, mostraram melhoras. O MCI tende a responder melhor se for aMCI (MCI amnésico) e se houver resultados laboratoriais subótimos identificáveis.
- *Pessoas em estágio inicial do Alzheimer.* Embora chamemos de "estágio inicial", o processo patofisiológico subjacente ao Alzheimer já está presente há cerca de duas décadas no indivíduo, o que indica que já é um momento avançado no transcurso do processo subjacente. Apesar disso, já tratamos muitas pessoas em estágio inicial do Alzheimer, e as pontuações de 13 a 19 no MOCA ou de 17 a 19 ou até 20 no MMSE revelam nítidas melhoras cognitivas.

Embora o tratamento precoce gere resultados melhores, às vezes ficamos sabendo de pessoas que iniciaram o protocolo em uma fase mais avançada do Alzheimer e obtiveram ao menos alguns resultados positivos. Aqui está um e-mail que recebi em 2015:

Caro dr. Bredesen,

Mudei recentemente da Califórnia para Oregon, onde minha esposa e eu estamos nesse momento cuidando de meu sogro de 82 anos. Ele está deprimido e em um estado razoavelmente avançado de demência, com dias bons e dias ruins. Tem aceitado tomar diversos suplementos do RECODE, e isso imediatamente abrandou sua depressão e sua letargia. Hoje está mais empenhado em conversar e contar as mesmas histórias de seus dias de glória, uma grande melhora em relação ao choro e as lamúrias de antes, de como se sentia confuso e não tinha certeza de onde estava. O que quero dizer é que, mesmo que a pessoa não possa voltar a ter uma vida absolutamente ativa com o RECODE, o processo de cuidar de um familiar com demência pode ser melhorado radicalmente em um período muito curto, ao usar o protocolo. E é cedo demais para avaliar o quanto ele ainda pode melhorar.

- *Formas de declínio cognitivo — SCI, MCI, Alzheimer em fase inicial (DA) — que não seja tipo 3 (tóxico).* O Alzheimer de tipo 3 tem se revelado o subtipo mais difícil de tratar, embora ainda nesse caso as alterações iniciais (SCI) sejam muitas vezes reversíveis de imediato. Porém, uma vez reconhecido o Alzheimer de tipo 3, o tratamento se torna mais complicado porque a(s) fonte(s) tóxica(s) deve(m) ser identificada(s) e removida(s), quaisquer organismos envolvidos precisam ser tratados e a resposta imune presente deve ser acalmada. Apesar desse cenário, tivemos sucesso com alguns pacientes do tipo 3, especialmente os que apresentavam níveis altos de mercúrio. O tratamento desse problema reverte o declínio cognitivo muito rapidamente, fazendo dele uma exceção aos resultados usuais no tipo 3.
- *Pessoas saudáveis, mas com alterações cognitivas.* Talvez não seja surpreendente que pessoas que não ingerem várias medicações para doenças crônicas tendam a reagir melhor ao protocolo.
- *Pessoas que não apresentam atrofia cerebral na MRI ou em quem a atrofia fica restrita ao hipocampo.* Quando há atrofia cerebral disseminada, as pessoas normalmente têm dificuldade de compreender conceitos, organizar-se, achar palavras etc. Também podem se tornar mais passivas e infantis. Esse padrão aparece mais comumente no Alzheimer de tipo 3, embora também possa aparecer mais tarde em outros tipos. Na ausência dessa atrofia, a reação ao protocolo RECODE é, em geral, mais bem-sucedida.
- *Pessoas com menos de 75 anos.* Isso não significa dizer que pessoas de 75 anos ou mais não mostraram reação, mas, em geral, pacientes mais novos tiveram reações maiores e mais rápidas.
- *Pessoas com cônjuges e médicos que apoiam o tratamento.* Cônjuges solidários têm se revelado incrivelmente prestativos, e muitos

também adotaram o programa. Eles participam de muitas maneiras, colaborando desde a redução do estresse até ajudando o paciente a sentir mais alegria. Médicos treinados em medicina funcional ou integrativa e que compreendem as redes e abordagens programáticas às doenças crônicas também são de grande valia. Por outro lado, médicos podem ser inflexíveis. Eis um dos milhares de e-mails que recebi após nosso primeiro estudo demonstrar reversão do declínio cognitivo.

Caro dr. Bredesen,

Lemos seu artigo sobre a reversão do declínio cognitivo e esperávamos discutir as possibilidades desse programa terapêutico com nosso médico familiar. Ele se recusou imediatamente, afirmando não ter tempo de ler. Não quis nem aceitar uma cópia do seu artigo. Quando lhe pedimos encaminhamento para um médico que pudesse se interessar em trabalhar com essa abordagem, simplesmente disse: "Médicos não são nutricionistas". O neurologista que ele nos indicara antes disse que Aricept (donepezila) era a única solução, mas essa não é uma opção aceitável para nós. Quando perguntamos sobre homocisteína, a resposta foi um revirar de olhos.

O que nos atraiu ao seu programa é que os primeiros seis componentes já estão prontos. Tenho fibromialgia, que consigo controlar mais ou menos por meio de dieta, de exercício e de técnicas de controle do estresse (em vez de medicação).

Por outro lado, o RECODE tende a ser menos eficaz para pessoas que não apresentam melhora em seus exames laboratoriais (o que geralmente significa que apenas não seguiram o protocolo), que não observam os detalhes do programa, que não o seguem cuidadosamente, que não começam a utilizá-lo senão quando o Alzheimer já está bem avançado, que não dão continuidade aos tratamentos, que não fazem acompanhamentos, que sofrem de Alzheimer tipo 3 grave e cujos profissionais de saúde trabalham em direções diferentes, em vez de atuarem em conjunto.

Não posso concluir este capítulo sem fazer uma confissão. Como já afirmei, se alguém me dissesse há algumas décadas que, na condição de neurologista e pesquisador, eu recomendaria protocolos envolvendo meditação, ioga, risada, música, alegria, jejum, exercício, ervas, nutrição e sono, eu não acreditaria. Mas não posso discutir com os resultados ou com as conclusões de anos de pesquisa. Na verdade, minha esposa, uma excelente médica de família e de comunidade, além de médica integrativa, disse-me 25 anos atrás (durante o início de minha pesquisa laboratorial sobre neurodegeneração) que fosse lá o que viéssemos a descobrir, os resultados teriam a ver com processos básicos como nutrição, estresse e toxicidade. Claro, como eu era reducionista, argumentei que um dia identificaríamos uma molécula específica que seria a chave para a doença de Alzheimer. Desnecessário dizer que eu deveria ter dado ouvidos a ela.

11. Não é fácil — alternativas e muletas

> *As chicotadas vão continuar até a moral melhorar.*
> Atribuído ao capitão Bligh, do *Bounty*

A citação, possivelmente apócrifa, do famoso capitão Bligh esclarece um paradoxo análogo ao que envolve a otimização do tratamento de Alzheimer, MCI e SCI. Aprender que o estresse, por ser um fator de contribuição importante para a patofisiologia da demência, deve ser evitado — bom, isso estressa um pouco, não é? Acrescente a isso a sugestão de que você deve abrir mão de parte das coisas que gosta de comer e o estresse com a perspectiva de adotar o programa do RECODE aumentará.

Steve, 73, passara por avaliações de declínio cognitivo em dois importantes centros médicos que acusaram dificuldades de memória e atenção, e ele piorara ao longo dos últimos sete anos. Ficou sabendo que provavelmente sofria de Alzheimer e, embora não tivesse passado por uma avaliação do líquido cefalorraquidiano nem pelo PET scan, descobriu ser homozigótico para ApoE3 (E3/3), apresentando ainda clara evidência de intestino permeável, sensibilidade a glúten, barreira sangue-cérebro permeável e vários autoanticorpos (incluindo contra o próprio tecido cerebral). Quando lhe expliquei tudo isso, ele perguntou: "Quer dizer que nunca mais vou comer pizza?".

Bem, sim. Talvez não seja para sempre, mas certamente pizza não deve ser um item básico de sua dieta. Acredite, sei que esse e outros elementos do ReCODE podem ser difíceis para algumas pessoas. Mas lembre-se, se você achar que, apesar de todo seu empenho, o programa não está funcionando, a explicação mais provável é a mais óbvia: as pessoas tentam pular partes do protocolo e deixam de fora elementos cruciais. Felizmente, nos anos que trabalhei com os pacientes para ajudá-los a aderir ao protocolo, descobri alternativas e muletas para muitos elementos estressantes:

- "Não quero abrir mão do sorvete."

Como o melhor é evitar laticínios e o açúcar do sorvete, pois são um gatilho de inflamações, experimente sorvete feito com leite de coco, que é livre de lactose e apresenta baixo índice glicêmico.

- "Vou sofrer muito se não puder mais comer chocolate."

Sem problema, apenas experimente chocolate amargo orgânico com alta proporção de cacau (mais de 70%) e baixo índice glicêmico. Mas não abuse: meus pacientes me contam que um ou dois quadrados após o jantar matam o desejo. Alguns tabletes de chocolate contêm coco, hortelã, frutos secos oleaginosos etc., o que reduz o índice glicêmico. Do mesmo modo, se você realmente morre de vontade de tomar uma caneca de chocolate quente numa noite de inverno, faça isso apenas de vez em quando.

- "Tenho desejo de açúcar."

Isso é particularmente comum diante do estresse e nos primeiros estágios de sua mudança de uma dieta baseada em carboidratos para uma baseada em gorduras boas. Um modo interessante de aplacar o desejo de açúcar é tomar óleo MCT, 1000 mg, ou mesmo uma colher de chá. Evite os adoçantes artificiais mais comuns — aspartame, sacarina e sucralose. Stevia é uma alternativa mais segura.

- "Óleo MCT e óleo de coco são gorduras saturadas — não posso tentar alguma outra coisa para me ajudar a entrar em cetose moderada?"

Sim, óleo MCT e óleo de coco são formas de gordura saturada. A ingestão de gordura saturada é problemática quando é combinada a açúcares ou a outros carboidratos simples, além da falta de fibra. Se você está em dia com sua ingestão de fibra e minimizou carboidratos simples, então a gordura saturada não é um problema. Mas se você quer minimizar seu consumo de gordura saturada, use o óleo MCT durante as primeiras semanas do programa, já que o MCT ajuda a produzir a cetose moderada, depois troque-o por outros tipos de gordura, como azeite extravirgem, frutos secos oleaginosos e abacate. Isso manterá sua quantidade de partículas de LDL num patamar saudável, assim como sua LDL pequena e densa e sua LDL oxidada. É o melhor de dois mundos: cetose moderada, metabolismo baseado em gordura e perfil lipídico saudável.

- "Que diferença faz a quantidade de água que bebo? E de que forma?"

É uma boa ideia beber água filtrada, especialmente para quem tem o tipo 1,5 (glicotóxico) ou tipo 3 (tóxico), uma vez que o consumo de água pura reduz o risco de diabetes e ajuda a excretar toxinas. Beba cerca de dois litros por dia. Chás de ervas (tisana) são também um meio excelente de ajudar na hidratação, e as ervas descritas anteriormente podem ser incluídas nos chás.

- "Não tenho tempo de fazer exercício."

Talvez seja melhor para você contratar um *personal trainer*, fazer aulas na academia, sair para trilhas ou para pedalar ou interagir numa rede social sobre esportes. Experimente e descubra o que funciona melhor para você. Se o tempo é o fator limitante, então experimente incorporar o exercício a suas atividades normais, como subir a escada correndo, ir de bicicleta para o trabalho ou exercitar-se diante da TV, em casa.

- "Não consigo reduzir o estresse em minha vida."

Tire algum tempo de folga, vá a um spa, experimente meditação, use o programa Neural Agility ("meditação anabolizada"), escute uma música que você goste, faça caminhadas relaxantes, aprecie a arte que você ama — diminua o ritmo e relaxe!

- "Isso é muito complicado; não consigo organizar nem as coisas que preciso fazer!"

Aguardo ansiosamente pelo dia em que haverá uma maneira realmente simples de tratar todos os inúmeros e possíveis fatores de contribuição para o declínio cognitivo. Mas, embora o ReCODE tenha muitos componentes, por ora é o método mais eficaz de prevenir e de reverter a perda de memória e de descomprometer a cognição, uma vez que trata todos os mecanismos *causadores* do declínio cognitivo. Isso posto, estamos trabalhando com afinco para diminuir a complexidade do programa — que, infelizmente, é ditada pela complexidade da bioquímica do declínio cognitivo. Com mais pesquisas, seremos capazes de ter ideias mais conclusivas sobre os valores mínimos e ideais de fatores de preservação e destruição das sinapses que precisam ser tratados em cada pessoa. Até lá, porém, cumpra o máximo possível de seu programa personalizado. À medida que você continua e percebe melhoras em seus exames laboratoriais, pode começar a largar partes do programa, contanto que seja adequado, sob aconselhamento de seu médico ou coach de saúde. Por exemplo, muitas pessoas observam que, conforme o status metabólico melhora, seus níveis hormonais também melhoram naturalmente, e assim não precisam de suplementação. De forma análoga, a inflamação melhora e não há necessidade de um tratamento anti-inflamatório ativo. Você pode se surpreender por não precisar mais de remédios específicos depois de aprimorar seu metabolismo — talvez sua pressão sanguínea volte ao normal naturalmente, seu perfil lipídico seja otimizado e sua pré-diabetes desapareça.

- "O senhor não pode simplesmente me receitar um comprimido?"

Posso, mas ele deve ser ingerido com o resto de seu programa personalizado. O comprimido não vai funcionar sozinho. Como eu disse no capítulo 8, os remédios — comprimidos — são a sobremesa. Ninguém discute que medicamentos são extremamente importantes para tratar a doença de Alzheimer, e acredito piamente que a melhor maneira de testar futuros medicamentos é pela combinação deles com o programa. Se você pensar na metáfora do "telhado com 36 buracos", então os medicamentos estão destinados a tampar um ou alguns buracos, e assim terão um desempenho melhor quando os outros buracos também estiverem tampados. Entretanto, a medicação não trata os suportes fisiológicos da doença. Se o seu cérebro está do lado errado do equilíbrio entre preservação e destruição de sinapses, se está produzindo amiloide, então há um motivo (ou, mais provavelmente, vários motivos), e, portanto, é fundamental atacar a raiz do problema. Um comprimido isolado não consegue tratar os vários fatores de contribuição — daí a necessidade de um programa de metas, personalizado.

- "Mas não há nada melhor do que junk food!"

De fato, a junk food usa nossa própria evolução contra nós mesmos, valendo-se de nosso desejo inato por alimentos doces e muito calóricos para nos induzir a ingerir coisas com baixo valor nutritivo. Esse é o caminho mais rápido para a síndrome metabólica e para as inúmeras enfermidades crônicas, incluindo o declínio cognitivo. Talvez a parte mais difícil de seguir o protocolo ReCODE seja abrir mão de comidas que você adora: pizza, refrigerante, panqueca no café da manhã. Mas a melhor maneira de lidar com a perda é a substituição. Ao adotar o ReCODE você terá oportunidade de experimentar coisas novas e divertidas (a propósito, a novidade tem benefícios cognitivos). Assim, se você adora refrigerante (como já foi o meu caso), experimente *kombucha* (uma bebida surpreendentemente boa), que é um probiótico. Se você é louco por *nuggets* de frango, experimente ovos de criação extensiva ou legumes assados com azeite. Meu prato favorito é salada mista, com tudo a que tenho direito: de alface, abacate e cenoura a feijão vermelho e ovo cozido, temperada com vinagre, sal e azeite. Você vai descobrir que seu paladar muda quando come alimentos frescos, integrais, saudáveis. Aposto que vai descobrir todo um novo repertório de sabores e encontrar coisas que gosta — quase! — tanto quanto pizza.

- "Mas só consigo jantar tarde da noite."

Para facilitar o jejum recomendado de doze a dezesseis horas entre a última refeição do dia e a primeira do dia seguinte, experimente almoçar mais tarde e beliscar algo leve no começo da noite.

- "Não gosto de tomar comprimidos."

Estamos trabalhando com especialistas para combinar componentes fazendo com que menos comprimidos sejam necessários, mas que, ao mesmo tempo, as combinações personalizadas, flexíveis e necessárias sejam mantidas. Também estamos estudando a combinação das vitaminas e de outros suplementos recomendados em um sachê, de modo que possam ser ingeridos por infusão, como um chá, ou misturados com iogurte. Por ora, vários componentes, como os ácidos graxos ômega-3 e a vitamina E, podem ser encontrados num composto nutricional líquido chamado Souvenaid. Com o tempo, cada vez mais combinações devem ser disponibilizadas, reduzindo a quantidade geral de comprimidos. Enquanto isso, você pode quebrar os comprimidos ou esvaziar as cápsulas para ingerir com água ou iogurte, ou misturá-los na comida.

- "Adoro carne!"

Sem problema: embora a dieta Cetoflex 12/3 seja predominantemente vegetariana, pequenas quantidades de carne e peixe podem ser incluídas, sobretudo boi de pasto, frango de criação extensiva e orgânica e os peixes naturais chamados SMASH (salmão, cavala, anchovas, sardinhas e arenque)

- "E quanto ao álcool? Posso tomar uma taça de vinho para relaxar depois do trabalho?"

Uma taça de vinho algumas noites por semana não traz nenhum problema para a maioria das pessoas. No entanto, você não quer chegar a um ponto em que o álcool afete sua memória, por motivos óbvios, e um dos problemas do vinho é que ele afeta sua insulina, assim como faz o açúcar; então ingerir a quantidade mínima é uma boa ideia. Por motivos parecidos, é importante minimizar outras bebidas alcoólicas.

- "O senhor não menciona o cigarro. Imagino que esteja fora de cogitação, mas e o cigarro eletrônico?"

O cigarro comum é um fator de risco para a doença de Alzheimer, e a combinação de danos vasculares, exposição a vários componentes químicos e malefícios ao pulmão, além de outros efeitos, é um fator a ser evitado. Em relação aos cigarros eletrônicos, ainda não há dados disponíveis, mas, considerando a gravidade do prognóstico, se você não conseguir reverter o declínio cognitivo, recomendo evitar, pelo menos até sabermos mais sobre seus efeitos na cognição e no risco de Alzheimer.

- "O senhor não disse muito sobre a soja, mas se eu tentar reduzir meu consumo de carne, vou comer tofu e outros alimentos baseados em soja. Tudo bem?"

A ideia é consumir cerca de um grama de proteína por quilo de seu peso, o que na verdade dá margem de sobra para você comer peixe, ovos de criação extensiva, frango de criação extensiva ou boi de pasto, além de tofu orgânico.

- "O senhor disse que alguns pacientes que foram bem-sucedidos no ReCODE tomaram café pela manhã. Isso é permitido, e se for, há limite para a cafeína?"

Como descrito antes, no diário de Julie, não há problema em tomar café. Na verdade, ele está associado à diminuição do risco de Alzheimer. Mas, sem dúvida, café demais pode atrapalhar o sono e estressar as glândulas adrenais; então é bom ajustá-lo de acordo com sua própria tolerância.

- "E em relação aos chás?"

Há muitos tipos diferentes de chá, e eles podem ser uma maneira maravilhosa de ingerir suas ervas, incluindo açafrão, ashwagandha e bacopa. Além disso, chá verde e chá preto podem ser consumidos tranquilamente durante o protocolo.

- "A dieta Cetoflex 12/3 oferece risco de me deixar com deficiência de vitamina B12 ou de ferro?"

Não, seus exames lhe dirão se você precisa de B12 ou de ferro, e caso necessite, ambos serão suplementados do modo apropriado; além do mais, a dieta Cetoflex 12/3 delineada neste livro fornece os alimentos de origem animal (para quem deseja incluí-los em sua dieta), os quais garantem a ingestão de B12 e ferro.

- "Gosto de cozinhar em fogo alto — isso é um problema?"

Sugestões de cozimento estão no capítulo 8. Para cozinhar, escolha óleos com ponto de fumaça alto ou que não produzam fumaça a temperaturas elevadas; boas escolhas são óleo de abacate, óleo de coco, manteiga, ghee ou banha.

- "Devo evitar panelas de alumínio?"

A teoria de que o alumínio influencia o Alzheimer nunca foi provada; isso posto, você vai descobrir em seus exames laboratoriais se o seu alumínio está alto. Considerando o que sabemos hoje, não existe evidência a sugerir que panelas de alumínio devam ser evitadas.

- "Seria melhor se eu comesse apenas alimentos orgânicos?"

Sim, se houver essa possibilidade, alimentos orgânicos são preferíveis, uma vez que não contêm os pesticidas comuns em não orgânicos. Mais uma vez, como mencionei antes, "Dirty Dozen & Clean 15" é um site para orientar a prioridade de seleção — <http://www.fullyraw.com/dirty-dozen-clean-15>. Isso é particularmente importante para portadores da doença de Alzheimer do tipo 3 (tóxico).

- "Se fico morrendo de vontade de comer algo que o senhor me diz para não comer, eu não deveria dar ouvidos ao meu organismo?"

Nossos sinais fisiológicos são indispensáveis e geralmente estão corretos. Eles nos dizem quando precisamos comer, beber, respirar, dormir, procriar. Mas esses mesmos sinais também nos dizem para tomar sucos de fruta carregados de açúcar em vez de água, preferir junk food a alimentos saudáveis e a ansiar por carboidratos simples à noite. Como saber a quais impulsos obedecer e a quais resistir? Felizmente, é bem simples: siga os impulsos compatíveis com a evolução humana — como oito horas de sono orientadas pelo ciclo de luz escura natural e movimento frequente — e resista aos que são incompatíveis com essa evolução — como ingerir alimentos processados ou açúcar, usar luzes incandescentes tarde da noite ou passar muito tempo sentado.

Há diversas maneiras de lidar com esses desejos, como ingerir L-glutamina 500 mg (particularmente boa para desejo de açúcar ou álcool) e óleo MCT (1 g ou 1 colher de chá), beber água (grande parte da "fome" noturna é devidamente resolvida com água) e exercícios.

- "Sou ocupado(a) demais."

O problema com enfermidades crônicas como câncer e Alzheimer é que os sintomas começam tarde se comparados ao curso da doença, e no início são brandos. Quando você está com pneumonia bacteriana, sente-se péssimo bem rápido, então procura tratamento; mas quando comete um ou dois deslizes "da idade", não vai atrás de uma avaliação e de um tratamento inicial. Na verdade, a esposa de um paciente diagnosticado com Alzheimer disse para o marido: "Você só esquece as coisas de vez em quando, como todo mundo". Encontre um tempo em sua agenda apertada e para ficar ativamente ocupado por muitos anos. O importante aqui é que você conquiste muitos anos de vida se focar em tratar do declínio cognitivo por vários meses.

Existe outra muleta que meus pacientes acharam útil. Não é um substituto para alimentos, como sorvete feito com leite de coco em vez de leite de vaca, mas algo que peço para lembrarem sempre que as coisas estiverem difíceis. Embora o principal "efeito colateral" do protocolo ReCODE seja uma melhoria na saúde, incluindo mais sensibilidade à insulina, melhor desempenho da hemoglobina A1c e do perfil lipídico, mais energia, humor melhor, tudo isso é, em geral, acompanhado de perda de peso e um índice de gordura corporal mais saudável. Outro importante efeito colateral é encontrar relaxamento, paz e alegria.

O que lhe traz alegria? Ouvir música? Fazer trilhas em lugares bonitos? Passar um tempo com a família? Correr com seu cachorro? Surfar? Esquiar? Dançar? Tocar piano? Assistir comédias? Comida gostosa (e saudável)? Sexo bom? Seja o que for, comece a introduzir em sua vida mais coisas que o tornam feliz. Experimente novas atividades. O segredo é encontrar algo que ame de verdade. Talvez antes você não tivesse tempo para andar de caiaque, dançar ou passear de bicicleta, mas agora isso vai ajudar a salvar seu cérebro e sua vida. Uma vez que o pior já tiver passado e você tiver descoberto que sua cognição está melhorando, e que está reconquistando tudo que é fundamental para você e para seus relacionamentos, esse resultado deve trazer alegria extra a sua vida. E isso, como meus pacientes descobriram, é a muleta mais forte que existe.

12. Resistência à mudança:
Maquiavel encontra Feynman

Devemos nos lembrar de que nada é mais difícil de planejar, mais duvidoso de ter sucesso nem mais perigoso de gerenciar do que a criação de um novo sistema. Pois aquele que o inicia conquista a inimizade de todos que lucram com a preservação da antiga instituição, e de meros defensores daqueles que sairiam ganhando com o novo.
Nicolau Maquiavel

Para uma tecnologia ser bem-sucedida, a realidade deve prevalecer sobre as relações públicas, pois a Natureza não pode ser tapeada.
Richard Feynman

Se você quer ser apreciado, fale sobre ruptura. Se quer ser odiado, pratique-a.
R. F. Loeb

A ciência avança de enterro em enterro.
Max Planck

Considerando a frequência com que ouvimos que a doença de Alzheimer não tem prevenção nem pode ser revertida, eu não ficaria surpreso se as histórias de sucesso que compartilhei e a pesquisa científica que subjaz ao ReCODE ainda o deixarem cético. Nesse ponto, estou bastante acostumado ao ceticismo. Alguns anos antes de meu primeiro artigo sobre a reversão do declínio cognitivo ser publicado, em 2014, recebi a ligação de um médico brilhante que sofria de doença de Alzheimer. Ele afirmou saber que não havia cura para o Alzheimer, mas perguntou se eu o informaria caso novos ensaios promissores surgissem. Contei a ele como sua ligação era oportuna, uma vez que havia uma série de pessoas respondendo bem ao ReCODE.

Ele não acreditou em uma palavra que falei. A cada parte do protocolo que eu explicava, ele respondia, um pouco irritado: "Não existe nenhuma evidência publicada de que isso seja um tratamento eficaz para Alzheimer". Tentei explicar por que uma abordagem programática trata a patofisiologia subjacente muito melhor do que uma monoterapia, e que os efeitos modestos das intervenções individuais relatados em estudos não eliminavam a possibilidade de que as combinações pudessem ser muito mais eficazes. Ele continuou cético.

Após aturar seu menosprezo por vinte ou mais minutos, finalmente dei de ombros, abanei a cabeça e disse: "Olhe, me dê seis meses, e se eu não conseguir fazer você melhorar, pode procurar outro lugar".

"Não existe *outro* lugar", ele retrucou, com amargura.

"Bom, então o que você tem a perder?", perguntei.

Ele concordou em tentar o ReCODE. Após três meses, sua esposa ligou para me dizer que havia melhorado muito — e ele continua assim após três anos. Mais tarde, ele me contou que se tornara adepto do protocolo e passara a recomendá-lo para seus pacientes.

Isso me lembrou o filme *Gosto de sangue*, de 1984, um suspense de humor negro dos irmãos Coen. Todos os envolvidos com o derramamento de sangue simplesmente se tornam pessoas irracionais, distraídas. O mesmo acontece quando médicos, administradores, cientistas, políticos ou outros são expostos a um método que não segue a abordagem monoterapêutica padrão, gerando resultados que não estavam esperando. Deixe-me dar uma pequena amostra das reações que presenciei.

Um neurologista me disse que não pensava em usar o ReCODE com seus pacientes porque "não gostava de fazer as coisas por tentativa e erro". Outro disse: "Ele tem componentes demais para aprovação da FDA". Um terceiro comentou que seu paciente que usou o protocolo ReCODE aumentara sua pontuação no Mini-Mental State Examination de 22 para 29 (27-30 é normal), mas "não estava claro" por que isso acontecera. Um outro ainda disse:

"Como não ouvi falar desse protocolo, não deve ser importante". Em 2011, conversei com um dos principais especialistas em Alzheimer num encontro sobre a doença, em Paris, e ele me perguntou o que eu pesquisava. Quando lhe contei que estava trabalhando com a possibilidade de que a abordagem monoterapêutica talvez não fosse ideal para o Alzheimer, ele riu, pôs a mão no meu ombro e falou: "Ah é, bom, não desperdice muito tempo com isso!". Outro especialista em Alzheimer disse: "Eu nunca pediria esses exames e testes porque não saberia como interpretá-los". Um outro ainda sugeriu que apenas experimentar os medicamentos malsucedidos anteriormente solucionaria a doença. Após um estudo com camundongos, as manchetes na imprensa diziam que a universidade havia "acabado de curar o Alzheimer". Dois funcionários da fundação me contataram após a publicação do artigo de 2014, que relatava a eficácia do ReCODE, e sugeriram que os pacientes não tinham Alzheimer de fato; mostrei como todos tinham sido diagnosticados, então disseram: "Ah, o.k.". Um funcionário do governo se aproximou de mim em um encontro e comentou: "Li seu artigo, Dale. Achei meio esquisito...".

Donald Gittet, responsável por nada menos que o G8 da erradicação mundial do mal de Alzheimer, ouviu nossos resultados sem precedentes e sobre a necessidade de um programa que trate todos os "36 buracos no telhado" dos pacientes com doença de Alzheimer. Ele disse: "Se você conseguir diminuir para três buracos, talvez eu me interesse". Espere um pouco, como assim? Você quer que eu negocie com o próprio mal de Alzheimer? Tentei explicar os processos subjacentes que causam a doença, e ele respondeu: "Isso me parece ciência. Não sou muito chegado em ciência". Como assim? Esse é o sujeito que deveria nos salvar da doença de Alzheimer? Percebi que ele não sabia absolutamente nada sobre Alzheimer ou neurociência — fora nomeado capitão de um navio supostamente destinado ao Novo Mundo da terapia do Alzheimer, mas não fazia ideia de como navegar.

Ninguém me perguntou sobre a eficácia! Ninguém mencionou as famílias sem esperança. Nenhum desses céticos pediu para ver ou para conversar com algum paciente! Ninguém mencionou que os remédios prescritos não estavam ajudando, e então qualquer coisa capaz de ajudar deveria ser um grande passo à frente. Ninguém mencionou as centenas de testes fracassados com medicações que custavam bilhões de dólares. Como dizem no filme *A grande aposta*: "A verdade é como poesia. E a maioria odeia poesia pra c@$#%lho".

Esse mesmo tipo de reação simplista veio de pessoas diretamente envolvidas, que na verdade obtiveram evidência dos efeitos do protocolo em primeira mão:

Ken, 67, tinha memória falha, um forte histórico familiar de doença de Alzheimer e era ApoE4 positivo (ApoE3/4), com doença de Alzheimer diagnosticada por PET scan de amiloide e PET scan de fluorodesoxiglicose. Seu MRI revelou que seu hipocampo se atrofiara tanto que estava no 20º percentil para sua idade.

Após dez meses de RECODE, Ken ia muito bem, e seu novo MRI mostrara um volume alto de hipocampo, no 70º percentil. Entretanto, pouco depois de receber o relatório do MRI, Ken recebeu um recado do centro de radiologia afirmando que um erro fora cometido: o neurorradiologista disse a Ken que não podia acreditar que a melhora medida pelo computador estivesse correta — ou fosse real. Ele sugeriu que o relatório fosse retificado, indicando que o novo volume de hipocampo estava no 35º percentil, e o relatório inicial revisado para mais, indicando também o 35º percentil, ou seja, sem mostrar mudança. O neurorradiologista não podia acreditar que uma alteração assim era possível. As imagens de Ken foram levadas para outro neurorradiologista para uma análise independente: ele concluiu que o primeiro volume estava na verdade abaixo do 10º percentil e o segundo bem acima do 80º.

Então eu digo: estou bastante acostumado à descrença e até à incredulidade. Deixe-me abordar algumas das causas mais comuns de ceticismo:

- "Meu médico me disse que não existe tratamento para Alzheimer."

Essa é a questão deste livro e de nossas publicações recentes. Pela primeira vez, o declínio cognitivo é reversível, sobretudo em seus estágios iniciais. Logo, é crucial começar o programa assim que possível.

- "Prefiro esperar para fazer o programa quando for mais afetado pela doença — ainda não estou tão mal."

Por favor, não perca tempo! Quanto mais você demora para começar, mais difícil é reverter o declínio cognitivo.

- "Nenhum componente do programa parece uma cura."

O declínio cognitivo, incluindo a demência, é um processo imensamente complicado, influenciado por dezenas de fatores. Atingir todos os fatores relevantes ao seu caso a fim de mudar o curso da doença proporcionou o maior sucesso até o momento. O fato de que nenhum deles sozinho constitui uma cura não significa que combinados não sejam importantes. Isso não exclui a possibilidade de que um dia possa haver uma monoterapia que seja curativa; porém, a complexidade da biologia torna isso improvável, uma vez que a terapia teria de tratar muitos fatores de contribuição.

- "Glúten é só moda. Acho pouco provável que o glúten me cause algum mal."

Quem dera. Infelizmente, as pesquisas de vários cientistas derrubaram o conceito, hoje ultrapassado, de que apenas pacientes com doença celíaca devem se preocupar com glúten. O glúten pode comprometer a integridade da parede intestinal (e potencialmente a barreira sangue-cérebro), causando intestino permeável, inflamação sistêmica e risco crescente de declínio cognitivo.

- "Alguns laboratórios que o senhor sugeriu não são cobertos pelo meu plano."

A avaliação-padrão de declínio cognitivo não inclui os exames que determinam *por que* ele está ocorrendo, muito menos o informam como otimizar o tratamento. Muitas pessoas descobriram que seus planos de saúde, na verdade, cobrem alguns ou a maioria dos exames. Mas um pouquinho de investimento é mais vantajoso do que manter a si ou um ente querido em uma casa de repouso, a qual é extremamente cara.

- "Por que não ouvi falar disso? E por que meu médico também não ouviu?"

Embora eu e meus colegas de laboratório tenhamos publicado a pesquisa que é a base do ReCODE desde 1993, meu primeiro artigo com a descrição dos pacientes no ReCODE apareceu apenas em 2014 e, enquanto escrevo isto, em 2017, houve apenas três novas publicações revisadas por pares (uma sobre a terapia e duas sobre o diagnóstico). Qualquer nova abordagem tende a ser recebida com ceticismo — e a ser ignorada pela maior parte do establishment médico — a menos que um dia haja um experimento clínico controlado em larga escala. Expliquei no capítulo 5 por que isso ainda não aconteceu, mas agora estamos testando uma prova de conceito a fim de pavimentar o caminho para um teste clínico pioneiro que abrangerá o protocolo ReCODE.

- "O programa funciona para outras causas do declínio cognitivo, como demência com corpos de Lewy, demência vascular, esclerose múltipla, Parkinson e degeneração frontotemporal?"

Essa é uma pergunta importante, mas ainda sem resposta. O ReCODE foi projetado para tratar os mecanismos que impulsionam o processo de declínio cognitivo para a doença de Alzheimer e para lidar com o máximo possível deles. Mas muitos dos mesmos problemas (resistência à insulina, intestino permeável, biotoxinas e mais) que contribuem para a doença de Alzheimer também afetam diabetes tipo 2, síndrome metabólica e doenças cardiovasculares. É possível que doenças neurodegenerativas diferentes do Alzheimer, como a demência com corpos de Lewy, compartilhem alguns mecanismos. Nos primeiros pacientes de demência com corpos de Lewy avaliados com os exames descritos no capítulo 7, os resultados se pareciam com os do Alzheimer tipo 3 (ligado a toxinas). Talvez tratar a origem dessas toxinas ajude também na demência com corpos de Lewy, mas a pesquisa ainda não foi feita.

- "Mas meus exames laboratoriais estão normais."

Exames "normais" não são necessariamente suficientes enquanto tentamos reverter o declínio cognitivo. Os exames devem ser os ideais, não simplesmente "dentro do valor de referência". (Ver mais detalhes no capítulo 8.)

- "Mas minha alimentação já é saudável."

Esse é um grande começo. Vamos ativar o resto de seu programa personalizado de acordo com seus exames laboratoriais e assegurar que sua dieta seja de fato ideal para a cognição.

- "Preciso desabafar — minha família e eu estamos muitos frustrados, com raiva e deprimidos. Por que isso aconteceu comigo?"

Você tem todo direito de estar frustrado, com raiva e deprimido. Mas o declínio cognitivo não acontece sem motivo, e as causas subjacentes (em geral mais de uma dezena de fatores) podem ser identificadas, quantificadas e tratadas. Tudo bem desabafar, porém é melhor se submeter a uma avaliação e passar pelo tratamento.

- "Ouvi dizer que suplementos e ervas não são regulados e que a maioria não presta."

Alguns suplementos e ervas não correspondem ao anunciado — alguns frascos nem mesmo contêm o que o rótulo alega —, então é fundamental comprar os corretos. Um herbalista excelente, por quem tenho grande respeito, recomenda suplementos e ervas de Banyan, Gaia Herbs, Metagenics ou Natura Health Products, que tendem a ser confiáveis.

- "Não estou melhorando, acho que seu protocolo não funciona."

Uma análise sistemática com seu médico ou coach de saúde pode identificar o problema. Eis algumas possibilidades:

1. Há quanto tempo você está no protocolo? Leva de três a seis meses para haver alguma melhoria. A reversão de anos de prejuízos não acontece da noite para o dia.
2. Até que ponto o problema está bem diagnosticado? Será que você pode ter outra coisa além de SCI ou MCI relacionados a Alzheimer? É importante descartar derrames múltiplos e declínio cognitivo associado ao álcool, por exemplo, uma vez que o ReCODE não foi projetado para esses problemas.
3. Se você tem seguido o protocolo ideal por pelo menos seis meses e seus exames laboratoriais melhoraram, mas sua cognição não, você deixou escapar alguma coisa. Ninguém sofre de declínio cognitivo sem motivo. Assim, é importante continuar a avaliar e a ajustar seu protocolo. Por

exemplo, você induziu cetose moderada? Trocou uma dieta baseada em carboidratos por uma baseada em gorduras boas? Um sinal muito comum de que o metabolismo mudou é a redução de peso, normalmente de cinco a vinte quilos, dependendo de seu ponto de partida. Além disso, como foi observado, as melhores respostas são daqueles que estão no início do processo de declínio cognitivo. Se você tem Alzheimer moderado, a melhora é mais difícil, infelizmente.

4. A causa mais comum de falta de resposta ao tratamento é não conseguir seguir de fato o programa. A segunda causa mais comum é ter Alzheimer do tipo 3 (tóxico), que exige passos extras para eliminar a exposição e tratar os efeitos da toxina. Se você foi diagnosticado com o tipo 3, procure um especialista em síndrome da resposta inflamatória crônica (SRIC), como os listados em <survivingmold.com>.

5. Outro problema comum é apneia do sono não diagnosticada. O problema já foi descartado? Você tem tido pelo menos sete horas de sono toda noite?

6. Você tem feito o treinamento do cérebro durante trinta minutos diários, três vezes por semana ou de dez a vinte minutos por dia, cinco vezes por semana? Se sim, realmente observou um declínio cognitivo contínuo em seus testes, apesar do treinamento? Ou tem apresentado melhorias, mas não no ritmo esperado? A primeira mudança que deve acontecer é a interrupção do declínio, seguida de uma melhora muito modesta — por exemplo, melhorar em algo que você não conseguia fazer antes, como lembrar de passagens que leu ou seguir instruções.

7. Seus exames de laboratório apresentam valores ideais, como os mostrados na tabela do capítulo 7?

O RECODE funcionou para centenas de pessoas. Então, mesmo que você tenha risco genético de Alzheimer, já sofra de déficit cognitivo subjetivo ou leve ou tenha sido diagnosticado com o mal de Alzheimer, respire fundo e deixe o desespero e o desamparo de lado. Em geral é bom conversar com alguém que melhorou através do protocolo, fazendo com que ele não pareça uma espécie de fantasia ou promessa vã. Depois, decida se você realmente quer combater o declínio cognitivo com esse protocolo. Nada nem ninguém pode ajudá-lo, se você não quiser melhorar.

Contei no capítulo 5 o que significa ir contra as corporações poderosas e os especialistas de mentalidade fechada que não conseguem tolerar o menor desvio do paradigma reinante — ainda que o dito paradigma tenha sido um fracasso abismal, como no caso da doença de Alzheimer. Felizmente, uma das grandes verdades sobre ciência é que a evidência supera tudo — ao menos no fim das contas.

O único modo de avaliar a eficácia de um tratamento médico é averiguando se ele ajuda as pessoas a melhorarem. Ele não consegue verbas para pesquisa, não dá lucro, não é publicado em um periódico científico ilustre, não obtém a aprovação dos colegas, não conquista elogios... mas ajuda as pessoas a melhorarem? Parece simples e óbvio, mas, na verdade, é uma prioridade surpreendentemente rara. Essa "bússola para a cognição" é especialmente importante para a doença de Alzheimer, porque hoje não há alternativa. Não é como se houvesse inúmeras terapias eficazes e estivéssemos simplesmente tentando aperfeiçoá-las. Pelo contrário, no cenário atual da saúde pública, não há nada para interromper, muito menos reverter, o declínio no déficit cognitivo subjetivo, no déficit cognitivo leve ou na doença de Alzheimer.

Parte do problema é que as expectativas são muito altas, mas o parâmetro é muito baixo. Com um problema mundial de 1 trilhão de dólares — pois o Alzheimer é isso —, a tentação é grande demais, e isso atrai mentirosos, aproveitadores, vendedores de óleo de cobra e tipos assim. Por exemplo, mesmo que os especialistas afirmem não acreditar em nossos resultados publicados e revisados por pares, imitadores estão criando empresas que se propõem a oferecer o mesmo protocolo, ainda que não tenham expertise alguma na área e nenhum conhecimento dos protocolos atuais. Uma empresária se uniu a alguns patologistas e criou uma dessas; quando foram informados de que seu protocolo estava desatualizado, a resposta foi de que estava "suficientemente bom para dar lucro". Outra foi criada por uma dupla inescrupulosa vinda da área de TI, sem o menor conhecimento de medicina, que dirá de neurologia. Se a sua impressora parou de funcionar, esses caras podem ser úteis, mas se o seu problema for cognição, melhor consultar um médico, de preferência um que compreenda as causas subjacentes. O mais triste é que esse tipo de empresa lucra com o desespero humano.

Uma tentação de 1 trilhão de dólares é muito incrível para ser ignorada. Quando esse volume de dinheiro está em jogo, a objetividade desaparece.

Como eles dizem: "Sua visão fica comprometida dependendo do saco que você puxa".

Não se iluda: sacudir as fundações do mundo do Alzheimer provocará uma conflagração estentórea, um repúdio coletivo em razão do conflito de interesses. O objetivo de reduzir o fardo global da demência sempre terá o risco de perder-se na guerra por lucro, por bolsas de pesquisa, por cargos acadêmicos, por prêmios, por vantagens políticas, por pedidos de verbas.

Christian Bale, ao interpretar o dr. Michael Burry no filme *A grande aposta*, disse que "em vez de ir atrás dos números ou dos fatos, as pessoas preferem ir atrás do que lhes parece transmitir autoridade e do que é familiar". Isso pode acarretar consequências desastrosas, como aconteceu na crise financeira iniciada em 2008. Quase duzentos anos atrás, o dr. Ignaz Semmelweis salvou a vida de incontáveis mães de primeira viagem ao perceber que a alta taxa de mortalidade puerperal provavelmente se devia à transferência de patógenos dos cadáveres que os alunos manuseavam antes de ajudar no parto. Ele concluiu que isso poderia ser prevenido em quase 100% dos casos se os estudantes lavassem as mãos com uma solução de hipoclorito de cálcio. Como o conceito completo de doenças infecciosas não era compreendido na época, os especialistas não acreditaram em Semmelweis. Uma autoridade argumentou que "parecia improvável que matéria ou vapor infeccioso ao redor das unhas sejam suficientes para matar um paciente". No fim, os chefes médicos determinaram a internação de Semmelweis em um hospício, onde ele foi submetido a maus-tratos e, ironicamente, morreu da infecção resultante.

À medida que evoluirmos e melhorarmos a abordagem para prevenir e reverter o declínio cognitivo, precisaremos ter a mente aberta — para experimentos "fora da caixa", para novos tipos de exames e de conjuntos de dados e programas de prevenção global. O desenvolvimento da verdadeira cura para a doença de Alzheimer exige que nossos especialistas e líderes se mostrem mais perspicazes e compreensivos do que os da época de Semmelweis.

Por séculos, os humanos morreram em geral de infecções agudas, como pneumonia bacteriana. Então o grande sucesso biomédico do século XX foi desenvolver antibióticos para tratá-las e políticas públicas de saúde para preveni-las. Como resultado, hoje o risco para a maioria de nós é morrer de enfermidades crônicas complexas, como câncer, doenças cardiovasculares e transtornos neurodegenerativos. Infelizmente, tentamos resolver o problema das doenças crônicas da mesma maneira que o problema das doenças agudas, com um remédio único, uma monoterapia. Isso é o mesmo que usar sua estratégia de damas em um jogo de xadrez.

Deixe-me repetir algo que falei no capítulo 1: *Ninguém deveria morrer de Alzheimer.* Por mais cético que você estivesse ao ler essa frase pela primeira vez, espero tê-lo convencido de que isso não só é teoricamente possível como também, agora, está ao nosso alcance. Tornar o fim do Alzheimer uma realidade para todo mundo, porém, vai exigir que atualizemos nossas práticas médicas do século XX para o XXI e que sejamos proativos acerca de nossa própria saúde cognitiva e geral. Isso vai exigir que sigamos nosso programa ideal personalizado. Ele é completamente diferente do sistema de saúde do século XX. As pessoas não precisarão mais esperar o surgimento dos sintomas para consultar um médico, sobretudo à medida que percebermos que, embora os sintomas sejam manifestações relativamente iniciais de doenças agudas (pense na rapidez com que seu nariz começa a escorrer ou sua garganta a doer quando você pegou uma infecção nas vias aéreas superiores), eles são manifestações tardias de doenças crônicas. Com a medicina do século XXI, as pessoas não vão mais aguardar o início dos sintomas para realizar mudanças objetivas em sua vida e a tratar as doenças crônicas; elas vão administrar a própria saúde, usando uma abordagem individualizada como o ReCODE, durante a vida inteira.

Para conquistar a medicina do século XXI, teremos de preencher a lacuna de complexidade, o abismo entre a tremenda complexidade do organismo humano e os dados rudimentares nos quais hoje baseamos nossas decisões a respeito de diagnósticos e terapias. Verificar sua taxa de sódio e potássio não vai revelar por que você desenvolveu doença de Alzheimer.

Imagine que você esteja tentando aprender a pilotar um avião, mas seu instrutor lhe diz que você não tem altímetro nem velocímetro, e que o para-brisa está embaçado; os únicos dados de que dispõe vêm de um termômetro que lhe informa a temperatura da asa esquerda. Você vai bater o avião toda vez, não vai? Bom, isso é o que acontece com doenças crônicas como o Alzheimer. Verificamos itens como sódio e potássio e deixamos de checar os parâmetros causadores da doença.

Devemos assim preencher essa lacuna através da reunião de dados fundamentais que combinem as complexidades de nossa mente e de nosso corpo. Só então podemos sonhar em prevenir e reverter a doença de Alzheimer.

Com a medicina do século XXI, os diagnósticos deixarão de ser conjecturas e ficarão mais completos. Por exemplo, em vez de um diagnóstico do século XX determinar déficit cognitivo subjetivo, o diagnóstico do século XXI pode ser déficit cognitivo subjetivo do tipo 1,5 (70%) e 3 (30%), em razão da resistência à insulina central grau 3, autoanticorpos associados a AGE e ativação do sistema imune inato causada pela *Aspergillus* e interação HLA-DR/DQ 12-3-52B, com produção de gliotoxina associada. O tratamento seria, nesse caso, um protocolo personalizado que abrangesse todos esses fatores de contribuição.

Preencher a lacuna da complexidade muda tudo. Isso permite que enxerguemos a chegada de doenças crônicas décadas antes de atacarem, bem como preveni-las. Preencher a lacuna da complexidade permitirá aos médicos determinar rapidamente se a prevenção ou o tratamento está funcionando, possibilitando-lhes pôr seus pacientes de volta aos eixos da vida saudável, sem problemas graves. Os diagnósticos não mais dependerão de conjecturas. E reduzir dramaticamente o fardo global da demência, reduzir os gastos com saúde pública em centenas de bilhões de dólares, melhorar a tomada de decisão e aumentar a longevidade passarão a ser objetivos exequíveis.

Preencher a lacuna da complexidade cria um sistema de saúde do século XXI e, com isso, um mundo sem a ameaça da demência, sem famílias destruídas pela perda cognitiva. Como dizem, uma meta é um sonho com um prazo final. Trabalhando juntos, podemos realizar esse sonho.

"Todo mundo conhece algum sobrevivente do câncer, mas ninguém conhece um sobrevivente do Alzheimer." Como espero ter mostrado neste livro, essas são velhas notícias. O mundo mudou.

Apêndices

Apêndice A

RESUMO DOS ALIMENTOS PARA COMER E DOS ALIMENTOS
PARA EVITAR

Deixe-me explicar o que chamo de alimentos sinal vermelho, amarelo e verde: os que devem ser evitados a todo custo, os que podem ser consumidos com moderação (em grande parte porque evitá-los inteiramente torna o ReCODE difícil demais de ser seguido para muita gente — o princípio de "um pouco é melhor do que nada") e os que você pode consumir à vontade.

Alimentos para comer com frequência, para comer pouco e outros para não comer.

Alimentos sinal verde: comer frequentemente	Alimentos sinal amarelo: comer menos frequentemente	Alimentos sinal vermelho: evitar se possível
Cogumelos	Legumes com amido, como batata (batata-doce é uma exceção; ver a seguir), milho, ervilha e abóbora	Açúcar e outros carboidratos simples, incluindo pão (branco e de trigo integral), massas, arroz, biscoitos, bolos, doces, refrigerantes
Vegetais crucíferos como brócolis, couve-flor e couve-de-bruxelas	Leguminosas como ervilhas e feijões	Grãos
Verduras como couve, espinafre e alface	Solanáceas como berinjela, pimentões e tomates	Glúten

Alimentos sinal verde: comer frequentemente	Alimentos sinal amarelo: comer menos frequentemente	Alimentos sinal vermelho: evitar se possível
Pescados naturais, especialmente da categoria SMASH (salmão, cavala, anchovas, sardinhas e arenque)	Frutas não tropicais — frutas com baixo índice glicêmico, como as vermelhas	Laticínios — minimize, mas comer queijo, leite integral orgânico (ou leite cru) ou iogurte integral de vez em quando não traz problema
Ovos de criação extensiva	Frango de criação extensiva	Alimentos processados (se estiver em uma embalagem com lista de ingredientes, evite)
Amidos resistentes como batata-doce, couve-nabo, pastinaca e banana verde	Carne bovina criada à base de pasto	Peixes com alto teor de mercúrio como atum, cação e peixe-espada
Alimentos probióticos como chucrute e kimchi	Vinho (limitar a uma taça algumas vezes por semana)	Frutas com alto índice glicêmico, como abacaxi
Alimentos prebióticos como jícama e alho-poró	Café	
Chá herbal, chá preto, chá verde		
Hortaliças que contenham enxofre, como cebola e alho		

Lista de médicos praticantes da medicina funcional:
<https://www.ifm.org/find-a-practitioner/>

Coaches de saúde e bem-estar:
<http://www.findahealthcoach.com>

Informação sobre SRIC (síndrome da resposta inflamatória crônica)
<http://www.survivingmold.com>

Links para exames laboratoriais diretos para o paciente:
<https://www.anylabtestnow.com>
<https://www.aacc.org/~/media/files/position-statements/
directtoconsumerlaboratorytesting2.pdf?la=en>

Grupo de apoio e discussão sobre o ApoE4:
<www.apoe4.info>

Para mais informações:
<https://www.drbredesen.com>
<https://www.mpicognition.com>

Apêndice B

DETALHES DO MEDIDOR DE CETONAS

- O teste Ketostix (urina) é impreciso demais para ser útil para a maioria das pessoas.
- Um exemplo de bom exame é o medidor Precision Xtra, que determina tanto a glicose como as cetonas. As tiras de glicose são bastante acessíveis. As tiras de cetona são mais caras, e Julie Gregory, do site ApoE4. info, sugere comprá-las no Canadá, onde são mais baratas.
- Não é preciso ter receita para comprar um medidor de cetonas.
- O medidor custa em torno de 25 dólares; aqui está um site para comprar medidor de cetonas: <http://www.amazon.com>. Digite "precision glucose ketone monitoring system" [sistema de monitoração de cetona e glicose com precisão].
- A meta é manter o beta-hidroxibutirato de 0,5 mmol/L a 4 mmol/L, o que indica cetose leve.
- Depois de usar o medidor de cetonas para determinar seu momento de cetose moderada, você não vai precisar usá-lo todo dia, nem semanal ou mensalmente, uma vez que saberá o que é necessário para ficar em estado de cetose moderada. Mas é claro que o medidor estará disponível para ser usado a qualquer momento.

Apêndice C

AVALIAÇÃO DO DNA DA 23ANDME

Observe que a 23andMe não fornece um genoma completo e, desse modo, nem todo SNP (polimorfismo de nucleotídeo único, que são as variações no DNA) associado ao mal de Alzheimer será avaliado. Entretanto, o status do ApoE deve ser informado (cerca de 85% das vezes o status do ApoE será informado) e a 23andMe acaba de reformular suas informações sobre o status do ApoE.

Pedindo seu kit

- Entre no site <23andme.com> e clique na aba "how it works" [como funciona].
- Clique no botão de "shop now" [compre agora].
- Selecione "Health + Ancestry" [Saúde e Ancestralidade] e clique no botão "add to cart" [Adicionar ao carrinho] para começar a informar seus dados pessoais e do cartão de crédito. Tome cuidado para não esquecer seu nome de usuário e senha da nova conta.
- Quando receber o kit DNA pelo correio, abra e siga as instruções.
- Visite a 23andMe e selecione "register kit" [registrar o kit].

- Envie a amostra de volta para a 23andMe na caixa postal pré-paga original da empresa.
- Você receberá um e-mail de confirmação da 23andMe assim que sua amostra chegar ao laboratório.

Acessando seu arquivo de genoma

Você vai receber um e-mail da 23andMe quando o sequenciamento de seu genoma estiver pronto.

1. Faça o login no site da 23andMe para baixar os dados de seu genoma.
2. Clique em seu nome de usuário no canto superior direito, depois de fazer o login.
3. Selecione: BROWSE RAW DATA [Navegar pelos dados brutos].
4. Na página seguinte, clique no botão de "Download" [Baixar].
5. Especifique o usuário para baixar.
6. Selecione "All DNA" [Todo o DNA].
7. Verifique se você baixou um arquivo zipado com cerca de cinco a trinta MB. O nome do arquivo baixado vem no formato: Genoma_*Seu_Nome_Completo_data*.zip.

Depois que você tiver recebido esse arquivo, ele pode ser analisado por sites como Promethease (http://www.promethease.com).

Apêndice D

Para aqueles que se perguntam sobre a base de nossa abordagem do protocolo ReCODE, forneço a tabela a seguir. Mais informações estão disponíveis em nossas mais de duzentas publicações revisadas por pares, muitas das quais estão disponíveis gratuitamente on-line.

Prova da teoria por trás do programa ReCODE

Princípio	Evidência
Existe um equilíbrio de plasticidade que afeta o armazenamento de memória vs. reorganização/ esquecimento.	Memória eidética; mutantes D664A; alterações
APP é uma mediadora do equilíbrio de plasticidade.	D664A mutante[1]
A proporção 4:2 reflete o equilíbrio de plasticidade mediado pela APP.	D664A mutante;[2] efeito ApoE4; efeito inflamatório.
Fatores de risco do Alzheimer (DA) como ApoE4 alteram o equilíbrio de plasticidade e alteram a proporção 4:2.	[3]
APP é um receptor de dependência.	[4, 5, 6]
A probabilidade de desenvolver DAα [sinalização sinaptoclástica]/[sinalização sinaptoblástica]	Transgênicos; mutantes APP humanos; epidemiologia
Funções da APP enquanto interruptor molecular.	Efeitos inibidores da sAPPα, αCTF e beta-amiloide
APP-βA forma um loop priônico.	[7]
A origem dos príons está na amplificação do sinal biológico.	Sinalização anti-homeostático em sistemas que exigem amplificação e apresentam resultados multimetas.

Princípio	Evidência
A agregação modula a sinalização.	Complexos de ativação homoméricos como caspases.[8]
A DA é um desequilíbrio de plasticidade neurodegenerativa em decorrência de uma reação protetora contra indutores metabólicos, infecciosos/inflamatórios ou tóxicos.	Epidemiologia; reação NF-κB;[9] pacientes tipo 3; efeitos do mercúrio
Um tratamento para SCI, MCI e DA envolve mudar o equilíbrio de plasticidade em direção à sinalização sinaptoblástica e afastar-se da sinalização sinaptoclástica.	[10, 11]

Explicação para a prova:

- Existe um equilíbrio de plasticidade que afeta o armazenamento de memória vs. reorganização/esquecimento. O fenômeno da memória eidética (memória fotográfica) embasa esse ponto e, ao manipularmos esse equilíbrio, geramos uma evidência posterior. A mutação do sítio da caspase na APP reduz o efeito de perda de memória do Alzheimer em camundongos transgênicos. A introdução de mutações associadas à DA na APP nos camundongos, por outro lado, causa a perda de memória associada à DA. Introduzir a mutação que torna o camundongo com Alzheimer um camundongo saudável, na verdade, melhora sua retenção de memória. Todos esses resultados embasam o princípio de que existe um equilíbrio de plasticidade que afeta o armazenamento de memória vs. reorganização/esquecimento.
- A APP é um mediador do equilíbrio de plasticidade. Como observado, mutações da APP — no sítio beta, sítio gama e sítio caspase, por exemplo — alteram esse equilíbrio em ambas as direções de maneira previsível — tanto para uma memória melhor como pior. Esses resultados embasam o princípio de que a própria APP é um mediador do equilíbrio de plasticidade.
- A proporção 4:2 reflete o equilíbrio de plasticidade mediado pela APP. Mutações e outras manipulações, como incrementos do fator trófico, que aumentam os quatro peptídeos derivados da APP sAPPβ, βA, Jcasp e C31 ou reduzem os dois peptídeos derivados da APP sAPPα e αCTF, prejudicam o desempenho da memória e aumentam as alterações patofi-

siológicas do Alzheimer. Por outro lado, mutações e outras manipulações que diminuem essa mesma proporção têm efeito contrário, melhorando o desempenho da memória e diminuindo as alterações patofisiológicas associadas à DA.

- Fatores de risco da DA como o ApoE4 alteram o equilíbrio de plasticidade e a proporção 4:2. Fatores de risco como ApoE4, estrogênio reduzido, vitamina D reduzida e muitos outros aumentam essa proporção 4:2 e, de modo contrário, redutores de risco como exercício e BDNF diminuem essa mesma proporção.

- A APP é um receptor de dependência. Como demonstrado nas referências listadas na tabela anterior, a APP exibe as características de um receptor de dependência, como um único sítio caspase intracelular, e se liga a um fator trófico — aqui, netrin-1.

- A probabilidade de desenvolver DA α [sinalização sinaptoclástica]/ [sinalização sinaptoblástica]. Assim como acontece com a sinalização osteoclástica vs. sinalização osteoblástica na osteoporose, a probabilidade de desenvolver Alzheimer equivale à proporção da sinalização sinaptoclástica vs. sinalização sinaptoblástica, e modular essa proporção em qualquer direção exerce o efeito previsto no risco da doença e na progressão vs. regressão da dela. Esse princípio é embasado por muitas mutações familiares da DA, todos os quais aumentam essa proporção, assim como pelos muitos fatores de risco epidemiológico e inibidores, tanto exercícios como hormônios e suporte trófico.

- A APP funciona como um interruptor molecular. Os derivados da clivagem da APP são realimentados para inibir a rota de clivagem alternativa — por exemplo, CTFα inibe a clivagem do sítio gama — e, portanto, a rota da clivagem tende para uma direção ou outra, como um interruptor.

- APP-βA forma um loop priônico. Como resultado do princípio anterior, a adição de beta-amiloide à APP aumenta a produção de beta-amiloide, como demonstrado na referência citada na tabela. Assim APP-βA forma um loop priônico, e a beta-amiloide faz com que mais beta-amiloide seja produzida a partir da APP, que é realimentada para reforçar o processo.

- A origem dos príons está na amplificação do sinal biológico. Sistemas como a coagulação sanguínea, em que se exige uma rápida amplificação e não se tem como resultado uma meta isolada — tanto se for um estado de trombo vs. não trombótico como uma expansão vs. retração da neurite etc. —, apresentam sinalização de caráter anti-homeostático e, assim, os mediadores produzem mais de si mesmos ou de sua sinalização. Essas são as características dos príons.

- A agregação modula a sinalização. Como mostrado em muitos sistemas, a autointeração (interação homomérica) das proteínas está frequentemente envolvida em efeitos específicos como a ativação. Em algumas caspases, por exemplo, a agregação leva à rápida ativação.
- A DA é um desequilíbrio neurodegenerativo de plasticidade causado por uma reação protetora contra indutores metabólicos, infecciosos/ inflamatórios ou tóxicos. Como observado no livro, a mudança do processamento da APP em direção aos quatro peptídeos pró-Alzheimer, que é o caminho que produz o amiloide, é uma reação protetora a três grandes perturbações metabólicas ou tóxicas: inflamação, retirada trófica ou exposição a toxinas. Essa resposta protetora está associada a um *downsizing* da rede sináptica.
- O tratamento para SCI, MCI e DA envolve mudar o equilíbrio de plasticidade na direção da sinalização sinaptoblástica, distanciando-se da sinalização sinaptoclástica. A prova definitiva da teoria é fornecida pelo resultado de que seres humanos (não apenas camundongos ou outros modelos animais) com SCI, MCI ou DA inicial mostraram melhoras após uma mudança do equilíbrio na direção da sinalização sinaptoblástica, como descrito nas referências citadas.

Agradecimentos

Como alguém pode se dedicar sozinho a tentar desenvolver um tratamento efetivo para uma doença incurável? Uma doença que se mostra resistente a centenas de candidatos a medicação? Pouco pode ser feito sem o apoio de pessoas realmente notáveis e dedicadas. Sou grato, além do que consigo expressar aqui, a Jim e Phyllis Easton por sua generosidade e amizade, e por garantir que a doença de Mary não fosse em vão; ao dr. Patrick Soon-Shiong por sua visão notável; a Douglas e Ellen Rosenberg por correrem o risco; a Beryl Buck, Dagmar e David Dolby; Stephen D. Bechtel Jr., Diana Merriam e a Fundação Four Winds, Gayle Brown, Diana Chambers, Katherine Gehl, Larry e Gunnel Dingus, Michaela Hoag, Lucinda Watson, Tom Marshall e a Fundação Joseph Drown, Jeffrey Lipton, Wright Robinson, e Shar McBee.

Tive o grande privilégio de aprender com alguns dos cientistas e médicos mais pioneiros do mundo e sou grato por seus ensinamentos e orientações sem igual. Meus mais sinceros agradecimentos aos professores Stanley Prusiner, Mark Wrighton (*Chancellor*), Roger Sperry, Robert Collins, Robert Fishman, Roger Simon, Vishwanath Lingappa, William Schwartz, Kenneth McCarty Jr., J. Richard Baringer, Neil Raskin, Robert Layzer, Seymour Benzer, Erkki Ruoslahti, Lee Hood e Mike Merzenich.

Sou grato também aos pioneiros e especialistas da medicina funcional que revolucionaram a medicina, meus respeitados colegas: doutores Jeffrey Bland, David Perlmutter, Mark Hyman, Dean Ornish, Ritchie Shoemaker, Sara

Gottfried, David Jones, Patrick Hanaway, Terry Wahls, Stephen Gundry, Ari Vojdani, Tom O'Bryan, Nathan Price, Jared Roach e Chris Kresser entre outros; e aos ativistas de rede social Julie Gregory e seus colegas do site ApoE4.info, bem como aos corajosos indivíduos como paciente zero, Deborah Sonnenberg e David B. que estão, por meio de sua disciplina e trabalho duro, ajudando tantos outros com declínio cognitivo. Meus agradecimentos também vão para os médicos que trataram ou atenderam alguns pacientes descritos neste livro, incluindo os médicos Mary Kay Ross, Edwin Amos, Ann Hathaway, Kathleen Toups, Rangan Chatterjee, Ayan Panja, Susan Sklar, Carol Diamond, Ritchie Shoemaker, Mary Ackerley, Sunjya Schweig, Raj Patel, Sharon Hausman--Cohen, Nate Bergman, Kim Clawson Rosenstein, Wes Youngberg, Karen Koffler, Craig Tanio, Dave Jenkins, os coaches de saúde Amylee Amos, Aarti Batavia e as centenas de médicos de sete países e de todo os Estados Unidos que participaram e contribuíram para o curso focado no protocolo descrito neste livro. Além do mais, obrigado a Lance Kelly e seu grupo na Apollo Health, e a Juan Porras e seu grupo na Factivate, por seu trabalho inigualável com o algoritmo, o código e os relatórios do ReCODE.

Nada do que descrevi neste livro teria sido possível sem os incríveis membros de laboratório e colegas com quem trabalhei ao longo das últimas três décadas. Pelas discussões fascinantes, as muitas sessões no quadro-branco, as incontáveis horas de experimentação, a paciência de repetir experimentos várias vezes e a dedicação incansável em melhorar a saúde e o conhecimento da humanidade, sou grato a Shahrooz Rabizadeh, Patrick Mehlen, Varghese John, Rammohan Rao, Patricia Spilman, Rowena Abulencia, Kayvan Niazi, Litao Zhong, Alexei Kurakin, Veronica Galvan, Darci Kane, Karen Poksay, Clare Peters-Libeu, Veena Theendakara, Alex Matalis e a todos os demais membros atuais e anteriores do laboratório Bredesen, bem como meus colegas no Instituto Buck de Pesquisa em Envelhecimento, na UCSF, no Instituto de Descobertas Médicas Sanford Burnham Prebys, e na UCLA.

Pela amizade e por muitas discussões ao longo dos anos, agradeço a Thom Mount, Leigha Hodnet, Shahrooz Rabizadeh, Patrick Mehlen, Dan Lowenstein, Bruce Miller, Stephen Hauser, Mike Ellerby, David Greenberg, John Reed, Guy Salvesen, Tuck Finch, Nuria Assa-Munt, Kim e Rob Rosenstein, Eric e Carol Adolfson, Judy e Paul Bernstein, Beverly e Roldan Boorman, Sandy e Harlan Kleiman, Philip Bredesen e Andrea Conte, Deborah Freeman, Peter

Logan, Sandi e Bill Nicholson, Stephen e Mary Kay Ross, Raj Ratan, Mary McEachron e Douglas Green.

Por fim, sou grato à equipe admirável com que trabalhei neste livro: pela redação e edição de Dedi Felman e Thom Mount, os agentes literários John Maas e Celeste Fine da Sterling Lord Literistic; e à editora Caroline Sutton, à *publisher* Megan Newman e a Avery Books na Penguin Random House.

Notas

4. COMO DESENVOLVER ALZHEIMER: UM GUIA PRÁTICO [pp. 42-52]

1. D. K. Kumar et al. "Amyloid-beta Peptide Protects Against Microbial Infection in Mouse and Worm Models of Alzheimer's Disease". *Science Translational Medicine*, v. 8, p. 340ra72, 2016. Disponível em: <doi: 10.1126/scitranslmed.aaf1059>. Acesso em: 4 mar. 2018.

2. D. K. Kumar et al. "Alzheimer's Disease: The Potential Therapeutic Role of the Natural Antibiotic Amyloid-beta Peptide". *Neurodegenerative Disease Management*, v. 6, pp. 345-8, 2016. Disponível em: <doi:10.2217/nmt-2016-0035>. Acesso em: 4 mar. 2018.

5. NO LIMITE DA PACIÊNCIA: AS IDAS E VINDAS DO LEITO PARA O LABORATÓRIO [pp. 55-87]

1. Ver <https://en.wikipedia.org/wiki/Dependence_receptor>. Acesso em: 15 dez. 2017.

2. F. C. Lourenço et al. "Netrin-1 Interacts with Amyloid Precursor Protein and Regulates Amyloid-Beta Production". *Cell Death and Differentiation*, v. 16, pp. 655-63, 2009. Disponível em: <doi:cdd2008191[pii]10.1038/cdd.2008.191>. Acesso em: 4 mar. 2018.

3. V. Galvan et al. "Reversal of Alzheimer's-Like Pathology and Behavior in Human APP Transgenic Mice by Mutation of Asp664. *Proceedings of the National Academy of Science USA*, v. 103, pp. 7130-5, 2006. Disponível em: <doi:10.1073/pnas.0509695103>. Acesso em: 4 mar. 2018.

4. P. Spilman et al. "The Multi-Functional Drug Tropisetron Binds APP and Normalizes Cognition in a Murine Alzheimer's Model". *Brain Research*, v. 1551, pp. 25-44, 2014. Disponível em: <doi:10.1016/j.brainres.2013.12.029>. Acesso em: 4 mar. 2018.

5. Ibid.

6. T. W. Clarkson, L. Magos e G. J. Myers. "The toxicology of Mercury — Current Exposures and Clinical Manifestations. *New England Journal of Medicine*, v. 349, pp. 1731-7, 2003. Disponível em: <doi:10.1056/NEJMra022471>. Acesso em: 4 mar. 2018.

6. O GENE DE DEUS E OS TRÊS TIPOS DO MAL DE ALZHEIMER [pp. 88-105]

1. J. Mutter et al. "Does Inorganic Mercury Play a Role in Alzheimer's Disease? A Systematic Review and an Integrated Molecular Mechanism". *Journal of Alzheimer's Disease*, v. 22, pp. 357-74, 2010. Disponível em: <doi:10.3233/JAD-2010-100705>. Acesso em: 4 mar. 2018.

7. A "COGNOSCOPIA" — EM QUE PÉ VOCÊ ESTÁ? [pp. 109-57]

1. T. Den Heijer et al. "Homocysteine and Brain Atrophy on MRI of Non-Demented Elderly". *Brain*, v. 126 (Pt 1), pp. 170-5, 2003.

2. W. A. Rocca et al. "Hysterectomy, Oophorectomy, Estrogen, and the Risk of Dementia". *Neurodegenerative Diseases*, v. 10, pp. 175-8, 2012. Disponível em: <doi:10.1159/000334764>. Acesso em: 4 mar. 2018.

3. G. J. Brewer. "Copper Excess, Zinc Deficiency, and Cognition Loss in Alzheimer's Disease". *Biofactors*, v. 38, pp. 107-13, 2012. Disponível em: <doi:10.1002/biof.1005>. Acesso em: 4 mar. 2018.

4. A. B. Chausmer. "Zinc, Insulin and Diabetes". *Journal of the American College of Nutrition*, v. 17, pp. 109-15, 1998.

5. G. Liu et al. "Efficacy and Safety of MMFS-01, a Synapse Density Enhancer, for Treating Cognitive Impairment in Older Adults: a Randomized, Double-Blind, Placebo-Controlled Trial". *Journal of Alzheimer's Disease*, v. 49, pp. 971-90, 2016. Disponível em: <doi:10.3233/JAD-150538>. Acesso em: 4 mar. 2018.

6. C. Smorgon et al. "Trace Elements and Cognitive Impairment: an Elderly Cohort Study". *Archives of Gerontology and Geriatrics Supplement*, v. 9, pp. 393-402, 2004. Disponível em: <doi:10.1016/j.archger.2004.04.050>. Acesso em: 4 mar. 2018.

7. C. R. Tyler e A. M. Allan. "The Effects of Arsenic Exposure on Neurological and Cognitive Dysfunction in Human and Rodent Studies: A Review". *Current Environmental Health Reports*, v. 1, pp. 132-47, 2014. Disponível em: <https://doi.org/10.1007/s40572-014-0012-1>. Acesso em: 4 mar. 2018.

8. M. R. Basha et al. "The Fetal Basis of Amyloidogenesis: Exposure to Lead and Latent Overexpression of Amyloid Precursor Protein and Beta-Amyloid in the Aging Brain". *Journal of Neuroscience*, v. 25, pp. 823-9, 2005. Disponível em: <doi:10.1523/JNEUROSCI.4335-04.2005>. Acesso em: 4 mar. 2018.

9. K. M. Bakulski et al. "Alzheimer's Disease and Environmental Exposure to Lead: the Epidemiologic Evidence and Potential Role of Epigenetics. *Current Alzheimer Research*, v. 9, pp. 563-73, 2012.

10. A. Ashok et al. Exposure to As-, Cd-, and Pb-Mixture Induces Aβ, Amyloidogenic APP Processing and Cognitive Impairments Via Oxidative Stress-Dependent Neuroinflammation in Young Rats". *Toxicological Sciences*, v. 143, pp. 64-80, 2015. Disponível em: <doi:10.1093/toxsci/kfu208>. Acesso em: 4 mar. 2018.

11. M. W. Dysken et al. "Effect of Vitamin E and Memantine on Functional Decline in Alzheimer Disease: The TEAM-AD VA Cooperative Randomized Trial". *Journal of the American Medical Association*, v. 311, pp. 33-44, 2014. Disponível em: <doi:10.1001/jama.2013.282834>. Acesso em: 4 mar. 2018.

12. S. Poole et al. "Determining the Presence of Periodontopathic Virulence Factors in Short-Term Postmortem Alzheimer's Disease Brain Tissue". *Journal of Alzheimer's Disease*, v. 36, pp. 665-77, 2013. Disponível em: <doi:10.3233/JAD-121918>. Acesso em: 4 mar. 2018.

13. O. Descamps et al. "Induction of the C-Terminal Proteolytic Cleavage of AβPP by Statins". *Journal of Alzheimer's Disease*, v. 25, pp. 51-7, 2011. Disponível em: <doi: 10.3233/JAD-2011-101857>. Acesso em: 4 mar. 2018.

14. D. E. Bredesen, D. E. "Inhalational Alzheimer's Disease: an Unrecognized — and Treatable — Epidemic". *Aging (Albany NY)*, v. 8, pp. 304-13, 2016.

8. RECODE: REVERTENDO O DECLÍNIO COGNITIVO [pp. 158-98]

1. T. Heijer et al. "Association Between Blood Pressure Levels Over Time and Brain Atrophy in the Elderly. *Neurobiology of Aging*, v. 24, pp. 307-13, 2003.

2. Ver <http://www.health.harvard.edu/diseases-and-conditions/glycemic-index-and-glycemic-load-for-100-foods>. Acesso em: 4 mar. 2018.

3. A. Khan et al. "Cinnamon Improves Glucose and Lipids of People with Type 2 Diabetes. *Diabetes Care*, v. 26, pp. 3215-8, 2003.

4. Ver <http://articles.mercola.com/sites/articles/archive/2014/09/21/hilary-boynton-mary-brackett-gaps-cookbook-interview.aspx>. Acesso em: 4 mar. 2018.

5. Ver <https://draxe.com/scd-diet>. Acesso em: 4 mar. 2018.

6. Ver <http://www.drperlmutter.com/learn/resources/probiotics-five-core-species>. Acesso em: 4 mar. 2018.

7. J. D. Thrasher et al. "A Water-Damaged Home and Health of Occupants: A Case Study". *Journal of Environmental and Public Health*, 2012. Disponível em: <doi:10.1155/2012/312836>. Acesso em: 4 mar. 2018.

8. Ver <http://www.survivingmold.com/shoemaker-protocol/Certified-Physicians-Shoemaker-Protocol>. Acesso em: 4 mar. 2018.

9. Ver <https://www.functionalmedicine.org/practitioner_search.aspx?id=117>. Acesso em: 15 dez. 2017.

10. R. C. Shoemaker, MD. *Surviving Mold: Life in the Era of Dangerous Buildings*. Baltimore: Otter Bay Books, 2010.

APÊNDICE D [pp. 254-7]

1. V. Galvan et al. "Reversal of Alzheimer's-LikePpathology and Behavior in Human APP Transgenic Mice by Mutation of Asp664. *Proceedings of the National Academy of Science USA*, v. 103, pp. 7130-5, 2006. Disponível em: <doi:10.1073/pnas.0509695103>. Acesso em: 4 mar. 2018.

2. Ibid.

3. V. Theendakara et al. "Neuroprotective sirtuin Ratio Reversed by ApoE4". *Proceedings of the National Academy of Science USA*, v. 110, pp. 18 303-8, 2013. Disponível em: <doi:10.1073/pnas.1314145110>. Acesso em: 4 mar. 2018.

4. F. C. Lourenço et al. "Netrin-1 Interacts with Amyloid Precursor Protein and Regulates Amyloid-Beta Production". *Cell Death and Differentiation*, v. 16, pp. 655-63, 2009. Disponível em: <doi:cdd2008191[pii]10.1038/cdd.2008.191>. Acesso em: 4 mar. 2018.

5. D. C. Lu et al. "A second Cytotoxic Proteolytic Peptide Derived from Amyloid-Beta-protein Precursor". *Nature Medicine*, v. 6, pp. 397-404, 2000. Disponível em: <doi:10.1038/74656>. Acesso em: 4 mar. 2018.

6. P. Spilman et al. "Enhancement of sAPPα as a Therapeutic Strategy for Alzheimer's and Other Neurodegenerative Diseases". *HSOA Journal of Alzheimer's & Neurodegenerative Diseases*, v. 1, pp. 1-10, 2015.

7. Id. "Netrin-1 Interrupts Amyloid-beta Amplification, Increases sAβPPα in Vitro and in Vivo, and Improves Cognition in a Mouse Model of Alzheimer's Disease". *Journal of Alzheimer's Disease*, v. 52, pp. 223-42, 2016. Disponível em: <doi:10.3233/JAD-151046>. Acesso em: 4 mar. 2018.

8. O. Julien et al. "Unraveling the Mechanism of Cell Death Induced by Chemical Fibrils". *Nature Chemical Biology*, v. 10, pp. 969-76, 2014. Disponível em: <doi:10.1038/nchembio.1639>. Acesso em: 4 mar. 2018.

9. C. Matrone et al. "Activation of the Amyloidogenic Route by NGF Deprivation Induces Apoptotic Death in PC12 Cells. *Journal of Alzheimer's Disease*, v. 13, pp. 81-96, 2008.

10. D. E. Bredesen. "Reversal of Cognitive Decline: A Novel Therapeutic Program. *Aging*, v. 6, pp. 707-17, 2014. Disponível em: <doi:10.18632/aging.100690>. Acesso em: 4 mar. 2018.

11. D. E. Bredesen et al. "Reversal of Cognitive Decline in Alzheimer's Disease". *Aging*, v. 8, pp. 1250-8, 2016. Disponível em: <doi:10.18632/aging.100981>. Acesso em: 4 mar. 2018.

Índice remissivo

23andMe, 145, 252-3
36 fatores contribuintes, 78-80, 83, 153, 227

acetilcolina, 15
ácido fólico (vitamina B9), 114-5
agregação, 257
álcool, 229
alegria, encontrando, 232
alimentos detox, consumo, 169, 198
alimentos orgânicos, 231
Alzheimer, Alois, 27
ameaças ao cérebro: como causa da doença de Alzheimer, 22, 29-30; eliminação das, 30-3, 52; hormônios, 50-1, 119; identificando, 45; inflamação, 46-50; toxinas, 51-2
Amigos da mente (Perlmutter), 186
ansiedade, 37
antitrofina, 66-8
apoio, importância do, 221-2
Aricept (donepezila), 15, 218
arsênico, 128-30
autoanticorpos: declínio cognitivo e, 140; Mindy, 140
autofagia, 130, 167
Avaliação Cognitiva Montreal (MOCA), 146
avaliando o tratamento médico, 242-3

bactérias, 136-8, 185, 187
Benzer, Seymour, 56-7
beta-amiloide (βA): como a resposta do corpo a patógenos, 46; como causa da doença de Alzheimer, 14, 22, 27, 68; comportamento antitrófico de, 68; defendendo contra, 50; enzima de degradação da insulina (IDE) e, 50, 116; *loop* priônico, 72, 256; placas, 66-7
Beth (toxicidade do mercúrio), 194
bioidênticos, 188, 190
Black, Keith, 150
Bredesen, Dale E.: interesse no cérebro, 56; pesquisa sobre neurodegeneração, 58-60; residência na faculdade de medicina e neurologia, 58
Brewer, George, 124, 194

cádmio, 128-30
cafeína: café e chá, 230; ineficácia de, 37
caldo de ossos, 184-5
camundongos modificados com Alzheimer, 83, 255
câncer, desequilíbrios fisiológicos no, 71
capacidade de leitura, dificuldades com, 36, 39
capacidade de lembrar, dificuldades com, 36, 39

Carol: (deficiência de glutationa), 127; (toxinas), 196

causas da doença de Alzheimer: APP e fatores relacionados, 75, 256; fatos conhecidos, 90, 92; hipótese amiloide, 14, 27; processos de rede sináptica, 19, 257; proteínas tau, 27; resposta protetora do cérebro, 22, 29

cegueira facial (prosopagnosia), 35, 39

cérebro: alterações, 96; analogia corporativa, 78; analogia da padaria, 75; atrofia, 221; doenças espongiformes transmissíveis, 58; *downsizing*, 77-8; eliminação de ameaças, 29-33; fortalecimento das sinapses, 50-1; interesse do autor, 56-8; neuroimagem, 147; permeabilidade da barreira hematoencefálica, 136-8; processo de neurodegeneração, 58-9; reação protetora, 22, 29-30; receptores, 62-6; treinamento, 181-2

ceticismo em relação ao protocolo ReCODE, 17, 234-42

cetose, 165-6, 200-1, 251

chumbo, 129-30

ciência médica: avanços na compreensão, 24, 243; combinando medicina oriental e ocidental, 23; fechando a lacuna de complexidade, 244-5; medicina funcional, 86, 244-5; médicos que dão apoio, benefícios de, 221-2; o papel da paixão, 24

cigarros e cigarro eletrônico, 229

clareza mental, problemas com: ansiedade, 37, 40; cegueira facial (prosopagnosia), 35, 39; dificuldade em entender o complexo, 36; dificuldades com língua estrangeira, 38, 40; dificuldades de leitura, 36, 39; dificuldades de lembrar, 36, 39; esquecimento, 37, 39; fadiga, 35-6, 39-40; incapacidade de participar plenamente, 35, 39; interrupção do sono, 37, 40; misturando palavras, 37, 40; velocidade de processamento diminuída, 37, 40; vocabulário diminuído, 36, 39; *ver também* declínio cognitivo

cobre, proporção cobre/zinco, 100, 124-5, 194

"cognoscopia", 109-10, 154-7, 229

colesterol, 132-3

colinesterase, inibidores da, 16

cortisol, 123

cotidiano no protocolo ReCODE, 199-205

cuidados com pacientes, deficiências, 112

cura, encontrando uma: para a doença de Alzheimer, 12, 242-4; para outras doenças, 13; ramificações financeiras, 21, 242-3

Cyrex, testes de matriz, 136-40

declínio cognitivo: analogia do campo de batalha, 219; após a interrupção do protocolo ReCODE, 219; autoanticorpos, 139-40; "cognoscopia" para determinar os fatores de risco, 109-10, 154-7, 229; déficit cognitivo leve (MCI), 33; déficit cognitivo subjetivo (SCI), 33; e envelhecimento, 18; estresse e, 180-1; exames para identificar, 22-3; primeiros sintomas da doença de Alzheimer, 35-8; reversão, 16-21; *ver também* clareza mental

deficiência de ferro, 230

déficit cognitivo leve (MCI), 33, 257

déficit cognitivo subjetivo (SCI), 33, 257

demência, 32; *ver também* demência com corpos de Lewy; demência frontotemporal; demência vascular

demência com corpos de Lewy, 32, 239

demência frontotemporal, 32

demência vascular, 32

DESS (dieta, exercício, sono e redução do estresse) solução para resistência à insulina, 164

DHEA(desidroepiandrosterona), 123

diagnóstico de doença de Alzheimer, 32-3

Diane: (alterações nos valores laboratoriais), 216; (estrogênio e progesterona), 121-2

dieta Cetoflex 12/3: alimentos com baixo índice glicêmico, 168; alimentos detox, 169, 198; alimentos processados, 170, 228; café e chá, 230; carne, 170, 229; chocolate, 225; enzimas digestivas, 171-2; estilo de dieta flexitariana, 166; fibra, 168; frutas, 168; glúten, 169, 238; gorduras boas, 169; jejum, 167, 228; laticínios, 169, 225; levedura,

171; métodos de cozinhar, 174; objetivos da dieta, 165-6; peixe e frutos do mar, 128-9, 170; probióticos e prebióticos, 171, 185-6; suplementos e ervas, 172-4, 228-9, 240; "Triângulo das Berfoodas", evitando, 168

dieta da mente, A (Perlmutter), 139

dieta e nutrição: ácido fólico (vitamina B9), 114-5; álcool, 229; alimentos com alto índice glicêmico, 115; alimentos detox, 169, 198; alimentos orgânicos, 231; alimentos processados, 170, 228; baixo índice glicêmico, 168; café e chá, 230; caldo de ossos, 184-5; carne, 170, 229; Cetoflex 12/3, 165-75; chocolate, 225; como causa de inflamação, 46-50; deficiência de ferro, 230; desejo por comidas, 225, 231-2; enzimas digestivas, 171-2; exame de ácido metilmalônico (AMM), 114; fibra, 168; fruta, 168; glúten, 47-9, 169, 238; gorduras boas, 169; hidratação, 226; homocisteína, 112-3; índice de massa corporal, 144; laticínios, 169, 225; levedura, 171; lista de alimentos contendo glúten, 48-9; métodos de cozinhar, 174, 231; preocupações com peixes e frutos do mar, 128-9, 170; probióticos e prebióticos, 171, 185-6; resistência à insulina, 47, 50, 115-7; resumo dos alimentos para comer *vs.* evitar, 249-50; risco de contrair a doença de Alzheimer, 42-3; solução DESS para resistência à insulina, 163-4; suplementos e ervas, 172-4, 228-9, 240; tiamina (vitamina B1), 133; toxicidade do açúcar, 47, 50; "Triângulo das Berfoodas", evitando, 168; triglicerídeos de cadeia média (óleo MCT), 165-6, 169, 225; vitamina B6, 114-5; vitamina B12, 114-5, 230; vitamina D, 51, 118-9; vitamina E, 133

Dirac, Paul, 66

dirigindo, 37, 40

doença de Alzheimer, estágio inicial, 220

doença de Alzheimer atrófica (fria): estudo de caso, 97; idade em que sintomas aparecem, 96; marcadores bioquímicos, 97

doença de Alzheimer glicotóxica (doce), 97

doença de Alzheimer inflamatória (quente):

evolução e inflamação, 92-4; idade em que os sintomas aparecem, 94, 96; início e progressão, 94-6; marcadores bioquímicos, 96

doença de Alzheimer tóxica (vil): características da, 104-5; diagnóstico errado, 100; idade em que os sintomas aparecem, 98; Karl, 102; marcadores bioquímicos, 100-1; Molly, 98; níveis químicos tóxicos, 101-2; resposta ao protocolo ReCODE, 99, 221; sintomas e efeitos, 98

doenças espongiformes transmissíveis, 58

doenças, outras: abordagem de medicina funcional para, 86; desequilíbrios em doenças crônicas, 70-1; doença de Lyme, 137-8; encontrando uma cura para, 13; *Herpes simplex*, 137; osteoporose, 70-1; sífilis, 137

donepezila (Aricept), 15

Edward (protocolo ReCODE), 158-9

efeito do observador, 159

efeitos colaterais: inibidores da colinesterase, 15; memantina, 16

Eleanor: diagnóstico de doença de Alzheimer, 38; reconhecimento precoce de sintomas, 35-8; reversão dos sintomas, 38-40; sensação de declínio cognitivo precoce, 38

eletroencefalografia (EEG), 148

envelhecimento: da geração *baby boom*, 21; declínio cognitivo e, 18

enzima de degradação da insulina (IDE), 50, 116

enzimas digestivas, 171-2

equilíbrio de plasticidade, 82, 255, 257

equilíbrio fisiológico: analogia da reforma da casa, 70; APP e doença de Alzheimer, 70, 75, 79-80, 91, 193; osteoporose, 70-1

ervas e suplementos, 172-4, 228-9, 240

esquecimento, 37, 39

estatinas, 141

estresse, 43, 123, 178, 180-1, 226

estrógeno e progesterona: Diane, 121-2; e sono, 178; estradiol, 190-1; otimizando, 190-1; papel na função cognitiva, 121 estudos de caso: Beth (toxicidade no mercúrio), 194; Carol (deficiência de glutationa), 127; Carol (toxinas), 196; Diane (alterações nos valores laboratoriais), 216; Diane (estrogênio e progesterona), 121-2; doença de Alzheimer atrófica (fria), 97; Edward (protocolo RECODE), 158-9; Eleanor (paciente tratada), 35-41; Julie (cotidiano do protocolo ReCODE), 199-203; Karl (exposição a mercúrio), 102; Katrina (resistência à insulina), 116-7; Kelly (cotidiano do protocolo ReCODE), 204-5; Ken (resultados de MRI questionados), 237; Kristin (Paciente Zero), 25-7; Laura (descumprimento do protocolo ReCODE), 214; Lisa (função adrenal), 192; Mindy (autoanticorpos), 140; Molly (doença de Alzheimer tóxica), 98; Nala (capacidade de tocar piano mantida), 77; Slim (sensibilidade a glúten), 139; Teri (níveis elevados de homocisteína), 113; Vicki ("intestino permeável"), 135

exame de ácido metilmalônico (AMM), 114

exame de avaliação cognitiva, 151

exame de líquido cefalorraquidiano (LCR), 148

exames atualmente em desenvolvimento: exame de avaliação cognitiva, 151; exossomas neurais, 149; reconhecimento de objeto inédito (NOR), 151; scan da retina, 150

exames para a doença de Alzheimer: avaliações típicas vs. do autor, 110-2, 154-7, 215, 229; "cognoscopia", 109-10, 154-7, 229; eletroencefalografia (EEG), 148; líquido cefalorraquidiano (LCR), 148; neuropsicológicos, 22, 146; ressonância magnética (MRI) com visualização volumétrica, 111, 147; tomografia por emissão de pósitrons (PET), 147, 150

exercício, 175-6, 226

exercícios mentais, 181-2

exossomas neurais, 148-9

fadiga mental, 35-6, 39-40

fator neurotrófico derivado do cérebro (BDNF), 51

fatores de risco do estilo de vida, 42-4

fatores de risco do histórico de vida, 151-3

Feynman, Richard, 58, 86

Finch, Caleb ("Tuck"), 93

função adrenal: e estresse, 123; Lisa, 192; otimizando, 192

função da tireoide: hormônio estimulador da tireoide (TSH), 120-1; metabolismo, 120; necessidade de iodo, 190; T3 livre, 120-1, 189; T3 reverso, 120-1; T4 livre, 121, 189

função mitocondrial, 143-4

fungos, 141, 186-7, 197-8

Genes PS1 e PS2, 18n

genética: 23andMe, 145, 252-3; atenção com as micotoxinas, 142; gene P75NTR, 63, 65; genes PS1 e PS2, 18n; pesquisa com drosófilas sobre o comportamento, 56-7; proteínas produzidas por genes, 57n; teste genético, 18, 145; variante do gene ApoE2, 94-5; variante do gene ApoE3, 91, 94; variante do gene ApoE4, 17-8, 88-90, 94-6, 145, 200, 205-8

Gittet, Donald, 236

glicose: Katrina, 116-7; produtos finais da glicação avançada (AGE), 116; resistência a insulina e, 47, 50, 116-7, 174

glutationa e selênio: analogia do bombeiro, 126; Carol, 127; glutationa intravenosa, 198

glúten: intestino permeável e, 139, 167; lista de alimentos que contêm, 48-9; reação do corpo, 47-8, 238; sensibilidade, 138-9, 169; Slim, 139

Goetzl, Edward, 149

Gosto de sangue (filme), 235

grande aposta, A (filme), 236

Herpes simplex (HSV), 137

hipótese amiloide, 14, 28

homocisteína: papel no declínio cognitivo, 112-3; protocolo ReCODE, 163; Teri, 113

hormônios: bioidênticos, 188, 190; cortisol, 123; DHEA, 123; e estresse, 123-4; e sono, 178; eixo HPA, 123, 129; estrogênio e progesterona, 121-2, 190-1; função adrenal,

123, 192; função da tireoide, 120-1, 189; funcionalidade de, 189; otimização, 50-1, 189-92; papel no funcionamento cognitivo, 120-3; pregnenolona, 123; terapia de reposição hormonal (HRT), 188; testosterona, 122, 178, 191-2

HPA, eixo (hipotálamo, hipófise, glândulas adrenais), 123, 129

imagem, cérebro: ressonância magnética (MRI) com visualização volumétrica, 111, 147; tomografia por emissão de pósitrons (PET), 147, 150

índice de massa corporal (IMC), 144

inflamação: analogia policial, 117; ApoE3 e, 91; ApoE4 e, 90-1; causas, 117-8; como defesa contra patógenos, 46; crônica, 47; desencadeadores alimentares, 46-50; evolução e, 93-4; intestino permeável, 47-9, 134-6, 167; mediadores especializados pró-resolução (SPMs), 182; medidas de, 118; proteína C-reativa (CRP), 118; redução da, 182-3; sistema imunológico e, 46; SPM Active, 182; toxicidade do açúcar e, 47, 50

inibidores da colinesterase, 16

intestino: caldo de ossos, 184-5; cura, 183-6; microbioma, 186; possíveis culpados, 184

intestino permeável: analogia das barreiras domésticas fechadas, 134; Cetoflex 12/3, 167; curando o intestino, 183-5; enfermidades autoimunes, 135; glúten e, 139; resposta inflamatória, 47-8, 135; testando a permeabilidade intestinal, 136; Vicki, 135

jejum, 167, 228

Julie (rotina diária do protocolo ReCODE), 199-203

Karl (exposição a mercúrio), 102

Katrina (resistência a insulina), 116-7

Kelly (rotina diária do protocolo ReCODE), 204-5

Ken (resultados de MRI questionados), 237-8

Kristin (Paciente Zero), 25-7

Kurakin, Alexei, 77

lacuna de complexidade, fechando, 244-5

Laura (recusa do protocolo ReCODE), 214

levedura, 171

Lewy, demência com corpos de, 32, 239; *ver também* demência; demência frontotemporal; demência vascular

línguas estrangeiras, dificuldades com, 38, 40

Lisa (função adrenal), 192

Liu, Guosong, 126

loop priônico, 72, 256

Lyme, doença de, 137-8

Machinery of the Brain, The [O mecanismo do cérebro], 56

magnésio, 126

medicação *ver* tratamentos medicamentosos para a doença de Alzheimer

medicina funcional, 86

medicina personalizada: no século XXI, 23; programática, 30, 235; protocolo ReCODE, 23

melatonina, 177

melhores práticas para ReCODE (reversão do declínio cognitivo), 213-9

melhorias na saúde, avaliação, 242-3

memantina, 15-6

memórias: equilíbrio de plasticidade, 82, 255, 257; retenção de, 77-8

mercúrio: Beth, 194; de peixe, 128, 170; exames, 129; exposição a, 128; obturações, 101, 128, 194

Merzenich, Mike, 182

metabolismo: flexibilidade metabólica, 164; função da tireoide e, 120

metais: cobre, 100, 124-5, 194; homeostase, 193-5; magnésio, 126; selênio e glutationa, 126-7; zinco, 100, 124-5, 194

metais pesados: arsênico, 128-30; cádmio, 129-30; chumbo, 129-30; mercúrio, 101, 128-30, 194; *ver também* metais

micotoxinas, 141-2

microbiomas: intestino, 186-7; seios paranasais, 186-7, 198

Mindy (autoanticorpos), 140

Mini Exame do Estado Mental (MMSE), 146

Molly (doença de Alzheimer tóxica), 98

MRI (ressonância magnética) com visualização volumétrica, 111, 147

Nala (capacidade de tocar piano inalterada), 77

Namenda (memantina), 15-6

NanoSomiX, 149

neuroameaças para o cérebro ver ameaças ao cérebro

Neurotrack, 151

neurotransmissores, 15

neurotrofinas: antitrofinas, 66-7; gene p75NTR, 63, 65; reações dos receptores, 63-6

NeuroVision Imaging, 150

nutrição ver dieta e nutrição

nutrição e dieta: como causa de inflamação, 46

obturações dentárias, 101, 128, 194

osteoporose desequilíbrios fisiológicos em, 70-1, 256

otimização metabólica para a neurodegeneração (MEND), protocolo, 20n

Paciente Zero (Kristin), 25-7

papel da paixão na ciência médica, 24

Para sempre Alice (filme), 13

patógenos, reação do corpo a, 46, 187-8

Perlmutter, David, 139, 186

permeabilidade da barreira hematoencefálica, 136-8

permeabilidade gastrointestinal: analogia das barreiras da casa fechada, 134; enfermidades autoimunes, 135; exames, 136; resposta inflamatória, 47-8, 135; Vicki, 135

pesquisa: artigos científicos publicados de, 19-20, 238-9; biologia molecular e neurociência, 13; comportamento das drosófilas (mosca da fruta), 56-7; cultura de células neuronais, 59-61; estudos de laboratório,

14; experimentos com camundongos com Alzheimer, 83, 255; hipótese amiloide, 14, 27-8; reversão do declínio cognitivo, 16-7, 27-8; teoria dos receptores de dependência, 65-6, 256; testando prova de conceito, 239; testando uma única variável por vez, 85-6; tropizetrona, 83-6

pleiotropia antagonista, 94

Pollan, Michael, 170

pregnenolona, 123

prevenção da doença de Alzheimer: no futuro, 244-5; pesquisa do autor, 17; portadores de ApoE4, 17-8, 145, 200, 206-8; testes genéticos e, 18

príons, 72, 256

probióticos e prebióticos, 171, 185-6

problemas financeiros: custo de exames, 153, 238; implicações econômicas de uma cura, 21, 242-3

progesterona ver estrogênio e progesterona

programática, 30, 235

progressão da doença de Alzheimer: apesar dos inibidores da colinesterase, 15; efeitos por anos antes da morte, 13

prosopagnosia (cegueira facial), 35, 39

proteína precursora do amiloide (APP): 36 fatores de contribuição, 78, 80, 83, 153, 227; ApoE4 e, 89; cortado por proteases, 68, 72; fatores que afetam, 75; *loop* priônico, 72, 256; metais e, 193; netrin-1, 72; papel na produção de amiloide, 68, 75; peptídeos anti-Alzheimer e pró-Alzheimer, 68, 70, 256

proteínas tau, 27

protocolo ReCODE (reversão do declínio cognitivo): caldo de ossos, 184-5; ceticismo em relação a, 17, 234-42; combatendo resistência a insulina, 163-4; comprometer-se com o programa, 214-5; curando o intestino, 183-6; declínio cognitivo após descontinuação, 219; desafios do, 224-33; Dieta Cetoflex 12/3, 165-75; documentando o estado cognitivo, 218; Edward, 158-9; efeito de limiar, 161, 215-6; eliminando toxinas, 195-8; encontrando alegria, 232; equilíbrio da proteína precursora de amiloide (APP), 68, 70; equilíbrio hormonal, 188-93; exemplos de cotidiano, 199-205; exercício, 175-6; flexibilidade do, 162, 205, 216; homeostase de metal, 193-5; importância de apoio, 221-2; importância de avaliação completa, 215; intervenção precoce, 162, 213-4, 232; introdução progressiva, 219; Julie, 199-203; Kelly, 204-5; Ken (resultados de MRI questionados), 237; Laura, 214; medicamentos, prescrição, 161, 227; melhores práticas, 213-9; melhores taxas de reação, 220-2; nível de homocisteína, 163; objetivos de tratamento, 161, 211; origens do, 26-7; otimização, em curso, 215; personalização de, 23, 30-3, 87, 161; plano básico, 212-3; princípios fundamentais, 160-2; prova da teoria por trás, 254-7; publicações científicas sobre, 19-20, 238; redução do estresse, 178-81, 226; reduzindo a complexidade de, 227; reduzindo inflamação, 182-3; resolução de problemas, 240-1; saúde do sono, 176-80; soluções alternativas para lidar com, 225-33; sucessos, 27-8, 38-40; tratando todo o sistema, 30-3, 52, 87, 238; treinamento cerebral, 181-2; vendo resultados, 216-21

Prusiner, Stanley, 58

Rabizadeh, Shahrooz, 63

reação protetora do cérebro como causa da doença de Alzheimer, 22, 29-30

receptores: analogia de chave e fechadura, 65; dependência, 65-6, 256; reação a ligantes de neurotrofina, 63-6

recursos, 249-50

redes sociais: benefícios de, 205-8, 218; site para portadores de ApoE4, 205-8

refluxo gastroesofágico (GERD), 178

resistência à insulina, 47, 50, 115-7, 163-4, 174

revertendo o declínio cognitivo: ceticismo em relação a, 17, 234-42; Eleanor, 39-40; protocolo ReCODE, 20-1

risco de contrair a doença de Alzheimer: esta-

tísticas, 20-1, 94; fatores de estilo de vida, 42-5; fatores de risco de histórico de vida, 151-3, 256; fatores genéticos, 18, 256

saúde celular: autofagia, 130, 167; exossomas neurais, 148-9; suicídio celular, 60-1, 64-8

saúde ocular e imagem da retina, 150

scan da retina, 150

selênio e glutationa: analogia do bombeiro, 126; Carol, 127; glutationa intravenosa, 198

Self-Administered Gerocognitive Examination (SAGE), 146

Semmelweis, Ignaz, 243

sífilis, 137

sinapses: fator neurotrófico derivado do cérebro, 51; fortalecimento, 50-1; geração e degeneração, 76, 257; mudanças no envelhecimento, 77

síndrome de resposta inflamatória crônica (SRIC), 142-3

sintomas da doença de Alzheimer: consciência tardia dos, 34-5; reconhecimento antecipado dos, 35-7; variações genéticas e, 94, 96

sistema imune: adaptável, 142; analogia da bomba, 142; inato, 142; inflamação e, 46; papel na doença de Alzheimer, 111

site para portadores de ApoE4, 205-8

Slim (sensibilidade a glúten), 139

sono: apneia, 130-1, 176; causas de interrupção, 37, 177-8; efeito sobre a cognição, 176; estresse e, 178; higiene, 179-80; hormônios e, 178; mecanismos para afetar a cognição, 130-1; melatonina e, 177; melhorando, 40, 177-9; refluxo gastroesofágico, 178; triptofano, 178

subtipos da doença de Alzheimer: atrófico (frio), 96-8; glicotóxico (doce), 97; implicações para o tratamento, 22, 103-4; importância de distinguir entre, 92; inflamatório (quente), 93-6; inflamatório e atrófico combinados, 98; processos bioquímicos diferentes, 16, 102-4; tóxico (vil), 98-102, 221

suplementos e ervas, 172-4

Surviving Mold [Sobrevivendo aos fungos] (Shoemaker), 142, 198

teoria dos receptores de dependência, 65-6, 256

teoria por trás do protocolo ReCODE, 254-6

Teri (níveis elevados de homocisteína), 113

terminologia, 32-3

teste de reconhecimento de objeto inédito (NOR), 151

testes neuropsicológicos quantitativos: Avaliação de Cognição Montreal (MOCA), 146; Miniexame do Estado Mental (MMSE), 146; Self-Administered Gerocognitive Examination (SAGE), 146

testosterona, 122, 178, 191

tiamina (vitamina B1), 133

tipos de doença de Alzheimer *ver* subtipos da doença de Alzheimer

tocoferóis e tocotrienóis, 133

tomografia por emissão de pósitrons (PET), 147, 150

toxicidade do açúcar: analogia do incêndio, 47; glicose e resistência a insulina, 49-50

toxinas: alimentos detox, 169, 198; Carol, 195-6; como "dementógenos", 141; estatinas, 141; fungo, 141, 186-7, 198; micotoxinas, 141-2; obturações, 101, 128, 194; protocolo ReCODE, 195-8; reduzindo os efeitos de, 51-2, 169; síndrome da reação inflamatória crônica (SRIC), 142

tratamento para a doença de Alzheimer: falta de remédios eficazes, 11-2, 28, 86; programática, 30, 235; protocolo MEND, 20n; protocolo ReCODE, 19-23, 52

tratamentos medicamentosos para a doença de Alzheimer: analogia de conserto do telhado, 78, 83, 227; donepezila, 15, 218; em combinação com outros tratamentos, 82; filosofia do protocolo ReCODE, 161, 227; fracassos,

11, 14, 28; ineficácia de uma solução única, 78-80, 83; lista de características ideais, 80-2; memantina (Namenda), 15-6; pesquisa da hipótese amiloide, 14, 27

treinando o cérebro, 181-2

triglicerídeos de cadeia média (MCT), óleo, 165-6, 169, 225

triptofano, 178

tropizetrona: estudos pré-clínicos, 84; proposta de ensaios clínicos em humanos, 85; reação dos quadros de revisão institucionais, 85-6; utilizações farmacológicas, 83

variante do gene ApoE2: mutação do ApoE3, 94-5

variante do gene ApoE3: inflamação e, 91; mutação do ApoE4, 94

variante do gene ApoE4: capacidade de reprogramar células, 89-90; efeito na APP, 89, 256; fator de risco genético mais conhecido, 17-8, 94, 145, 200, 252-3; inflamação e, 90-1; mutação para ApoE3, 94; site de rede social, 205-8

velocidade de processamento, 37, 40

Verdooner, Steven, 150

Vicki ("intestino permeável"), 135

vírus, 136-8

vitamina B6, 114-5

vitamina B12, 114-5, 230

vitamina D, 51, 118-9

vitamina E, 133

vocabulário: diminuído, 36, 39; misturando palavras, 37, 40

volumetria, 111, 147

Watson, James, 18

Wooldridge, Dean, 56

zinco: deficiência, 125; proporção cobre/zinco, 100, 124-5, 194

1ª EDIÇÃO [2018] 9 reimpressões

ESTA OBRA FOI COMPOSTA PELA ABREU'S SYSTEM EM INES LIGHT E IMPRESSA EM OFSETE PELA GRÁFICA BARTIRA SOBRE PAPEL PÓLEN DA SUZANO S.A. PARA A EDITORA SCHWARCZ EM MAIO DE 2024.

A marca FSC® é a garantia de que a madeira utilizada na fabricação do papel deste livro provém de florestas que foram gerenciadas de maneira ambientalmente correta, socialmente justa e economicamente viável, além de outras fontes de origem controlada.